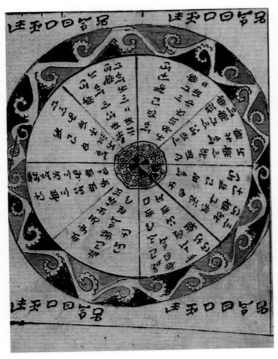

彝族八卦与五行图(原载《黔西北彝族美术:那史·彝文古籍插图》)

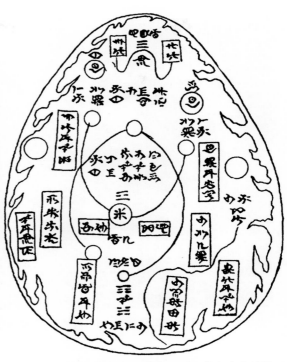

清浊、五行与人体部位分解图(原载《宇宙人文论》)

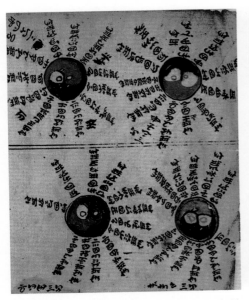

清浊是宇宙与人体的本源(原载《黔西北彝族美术:那史·彝文古籍插图》)

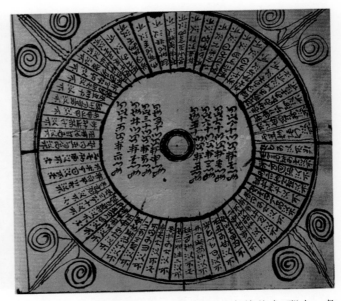

十天干与十二"尼能"关系图(原载《黔西北彝族美术:那史·彝文古籍插图》)

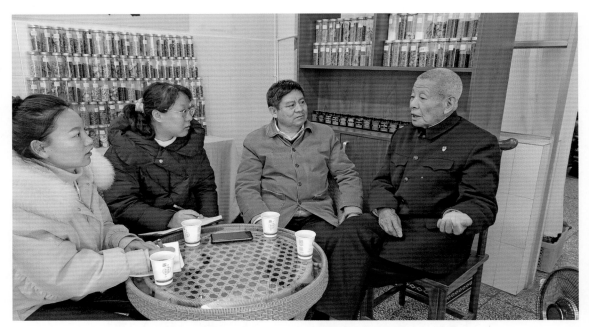

编者（左二何婧琳、右二冯德强）与彝族医药学家张之道（右一）在云南省彝医医院

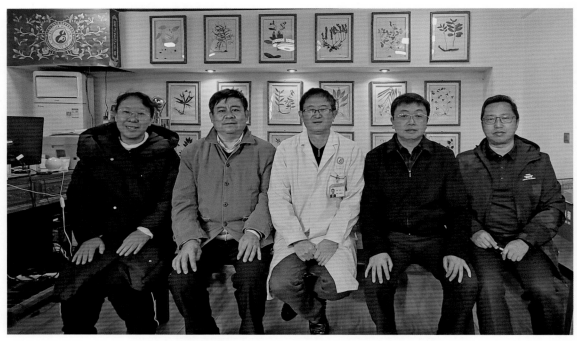

编者（左一何婧琳、左二冯德强）与楚雄彝族医药专家王敏（中）、云南省彝医医院院长许嘉鹏（右二）、云南省彝医医院主任药师何春荣（右一）在齐苏堂

YIZU
YIYAOXUEJICHU

彝族医药学基础

主 编

何婧琳　段小花　冯德强

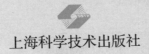

上海科学技术出版社

内 容 提 要

　　本书以云、贵、川三省的彝族典籍及医药文献为研究对象,结合彝区田野调查、医疗科研机构走访调研等方法,对彝族医药进行了较为全面的梳理及总结概括。全书共 9 章,从孕育彝族医药的彝区地域环境与彝族文化背景出发,系统地阐述了彝族医药的历史、理论基础、诊疗方法、彝族的多发疾病及常用彝药等诸多内容,彰显了彝族医药学的成就和特色。本书可供从事彝族医、教、研工作的人员参考阅读。

图书在版编目（ＣＩＰ）数据

彝族医药学基础 / 何婧琳，段小花，冯德强主编
. -- 上海 ： 上海科学技术出版社，2024.1
ISBN 978-7-5478-6305-3

Ⅰ. ①彝… Ⅱ. ①何… ②段… ③冯… Ⅲ. ①彝医
Ⅳ. ①R291.7

中国国家版本馆CIP数据核字(2023)第164317号

彝族医药学基础
主编　何婧琳　段小花　冯德强

上海世纪出版(集团)有限公司　出版、发行
上 海 科 学 技 术 出 版 社
(上海市闵行区号景路 159 弄 A 座 9F - 10F)
邮政编码 201101　　www.sstp.cn
浙江新华印刷技术有限公司印刷
开本 787×1092　1/16　印张 13.25　插页 1
字数：350 千字
2024 年 1 月第 1 版　2024 年 1 月第 1 次印刷
ISBN 978 - 7 - 5478 - 6305 - 3/R · 2826
定价：128.00 元

编委会

主　编

何婧琳　段小花　冯德强

副主编

尹子丽　陈　佳　郭沛鑫　杨丽萍

编　委

（按姓氏笔画排序）

王美玲　孔春芹　叶万里　冯泽辉　孙艳红　李　媛
李明明　李琼超　何红平　应　力　汪亚岚　张晓琳
张雅琼　陈　普　陈　瑞　陈媛媛　赵双双　钱凤娥
黄　晓　盖沂超　蔡云海　谭　慧　谭文红

前　言

彝族是我国人口较多的少数民族之一，主要分布在云南全境、四川南部、贵州西北部和广西西部。云南楚雄和四川凉山是我国仅有的 2 个彝族自治州，彝族人口分布最为集中。彝族具有悠久的历史和灿烂的文化，在医学、哲学、文学、宗教、天文历法、历史、农牧业、术数、军事、政治、经济方面均卓有建树，彝族文化是中华文明的宝贵遗产。

中国传统医药是中华民族共同创造的文化瑰宝，是我国医学科学的重要组成部分，也是我国卫生事业的特色和优势。彝族医药是中华传统医药的重要组成部分，是彝族人民在长期同大自然和疾病作斗争的过程中，经过反复实践而逐渐形成的少数民族传统医药学，至今在我国云南、四川、贵州及广西等地区仍具有强大的生命力，仍然服务于当地的人民群众，是本民族的重要卫生资源，是具有中国特色卫生事业不可分割的一个组成部分。新中国成立以来，党和政府十分重视彝族医药的发掘整理工作。在广大彝族医药工作者的共同努力下，彝族医药的整理研究取得了可喜的成果，不仅翻译和整理了一批古彝文医书，编写了一批彝药专著，开展了彝药资源普查工作，还建立了彝医院和专门的彝族医药研究机构，开展了对彝族医药的临床研究和实验室研究。

本书从彝族的历史文化为起始，系统地介绍了彝族医药产生的民族文化背景、彝族的地域生活、彝族医药的发展历史、彝族医药的相关理论。本书还阐述了彝族对疾病的认识，彝医诊断治疗疾病的方法及治疗时常用的特色药物内容丰富、特色明显。

由于彝族分布较广，不同地域的彝族人民在语言文字、社会历史发展、医学发展等方面均有差异，彝族医书在翻译过程中文字语义的表达也偶有偏差，本书在编写过程中虽竭力如实地反映彝族医药的本来面貌，目的是为彝族医药的研究和发展略尽绵薄之力，但水平有限，若有疏漏之处，敬请广大读者批评指正。

编者
2023 年 7 月

目 录

• 第三章 彝族对人体与生命的认识 •

25

• 第四章 彝族医学主要疾病 •

46

• 第五章　疾病的病因与诊断 •

• 第六章　疾病的治则与治法 •

• 第七章　彝族药方 •

· 第八章　彝医药的外治法 ·

· 第九章　彝药 ·

133

第一章

彝族的历史文化

第一节　彝族的族源与族名

一、彝族的族源

彝族是我国人口较多、分布较广的一个少数民族。据 2020 年第七次全国人口普查统计,彝族人口数为 983 万人。除我国外,侨居东南亚各国的彝族还有 10 余万人。彝族人民世世代代繁衍生息于祖国西南云贵高原和康藏高原的东南部边缘地带,主要分布在滇、川、黔、桂四省区的高原与沿海丘陵之间,他们居住的状况是大分散、小聚居。四川省凉山彝族自治州、云南省楚雄彝族自治州和红河哈尼族彝族自治州是彝族人民最为聚居的地区。这些地方山川相间,峡谷纵深,有巍峨宏伟的大雪山、大凉山、乌蒙山、哀牢山、无量山等山脉,有汹涌奔腾的大渡河、金沙江、雅砻江及安宁河、元江、澜沧江、南盘江等河流。彝族分布的地区一般都在海拔 2 000～2 500 m 之间。

彝族曾经创建过辉煌的文化,在医学、哲学、文学、宗教、天文历法、历史、农牧业、术数(星、相、占、卜)、军事、政治、经济等方面均卓有建树。据初步统计,国家图书馆、国家民族文化宫和中央民族大学所收藏的古代彝文典籍就有 1 000 多册合 650 余部。滇、黔、川、桂四省区发现和收藏的彝文典籍和彝文手抄本达 11 000 余册。这些古籍是中华文明的宝贵遗产。从 20 世纪 80 年代至今,西南各省区在发掘整理彝文古籍及彝族古典医籍方面已经形成一股彝学研究热潮,取得许多研究成果。

彝族源远流长,族源主要有北来说和云南土著说两种。北来说认为彝族是古羌人南下,在长期发展过程中,与西南土著部落不断融合而形成的民族。远在新石器时代,古羌人部落居住在今天北方陕、甘、青一带,从事畜牧业,逐水草而居。东汉许慎《说文解字》说:"羌,西戎牧羊人也。从人从羊。"段注:《御览》引《风俗通》曰,'羌本西戎卑贱者也,主牧羊,故羌字从人从羊,因以为号。'"《华阳国志·南中志》说,蜀汉时期"移南中劲卒青羌万余家于蜀,为五部,所当无前,号为飞军"。这支飞军是从建宁郡调去的,建宁郡即今云南昆明市和曲靖地区，也是古代彝族聚居区。《蛮书》中也有"剑羌""大羌"和"羌虏"的记载。明代滇东北、黔西北反抗明王朝统治的彝族，也被称为"叛羌"，派去平定叛乱的将官则称为"平羌"将军，可见彝、羌之间源远流长，关系密切。《后汉书·西羌传》在叙述羌人的原始社会形态中说："所居无常，依随水草，地少五谷，以畜牧为业。"向西南地区游牧的古羌人迁徙于甘肃武都——四川越嶲——金沙江南北——洱海滇池地区，发展为"其山有六夷、七羌、九氐，各为部落"。

彝、羌渊源在语言上也有传承关系。彝语在语言系属上属于汉藏语系藏缅语族彝语支，因而与藏缅语族，特别是彝语支各民族有密切的亲缘关系。彝语支诸族是同源的，其源头正是在古老的氐羌族群之中。《后汉书·西南夷传》记载东汉明帝永平年间（58～75 年），在今川西有一支"白狼羌"，受到益州刺史朱辅的招抚归顺汉朝，并作 3 首"慕化归义"的诗歌，有古羌语与汉语对译，共 44 句，176 字。据研究，其中有 20 多个词汇和彝语完全相同。这是彝、羌族属渊源在语言学上的证明。在葬俗、父子连名制、婚姻形态等方面的考证研究也显示彝族和古羌人之间是存在着渊源关系的。

云南土著说认为云南自古便是彝族的发源地，今川、黔、桂各地彝族皆发源于滇。持此说的论据是：仲牟由是彝族传说中洪水时期的人物，至今滇、川、黔、桂四省区的彝族都有洪水故事的传说，所有彝区均以仲牟由作为他们的共同始祖。虽然传说带有若干神秘的色彩，但历史的真实性仍是主要的。仲牟由的原居地，无论根据汉文或彝文的记载，都认为是在昆明滇池附近。据《西南彝志·天地产生论》记载，"天使策耿苴说道：三年前这里（蒙低黎岩山）鸟兽都绝迹了，天师差遣额勺先去江头，以后转到四方，挖了十二座大山，填了八条深谷，直达江尾，只留中央一条山脉给仲牟由住

在上面。这位老人向仲牟由说，满了十天十夜以后，你再往洛尼白去住。哪知道不等到十天十夜，只满了七天七夜，仲牟由就牵着马、赶着羊往洛尼白去了"。这是洪水时期，仲牟由从滇中迁徙到滇东北的一段叙述。这与前述仲牟由的原住地在昆明滇池区域的记载是吻合的。后来仲牟由因避洪水之患，迁到洛尼白，即今昆明市东川区一带。仲牟由生六子，后来发展为"六祖部落"。

由此可见，北来、土著二说，俱能言之成理，持之有据。彝族是从"旄牛徼外"南下的古羌人到达滇中地区以后，融合了当地仲牟由之裔的土著部落，随着经济社会的发展而形成、发展起来。

二、彝族的族名

彝族自称、他称的文字记载和通过田野调查得到的各种称谓达 200 多个。其自称、他称之多，历史渊源之复杂，在中国少数民族中独一无二。由于历史上称为"罗罗"的彝族，所处地理环境、自然条件、地区方言不同，社会发展不平衡，形成了不同的支系和称谓，沿用至今的自称、他称共 222 个，其中自称为 51 个，他称为 171 个，如"诺苏泼""纳苏泼""聂苏泼""俚俚泼""纳罗泼""迷撒泼""濮拉泼""濮瓦泼""阿西泼""撒尼泼""里泼""葛泼""罗泼""罗武泼""阿哲泼"等。在这些自称和他称中，以"诺苏泼""纳苏泼""聂苏泼"作为自称的彝族，即占滇、川、黔、桂四省区的彝族总人口的 50% 以上。大体说来，四川、贵州、广西的全部及云南昭通地区、曲靖地区、玉溪地区、思茅地区、丽江地区、楚雄州、红河州、文山州、宁蒗小凉山等大部分或部分彝族都采用"诺苏泼"或"诺苏"这个自称（"纳苏泼""聂苏泼"亦即"诺苏泼"，只因方言土语不同，稍有音变而已）。"诺苏泼"，在彝语中有特定的含义。"诺"之意

为"主体",亦意为"黑","苏"之意为"族","泼"之意为"男人",与"泼"对称的"摩",其意为"女人",则"诺苏泼"之意为"主体的族群"或"尚黑的族群"。

新中国成立后,在党的民族政策的光辉照耀下,各地人民政府做了大量调查研究和民族识别工作,使广大彝族人民逐渐少用或不用地区性语系的称谓,废除不合理的侮辱性的他称,自愿统称为"彝族",从而进一步加强了彝族内部的团结。

第二节　彝族的历史发展

彝族是一个历史悠久的民族。自公元前2世纪到现在,已有2 000多年有文字记载的历史。关于彝族原始社会的历史,汉文古史籍记载十分缺乏,而在彝族古文献和民间传说中,却保留着许多关于原始社会的影子。《帝王世纪》记载彝族从始祖希母遮到安昆,共114代世系。《西南彝志》的内容更为丰富,它不仅记载了彝族先民对宇宙起源的认识,还记载了彝族各支系发展变化的历史。在《西南彝志》中记述,原始社会时期人们只从事狩猎和采集,"不知耕种和牧畜,也不知耕种和牧畜的时间",他们"吃的是草籽树果,穿的是兽皮","人们在当初不曾住地而居,野兽凶蛮蛮跑在森林里,人居于树上,兽与人同处,人与兽相随"。《西南彝志》还记载了彝族先民发明用火的故事,说是有一个彝族先哲叫作耿诺左,他鉴于野兽肆虐,人们生命没有保障,想出了群居的办法,以增强自身的防御力量,并发明用火驱逐野兽的方法。后来,人们从不固定的"原始群"逐渐为比较固定的氏族所代替。氏族社会从母系氏族向父系氏族转化,这在彝族传说中也得到比较多的反映。《西南彝志》记载,彝族先民最初"只知有母,不知有父"。又说上古时代彝族先民"有六代都是女子管理"。凉山彝文书《都提经书》记载,古代在"父系王朝"之前

存在过若干代"母系王朝"。在母系氏族社会时,女子在社会中掌握较多的权利,世系按母系计算。随着男子在农业、畜牧业、手工业及商业等经济部门的作用之不断增长,随着对偶婚向单偶婚(即一夫一妻婚)过渡,母权制终于为父权制所代替。大约在2 000多年前,彝族先民已经过渡到父系氏族社会。据彝文典籍记载,彝族的祖先"仲牟由"有6个儿子,这6个儿子就是彝族尊称的"六祖"。"六祖"为武、乍、布、默、糯、恒6个支系的祖先。根据贵州彝族水西土司安氏世传的父子连名谱系,自仲牟由至清康熙三年(1664年)的水西土司安坤,历传85代,由此上溯,仲牟由约为战国初期人。六祖分支标志着彝族先民由氏族、部落走向部落联盟阶段。

公元前2~3世纪,居住在云南滇池周围的彝族先民已开始进入阶级社会。汉朝在滇池地区(原"滇国"领域)设益州郡,彝族先民为"滇王"所统治。公元8世纪,在云南哀牢山北部和洱海地区出现了6个地方政权,史称"六诏"(六王)。其中"蒙舍诏"的首领皮罗阁在783年统一"六诏",建立了以彝族为主体,包括白族、纳西族等族在内的"南诏"奴隶制政权,并被唐朝统治者册封为"云南王"。同一时期,在贵州彝族地区也出现了"罗甸"等政权,总称

为"罗氏鬼主"。公元 937 年,封建制的"大理政权"取代了由于奴隶和农民起义而崩溃的"南诏",从此云南彝族地区开始走向封建制。13 世纪后,"大理""罗甸"相继被元朝征服,并在这些地区设置路、府、州、县和宣慰司。元末,云南许多彝族地区封建地主经济迅速发展,但在一些地区领主经济和奴隶制残余仍然有不同程度的存在。明政府在彝族地区兼设流官、土流兼治和土官三种官职,对彝族地区的经济发展起了十分显著的促进作用。清政府实行"改土归流",加强了对彝族地区的直接统治,从而使大多数彝族地区的领主经济解体,封建地主经济进一步发展。

1840 年鸦片战争后,中国逐渐沦为半封建半殖民地社会,广大的彝族人民也深受苦难,鸦片在彝区大肆泛滥。凉山彝族奴隶主利用鸦片换得大批枪支、白银,他们掳掠各族人民为奴隶,内斗频繁,使广大彝族陷入水深火热之中,许多彝族被迫背井离乡,向安宁河以西至丽江地区迁移。为反抗剥削压迫,彝族人民在历史上进行过多次英勇抗争。特别是近代,彝族人民的反抗斗争汇入了全国各族人民的反帝反封建斗争的洪流,在辛亥革命和护国运动中,许多彝族志士参加了推翻帝制的斗争。

1913 年至 1916 年间,在凉山州的冕宁、越巂一带爆发了彝族人民反抗奴隶制度的大起义。由于起义的高潮在 1914 年,这一年为彝历的虎年(彝语称虎为拉,称年为库),故史称"拉库起义"。

新民主主义革命时期,彝族人民在中国共产党的领导下,积极投入了新的革命斗争。1927 年,蒙自县五六百汉族、彝族人民,在党的领导下,提出了土地革命的口号,并在山区建立了苏维埃政权。1935 年至 1936 年,红军一、二方面军两次经过彝区,在滇东北、滇北和凉山彝区宣传民族政策,受到广大彝族人民的拥护,许多彝族优秀儿女参加了红军。冕宁拖乌彝族果基家头人小叶丹在党的民族政策感召下,与红军总参谋长刘伯承按照彝族的传统习俗在冕宁彝海结盟,使得红军顺利通过了彝区,取得了抢渡大渡河、飞夺泸定桥的胜利。刘伯承还将"中国夷民红军沽鸡(即果基)支队"的红旗授予小叶丹,鼓励他们组织游击队反抗国民党统治。在解放战争中,滇南、滇东北、滇西和凉山等地的彝族与其他民族人民建立了游击队,为配合中国人民解放军顺利进军,解放上述地区作出了贡献,许多彝族人民的优秀儿女在革命斗争中献出了宝贵的生命。

第三节　彝族的语言文字与宗教信仰

一、彝族的语言文字

彝语属汉藏语系,藏缅语族彝语支。中国的彝语,分北部、东部、南部、东南部、西部、中部 6 个方言,其中包括 5 个次方言,即东部方言的滇黔次方言、滇东北次方言和盘县次方言及北部方言的北部次方言和南部次方言;以及 25 个土语。北部方言分布在四川及云南的大凉山、小凉山地区,东部方言分布在贵州和云南东北部,南部方言分布在云南南部,东南部、西部、中部方言都分布在云南。

彝文是一种古老的、具有独特性质和特点

的、有着独特构造方式和发展演变规律的"自源文字"系统，是一种超方言的音缀文字。主要在川、滇、黔、桂四省区的彝族地区使用。彝文在历史上又被称为"爨文""韪书""夷字""蝌蚪文""倮倮文"等，由于彝文的创造和应用与祭祀及毕摩有着密不可分的关系，故彝文又被称为"毕摩文"。由于内部差异较大，目前已规范的现代彝文分为云南规范彝文、贵州规范彝文、凉山规范彝文（四川新彝文）三种。彝文经书主要是手抄本，大量使用同音假借字，又由于彝语有6个方言，各地方言差异较大，代音的文字也因地各异，都是造成彝文经书难解的原因。

彝文产生的年代，现尚无定论，但据彝文和汉文史籍推算，可能在汉代或更早。彝族先民最早是用"藤子拴起做记号"和"哎君不知年，记年树上看，哺王不知月，记月石上察"（《天地进化论》）的结绳和刻画符号的方法记事，继而发展为象形字。据古彝文医书《聂苏诺期》记载，彝族文字的起源，最早可追溯自公元前350年的羌族先民，后在唐代被整理规范成为一种超方言的音缀文字。关于彝文的起源，有的认为彝文与汉文同起源于原始陶器刻划符号，有的说彝文"可能创始于唐代而集大成于元末明初"，有的说彝文创制时间已近万年，且是西方文字之鼻祖。总之关于彝文的起源问题，正在引起更多的研究者的关注和探讨，各抒己见，随着考古发掘和彝学研究的深入，彝文经典的翻译、整理、研究，对彝文的起源问题的合理解释为期不远。

彝文是一种表意的音节文字。彝文有象形、会意、指事、转位法（上下转位、上下左右转位、斜转法）、引申法等造字方法。彝文的笔画较少，平均五画左右。手抄本多数都是从左边写起，从上到下、从左往右书写。从这些造字规律中可以看出彝文表意的音节文字的特点，

随着假借字的增加，也具有部分表音的功能。彝族先民用彝文写下了卷帙浩繁的彝文典籍，书写了包含哲学、伦理、语言文字、文学艺术、神话、传说、谚语、格言、诗歌、文艺理论、历史、史诗、谱牒、地理、天文、历算、医药卫生、农牧业、工业技术、民俗等彝文书籍，如被誉为"彝族古代百科全书"的《西南彝志》，被誉为"哀牢明珠"的明嘉靖年间的《齐苏书》，此外还有撒尼彝族叙事长诗《阿诗玛》，贵州的《洪水泛滥史》《创世纪》《人类的起源》《宇宙源流》，滇南的《方氏谱牒》《玄通大书》《聂苏诺期》，滇北的《夷僰榷濮》等。各种彝文虽然有差别，但彝文毕竟曾是统一的文字，后由于各种原因出现差异，在全国统一方案未确定之前，对外以四川凉山规范彝文作为滇、川、黔、桂彝文的代表，但不影响各地彝文的使用。

二、彝族本土的宗教信仰

彝族地区流传的宗教有毕摩教、佛教、道教和基督教。毕摩教是彝族社会自身发展中产生的宗教，也是彝族普遍信仰的宗教。佛教、道教和基督教是彝族社会中的外来宗教。

毕摩教是在彝族奴隶制社会中产生的一种宗教体系，是由彝族前阶级社会的原始宗教发展而来的文明社会的神学宗教，因其神职人员称为毕摩而被称为毕摩教。毕摩作为一个宗教名词在彝语中称为毕或毕摩，专指毕摩教神职人员。毕、毕摩作为毕摩教神职人员的指称是同义单双声词，今通称为毕摩。"毕"的意思是诵、讲解献祭，指诵读、讲解以礼拜或教导神灵鬼魂。在彝族社会中，毕摩是从事毕摩教法事的神职人员，也是经史学者和教授师。经书说："毕司诵经文，毕职行斋祭，经史得流传。"彝族毕摩一般能掌握或精通各种彝文经典，熟知政治、经济、天文、历算、地理、医药等，既是各种文化知识的继承者又是传授者。他

们掌握的古彝文经典多至数百种,以祭祀经、占卜经为主,另外还有天文、历法、系谱、伦理、史诗、传说、神话、医药等内容。毕摩常以神扇、法帽、法铃、签筒等为法器,进行安灵、送灵、招魂、禳灾、驱鬼、治病、合婚、预卜、调解纠纷。毕摩既是从事宗教活动的人与神的沟通者,又是掌握和传授知识的高级知识分子,因此深受人民敬重,享有很高的声望和地位。

毕摩教信仰多神,而以天神、土主神和祖先神为主神。其信仰和观念体系有如下几个方面。

1. 信仰天神 毕摩教认为有一个与世俗世界不同的天神世界。天神世界有众多的神祇,其中最高神是天神,又称为天君、天帝。在毕摩教经书和神话传说中,天神被称为"大君策耿纪"或"天帝策耿纪"。毕摩教认为天神策耿纪是"众神的君主""万魂的君主",也是人和自然的最高主宰和保护神。在一些毕摩教经书和神话传说中认为,天地万物和人是策耿纪派使者创造的。现在的横眼睛的人类,他们的祖先是策耿纪以洪水大劫留善去恶,更换人类时经考察保存下来的。在毕摩教法事中,多数祭场中都要设天神位,通常要祭献天神,祈天帝策耿纪领受献祭,与众神早日平定下界争端,让百姓安居乐业。

2. 信仰土主神 土主神彝语称"密西""密枝",是地域邑社性的社神。在彝族各地的土主信仰中,有的土主神是祖先神与社神的统一,土主通常是在历史上有权力与名望的祖先,有的土主神则只有社神之意。土主神与汉族地区的土地神有些相似但又不同,在毕摩教信仰中,土主神是总理地域邑社的环境、生产和社会生活的神,主宰地区、村寨的太平安乐,是太平祭献会祭祀的主神之一。

3. 信仰祖先神 毕摩教认为人死后,经子孙们请毕摩为其超度即可成为神仙升天。升天成神仙的祖先与后世子孙不仅有历史的血缘关系,而且有现实的人神关系。祖先神决定或影响着世俗子孙们的生命,以及经济、政治和精神生活。世俗的子孙只有为死去的祖先超度,向祖先神献祭,才能得到他们的保护。

4. 信仰财神、山神与各种自然神灵鬼怪 毕摩教认为各种事物都有自己的司神,所信仰的神祇极多,有财神、喜神、山神、龙神、月神、星神、猎神、灶神、风雨雷电神和各种鬼怪。除财神等外,这些神灵和鬼怪大多是直接从原始宗教承袭而来的,大多没有经过多少改造,只是按阶级社会的层级结构把它们纳入毕摩教的神灵鬼怪系统。其中神性变化较大的神是山神,它已有社会属性,作用和性质接近于土主神。

5. 信仰毕摩神 毕摩教信仰君、臣、毕摩神,一般祭场要设君、臣、毕摩神位。毕摩神除与君、臣并列设位外,还要另建神棚设位。毕摩神指毕摩祖师神,包括作为天使的神毕与毕摩祖先神。毕摩教认为最初的毕摩是天君策耿纪派遣下凡的神毕。神毕下凡带来毕摩教经书并教导凡人毕摩教礼仪。最初跟随神毕做毕摩教法事的祖先就是毕摩教祖师,也是毕摩神。毕摩教做法事时要在毕摩神神位前叙述毕摩渊源与系谱,请毕摩祖师神临场守护法场法事。

毕摩教的宗教道德观念的人生观基础是:生,求得神的保佑,去苦得福;死,能升天成神仙,保佑后世子孙。在生求去苦得福、死求为神仙中,重死轻生。基本道德生活原则是:①孝顺、敬老、重视家族;②牺牲助人;③勤劳、爱惜食粮;④懂礼、重忌避;⑤信神、敬神等。毕摩教的献祭礼仪几乎影响到彝族社会的一切节日喜庆,使各种节日无法区分哪类属宗教节庆,哪类属民间民众节庆,同时也使各种宗教节庆活动具有一般节日喜庆的非宗教内容。

三、原始宗教与治疗

大约从旧石器时代中期开始,随着生产工具改进,采集和渔猎范围扩大,人类物质生活有较大改善,人类的思维也有了一定发展,开始能够进行一些比较复杂的幻想。当人类在征服自然的斗争中受到各种困难的折磨而又无法理解和控制时,就开始认为自然现象也是有生命和意识的,能给人带来幸福或灾害。比如原始彝族人民上山狩猎,有时很容易就能获取猎物,而有时不仅毫无收获,还反被野兽所伤,人们就必然会想到这是山神在作怪。于是每当要去狩猎时或获取猎物后,都要敬献山神。猎人或家属发生病痛也归于山神作怪(彝族人信奉山神的现象至今仍如此)。由于生存环境恶劣,在医药知识匮乏的原始社会时期,彝族人民常常将疾病的产生归咎于神鬼在作祟,治疗疾病的过程中也出现了一些原始宗教的"巫术"。

彝族巫术中行使法术的巫师,是毕摩和苏尼。他们虽然都是巫师,但两者之间却有许多不同的地方。毕摩不但是从事宗教活动的人神之间的媒介,还是彝族社会的知识分子,具有较高的社会地位。苏尼是较低级的巫师,男女皆可担任。苏尼产生的年代没有毕摩那么久远,他们一般不识经文,不懂经典,也不经师承而来,主要活动是跳神、驱鬼、占卜、治病。

据毕摩史书《毕补特依》和彝族历史文献《勒俄特依》记载,早在彝族进入父系社会后的曲布开始,就进行大量的祭祀和原始宗教活动了。在医学方面,也出现了"枯此齐"(内服、内治)和"衣此齐"(外治)的词语和概念。到了唐代的阿苏拉则时代,毕摩的教义、宗旨、方法、文字和经书都得到了进一步发展。各种宗教活动中,对医学产生重大影响的主要有占卜、作帛、除秽及解污、取毒等。

占卜最早出现于原始社会末期,奴隶社会初期。彝族的占卜主要有羊骨卜、鸡舌卜、鸡嘴卜、鸡头卜、鸡蛋卜等,是根据这些卜物所呈现的色泽和对应形状的不同等,以定吉凶。作帛是超度祖先的送灵仪式,从医药的观点来看,除去含有迷信宗教的意义之外,也含有一定的躲避疾病、除秽去污的内涵。毕摩摆下的祭祀方阵中常与疾病相关,如净宅表示解除家中一切邪渎,解除亡灵不洁之物;除疾为用草除去亡灵的疾病。从这些复杂的法术里面,可以看到奴隶社会中由于医药的不发达,彝族人民多半死于疾病,以致在超度亡灵时要花如此繁多的程序来消除死者和死者曾居住过的地方、接触过的人所可能粘附的各种疾病。

除了占卜和作帛,还有一种称作"尔查苏"的解污术。这种巫术,每户每年至少要请毕摩做一次,届时毕摩先将一块烧红的石头淬入有艾蒿的瓢内,然后端此瓢环屋一周,念动咒语,表示秽气已除,并折断木棍一根,表示折断了魔鬼的腰躯。然后以水泼灰上,当升起一片尘埃时,表示魔鬼已经逃窜或已经将疾病转嫁到了魔鬼身上。在这种巫术里,不难看到彝族居住环境较差,容易产生疾病,而彝族对此已有认识。至于用艾蒿淬水驱疾的方法,含有以药草熏蒸住所的消毒意义,只是当时重于巫术而忽略了医药的意义罢了。

原始宗教的产生源于原始社会生产力的低下和自然科学知识的匮乏,由此导致对疾病的认识和治疗必然有其错误的部分,但也不能一概而论,毕竟人类对宇宙自然的科学探索才刚开始,对人体和疾病这个巨系统的认识也处于初级阶段,保持求真的、实事求是的研究态度较为重要。

第四节　彝族的天文历法与传统节日

一、彝族的天文历法

中国古代天文历法是人们在长期的生活实践过程中总结出来的宝贵财富。古代天文历法在国家事务中有着很重要的地位，甚至关系到国家的繁荣衰败。特别是历法，对指导人民群众的农事生产有极大的作用，例如黄道十二宫、二十四节气，可以说对古代经济社会的发展贡献很大。

彝族天文历法产生的历史十分悠久，从古蜀国统治的大区域范围、古蜀国政治、经济、文化的中心区域三星堆等所保留的文物看，其天文历法使用的历史可追溯至数千年前，那么它产生的年代肯定更早。当今彝族保留和还在使用的天文历法，与三星堆文物上所反映的天文历法图文是一脉相承的，文物上的古文，有的彝族毕摩还能解读30%以上。据《彝族天文学史》考证，彝族的天文学知识继承于古氏羌，《史书·天官书》中所记载的天文学家苌弘、《鹖冠子》一书的作者天文学家鹖冠子、《史记·历书》中所记载的天文学家落下闳等，都是那一时期彝族最著名的天文学家。据彝文典籍记载，古彝人至少认识148颗星，对太阳、月亮、银河、北斗七星、启明星、北极星等天体经常进行观测，用它们定季节、测方位、定历法及进行占卜。彝族十分注意观察人与天体之间的关系，彝族经书《解念经》中记载："天上一颗星，地上一个人，天上千群星，地上一姓人，星明则人佳，星衰则人弱。"《宇宙人文论》也记载："人体同天体，一人一宇宙。"彝族古籍中有许多天文学专书，如《十月兽历》《天文志》《星座论》《宇宙人文论》等。

彝族利用天文学知识和天文观测结果制定了多种历法，用来概括时序变化规律，建立牢固的时空观念。有了时空观念，人类才能有效地认识自然，认识自然物质运动和生命运动规律。换句通俗的话讲，有了严格的时空观念，才会知道庄稼何时该种、何时成熟，以及人何时出生、成长，何时衰老、死亡等。云南小凉山宁蒗彝族自治县的凉山彝族间就尚残存"一个月二十八天，一年十三个月共三百六十四天"的历法，这种"一个月二十八天"的历法，实际上就是以妇女月经"二十八天"为周期的历法，被称为"人体历法"。这种以人体生命节律来记录时间的历法在世界天文历法史上是罕见的，它的岁差很大即很不准确，但是能够反映出彝族很早观测到了一年之中人体的生命节律周而复始的规律。

彝族历史上曾使用过十八月历、十月太阳历和十二月兽历等多种历法，其中最有特色的是彝族的十月太阳历。历法大致可分为太阳历、太阴历和阴阳历三大类。太阴历依月圆月缺来定年月季节，月亮每圆缺一次定为一个月。太阳历根据太阳运动的周期来定年岁季节。彝族十月太阳历的使用年代在秦末汉初，源于夏代以前的西羌文明。据考证，彝族的向天坟其实就是古人用以观天象星斗的天文台，与彝族太阳历有着十分密切的联系。彝族十月太阳历是悠久神秘的古老历法，它与中国儒、道、阴阳学说有深厚的渊源关系，至今还有许多"密码"有待破译和研究。

十月太阳历以虎、兔、龙、蛇、马、羊、猴、鸡、狗、猪、鼠、牛 12 兽来轮回记日，每经 3 个轮回即 36 日，便为一个"时节"或"时段"，即 1 个月。30 次轮回即 10 个"时段"为 1 年，将 1 年分成 10 个月，每月分为 36 天整，用土、铜、水、木、火 5 种要素，分别配以公母来记月：一月为土公月，二月为土母月，三月为铜公月，四月为铜母月，五月为水母月，六月为水公月，七月为木公月，八月为木母月，九月为火公月，十月为火母月。月份不分大月小月，过完 10 个月后的 5～6 天，称为"过年日"。"过年日"放在岁尾，过完这天后新的一年就开始了。通常"过年日"是 5 天，每到第 4 年时的"过年日"闰作 6 天，用这样的历法，每月的天数稳定为 36 天，通常年是 365 天，逢闰年是 366 天，4 年平均后，每年的天数是 365.25 天，既方便记忆，又与回归数值有相高的重合度，这在古代完全算得上科学、实用了。它的另一个特点是根据天文点（冬至、夏至、大暑、大寒等）来确定季节。十月历以观测太阳运动来确定冬夏，以北斗星的斗柄指向来确定寒暑。当太阳"运动"到最南点（日至南）时为冬至，到最北点（日至北）为夏至。冬季（农历十二月）傍晚观测北斗柄正下指时为大寒，夏季（农历六月）傍晚北斗柄正上指时为大暑。为此，彝族以大暑欢度火把节；以大寒为岁首，过"十月年"。这种历法与月亮运动的圆缺毫无关系，而是以地球绕太阳为周期，故称"太阳历"。其最大的特点是每月恒为 36 天，每个月的天数整齐，便于记忆。

《彝族天文学史》的作者陈久金先生认为华夏文明受到十月历的深刻影响，阴阳五行，天干十日的名称和观念都源于十月历，八卦的观念也是由十月历延伸出来的。华夏文化中有一些未解之谜，可以从十月历获得解答。在中国，十月历和农历的起源有着同样悠久的历史，只是产生形成于不同的民族之中，十月历产生于古羌人的文明，被彝族先民很好地继承下来。

二、彝族的传统节日

节日文化是一种社会文化，可以反映出一个民族的民族心理、道德伦理、精神气质、价值取向和审美情趣等深层的内涵。彝族有许多传统的节日，如火把节、彝族年、密枝节、虎节、插花节、赛装节、姑娘节、三月会、马缨花节等。彝族传统节日之所以能世代相传，历久不衰，是与彝族节日深刻的文化内涵分不开的。彝族的节日大体有信仰性节日，如祭龙节；物候性节日，如马樱花节；时令性节日，如火把节、彝族年等。前两类规模有限，涉及面较小，而后一类则已形成全民性的盛大节日。

（一）火把节

火把节是滇、川、黔、桂四省区彝族人民家喻户晓而又极为隆重的节日。云南的节日定在农历六月二十四，贵州则在六月初六。火把节起源于彝族对火的崇拜，关于火把节的由来有一个这样的传说：很久以前，彝族有一个大力士英雄额其拉巴，力大无比，天下无敌天神知道后，就派了几个摔跤能手下凡与他较量，结果都败在他的手下。天神恼羞成怒，就撒下蝗虫祸害庄稼。额其拉巴带领大家手举火把，绕着庄稼地走了三天三夜，终于消灭了蝗虫，保住了大家的庄稼。为了预防蝗虫的再次侵害，彝族人民每年都会举起火把，就这样形成了一年一度的火把节。火把节时彝族男女老少都穿上节日盛装，晚上举着点燃的火把，男女互相追逐嬉戏，以表示亲切和吉祥，也表示用火烧去相互身上的邪魔。有些地方合村杀猪宰牛祭神，有些地方抱鸡到田里去祭田公地母。彝族人民认为火炬可驱鬼除邪，因而点燃火把后还要挨家挨户走,并在火把上撒松香以示"送祟"。现在的火把节已经注入了许多新的内容和形式,具有了明显的社会活动性质,如围绕中心火把唱歌跳舞,举行赛马、斗牛、摔跤、荡秋千等体育活动,交流经验共祝丰收等。随着市场经济的发展,近年来商业交易更是成了彝乡火把节活动的重要内容。

(二)彝族年

彝族年,彝语称"库史",又称"冬月年""十月年"。"库"是年或岁之意,"史"即是"新","库史"就是过新年。每当深山初雪,秋山红叶,太阳回归时,谷黄米熟,庄稼收进粮仓,便到了彝族过年的时候。彝族一年一度的年节是在农历十月底,有的地方是把过年日固定在农历十月三十日为除夕之日,冬月初一为新一年的开始。在凉山大部分地区是按区域选择吉日过年,但都在农历十月之内。彝族年是集祭祀祖先、游艺竞技、餐饮娱乐、服饰制度等诸多民俗事项为一体的祭祀和庆贺性民俗节日。彝族年前,彝族人打过年柴,准备过年的食物,精心地催养年猪。过年有 3 天。第 1 天:"点烟火"。清晨用袅袅的轻烟通知祖灵回家,与后代共度佳节;"逐户杀年猪",彝族全村男女老少(除女主人留家外)喜气洋洋地簇拥着杀猪能手逐户杀年猪;取部分猪肝、猪肉烧煮,由男主人端至火塘上方祭祖,以祈来年丰收、平安。第 2 天:孩子们做游戏,青年男女身着盛装聚在一起,伴着口弦、月琴、胡琴欢歌舞蹈,进行赛马、荡秋千、蹲斗、角力等娱乐活动。第 3 天:"送祖"。彝族人早早起来,热饭菜以送祖灵归祖界,并为祖灵备好路途中需要的干粮,还把燕麦倒在畜槽中象征喂祖灵的灵马。送祖灵时,男主人向祖灵祈求保佑来年家庭平安,五谷丰登,六畜兴旺。

(三)虎神节

虎神节又称跳虎节,流行于云南省楚雄州,它几乎浓缩了彝族人生产生活的全部内容,是彝族虎图腾崇拜的典型表现。跳虎节从正月初八接虎祖开始,到正月十五送虎祖结束,全部由成年男子饰虎操演生产、生活技能,祈求虎神保佑村民平安,迎新辞旧。云南省双柏县小麦地冲一带的彝族,农历正月初八至正月十五日过虎神节,彝语称为"罗麻"。在虎神节期间,全村成年男人于村后祭拜土主后,经师占卜择出 8 人,这 8 人披上画有虎斑纹的披毡,脸、脚、手绘上虎纹,化装为虎,在黑虎头率领下跳各种模拟生产、生活、生殖的舞蹈,到全村为各家各户驱鬼除祟,彝语称为"罗麻乃轰",作为民族民间文化活动,跳虎节深受群众喜爱。

第五节 彝族的风俗习惯

一、饮食习惯

彝族居住的特点是小集中、大分散,由于居住地域广、地形复杂、气候多样,以致饮食也因居住地不同而有差异。从居住的角度看,大体可分为三种类型:坝区以大米为主食,辅之以玉米、小麦、红薯等;山区以玉米为主,兼种洋芋、燕麦等作物;高寒山区则以荞麦、洋芋为主食。从彝族人口的总体上看,主食为玉米者占绝对多数,但荞麦、洋芋等作物,在彝族饮食结构中仍有重要地位。

彝族的饮食构成大体可划为七大类，即饭类、粑类、菜肴类、调料类、茶类、酒类、烟类。饭类有蒸、煮两种食法，具体又有玉米饭、大米饭、糯米饭、洋芋饭、红薯饭、荞饭、麦饭等。粑类食品用料多为荞子、玉米和洋芋。荞粑粑是彝族喜爱的特色食品之一，许多民歌和谚语都表达了彝族对荞粑粑的热爱之情，苦荞粑粑蘸蜂蜜更是色香味具备、营养尤佳的待客食品。甜荞因生产量小，常用作节日食品或待客，日常生活中主要食用苦荞粑粑。

彝族菜肴中有丰富的肉类食品，猪、鸡、牛、羊肉均供食用。其中以猪肉为主，鸡肉次之。羊和牛一般只在年节、祭祀、婚丧时才专门宰杀，其中薄荷羊肉鲜嫩可口，享有宴请贵宾的隆重礼仪地位。高寒山区由于日照、水利等条件的限制，不易种植蔬菜，因而多在玉米地中撒播一些四季豆、南瓜、青菜、白菜、油菜等蔬菜作物。瓜豆类副食品既可当菜又可当饭，极大地补充了主食；青菜、油菜等经过腌制，不加盐均可存放数月，是经济实惠的常备菜肴，红豆酸菜汤便是爽口提味的彝族当家菜。

彝族的饮食调料可分为三类：动物类如蜂蜜；人工类如盐、酱油、醋、味精等；植物类多为自种的辣椒、花椒、生姜、大蒜、葱等。有些地区用木姜子的根和籽作香料，味道十分鲜美，素有"彝胞味精"之美誉。

彝族饮食，喜酸、辣、咸。彝族喜欢食用青菜或油菜腌制而成的酸菜，常年食用而味口不败，因为酸性食物开胃和充饥的功能与山区艰苦生活是十分合拍的。彝族地区气温偏凉，易于保存腌制食品，于是食用方便的腌制食品特别受彝家的青睐，逢年过节宰杀的猪肉，大部分用盐腌制，经风干成腊肉后供平日食用。彝族腌肉隔年不变味，香醇适口，不腻不膻。

茶叶是彝族的主要饮料。据有关学者考证，茶叶是西汉时期经人工栽培，首先从云南、四川一带开始，逐步扩展到秦岭、淮河以南丘陵地带。彝族先民很可能是首先开始人工栽培茶叶的群体之一，云南景东一带的彝族都有悠久的种茶历史和高超的种茶本领，在封建社会时期就曾受到过官府的奖励。彝族村民普遍喜欢饮茶且有自己的茶道，在宗教活动中亦有茶叶的一席之地，一些不产茶叶而又无力购买的山村，常用树叶放在水中代替茶叶祭祀祖灵。少数人家还有采摘野山茶饮用的情形。

酒也是彝族人生活中的重要饮品，年节、婚丧、祭祀、盟誓、探亲访友、路遇知己，均以饮酒为礼，即便无菜亦不伤饮酒豪兴。"无酒不成礼"已成为广泛流传的彝族地区谚语。彝族多饮自酿酒，原料因地区特点而异，大米、玉米、高粱、小米、荞子、洋芋、木薯等，均可作为酿酒原料，滇南一带还用芭蕉芋酿酒。彝族山歌云："小小烟袋五寸长，抽烟又歇凉。"无论山区或坝区的彝族多有抽烟的习惯，以抽自种草烟为主。滇南一带盛行烟筒，一些选料考究、制作精致、价值昂贵的烟筒，除具有烟具功能而外，还是身份和财富的象征。

彝族的饮食禁忌大多与原始宗教有关，有些地方不准跨越火塘和锅庄以示敬火；有些地方习惯将猪拖到水井边或大树边宰杀，表示对水神、树神的祭奠；不吃病死之牲畜，否则就不吉利；有些地方忌食狗肉，并对有功之狗行葬，这一禁忌行为显然是从狩猎生涯中遗存下来的。

二、衣着服饰

一个民族的服饰形成和发展历程与其生活的自然环境、宗教信仰、历史变迁、风俗习惯、生产条件、经济发展状况等诸多因素密切相关，是与其他民族相区别的形象依据。现在的彝族服装一般由纯羊毛手工打造,从收取羊毛、纺成线、浸染,到织布、裁剪、刺绣,全部都由彝族人手工完成。2014年彝族服饰经国务院批准列入第四批国家级非物质文化遗产名录。

多数专家认为彝族服饰与古代氐羌部落有渊源关系。《隋书·党项传》载:"党项羌者……服裘褐披毡以为饰。"传承性极明显的凉山彝族服饰似与此有相通之处。据云南晋宁石寨山西汉墓葬群中的青铜器人物图像看,椎髻者的各种发式、服饰,均与后期彝族发式、服饰相类似:男子椎髻于顶,髻若角状等。1963年,云南省昭通县后海子乡发掘出土的东晋霍承嗣墓壁画,为彝族先民的服饰提供了详尽的资料和线索,壁画中"夷"部曲的形象,基本特征是椎髻、披毡和赤足。

目前彝族服装、服饰根据其地域可划分为凉山型、楚雄型、滇西型、滇东南型、滇南红河型、乌蒙型。之所以显示出这种地域性,则是由于受外来影响和具体生活环境发生变化,从而形成新的类型,这就是今天彝族服饰呈现出千姿百态的原因。

彝族男子多蓄发于头顶,彝族称"字尔"或"字木"。这是一种古老的传统装束。男孩在四五岁时,头前顶留一块方形的头发,成年后将其挽成一个发髻。人们视其为天神的代表,认为它能主宰吉凶祸福,其神圣不可侵犯,任何人不能触摸、戏弄。头上缠着青蓝色棉布或丝织头帕,头帕的头端多成一尖锥状,偏鉴于额前左方,彝语称为"兹提"汉语名"英雄结"。彝族男子多穿黑色窄袖且镶有花边的右开襟上衣,下着多褶宽脚长裤。男子以无须为美,耳朵上戴有缀红丝线串起的黄或红色耳珠。

妇女上衣毛、棉、丝制、排襟、前襟、后项圈和袖口用彩线挑有图案花纹。领口周围缀以金器、银器、珠宝和玉器。有的饰以盘扣,用彩色丝线缠绕,形状各异颇具匠心。妇女多着百褶长裙,用宽布与窄布镶嵌横联而成。旧时裙式长短与身份有关,黑彝女子长裙拖地,行走时尘土飞扬,以示尊贵。彝族妇女以针筒、口弦和避邪用的獐牙、麝香为胸饰。贵妇人还佩戴金、银、铜质链、锁、坠等头、胸、背饰。

彝族男女都外着"察尔瓦","察尔瓦"彝名"瓦拉"形似披风,多染为深蓝色。察尔瓦和披毡是彝族男女老幼必备之服,白天为衣,夜里为被,挡雨挡雪,寒暑不易。过去凉山彝族男女多冬天赤足,或出远门时,脚穿用麻绳或草绳编织的草鞋,内穿羊毛织成的形似靴子的毡袜,或裹棉、毛绑腿以护脚和御寒。

彝族一般青年男女服装色彩鲜艳,喜用红、黄、绿、橙、粉等对比强烈的颜色,纹样繁多。中年人服装的纹样较青年人为少,使用颜色为天蓝、绿、紫、青、白等色,素貌庄重。老年人多用青、蓝布,一般不做花,仅以青衣蓝边或蓝衣青边为饰。服装的花纹、花边,带有浓厚的民族地方色彩和生活气息。

三、起居习俗

我国的彝族主要分布在滇、川、黔、桂四省区,各地区因生态环境、社会经济发展水平等方面的差异而形成多种多样的生产方式和起居习俗。在接近青藏高原的滇西北和川西地区居住的彝族,主要从事牧业生产,因而有部分彝胞习惯居住藏式毡房;这一地区山高林密,木料异常丰富,大多数彝族人民习惯住全木结构的木垛房,又称木楞房、木墙房,叠摞横木为墙,顶或平或人字形,土顶、瓦顶、木片顶、石板顶皆常见。

云南中部、南部一带的彝族习惯建造平顶土木结构的夯土房,俗称"土掌房"。山区彝族,用土舂墙加夯土平顶的民居随处可见,一般分两层,下层饲养牲畜,上层住人。造房时先用黏土筑成四墙,墙高 2~3 m 时,用木椽封顶,上铺一层不含杂质的黏土,经洒水夯筑成 3~5 寸厚的平台为顶,可作晒场和凉台。房屋大小视经济情况和人口多少而异,大者有天井、院落。土掌房建造方便,冬暖夏凉,依山而建,可就天然斜度安排楼的层次,高至三四层均可,就地取材,造价低廉,被视为当地最经济适用的民居。多数土掌房内装有木筋框架,拉力均匀,十分牢固。

川滇凉山彝族地区"棚屋"和"瓦板屋"居多,均为长方形的双斜面平房。小凉山地区的棚屋,上盖草或树皮,或由篾席卷成棚子;有的以竹篾为墙,两端悬空。大凉山的瓦板房多以木板为瓦覆于房顶,上压以石。凉山的边缘地带,多为土木结构的双斜面瓦屋,与当地的汉族民居基本相同。在旧社会,凉山地区的奴隶主家庭,除居室之外,还有畜舍、仓库、柴房等附属建筑物,有的还建有自卫性碉楼。同一地区的奴隶却住着窝棚或叉叉房,即以两根插入地下的树权做柱子,一根木棍横在权上作横梁房架,四面用茅草遮掩而成。

彝族民居展示了各地区的社会经济发展水平。在改土归流较早、农业生产发展较快的地区,富裕人家建有三合院、四合院、走马转阁楼、四合五天井等汉式建筑,同一地区的贫民居室多为双斜面的草顶平房,等级特征十分明显。

各地各类的彝族民居建筑都十分重视火塘的设置,这大概是游牧、狩猎生活的遗风。一般情况是把火塘设置在室内偏左的位置,挖一圆坑,坑边放置三片锅庄石,做饭、休息、取暖、会客乃至睡觉,都是围绕火塘活动。在一些高寒山区,火塘中的火种终年不熄灭。在历史上,一些接受过当时中央政府册封的土司,其住宅布局已与汉区官衙、住宅大体一致,但火塘和马席却依旧保留。

彝族民居的建筑装饰仍处于古朴阶段,正面外形较简单,讲究对称式。大门及碉楼屋面四周常有各种拱形图案,门楣刻有锯齿形或简单连续的旋纹图案。屋脊中部和两端常有简单的起翘或起拱。山墙的悬鱼、屋檐的垂柱头部、屋内的梁枋和拱架,喜欢刻上牛头、羊头、鸟兽、花草等作装饰。梁头瓜柱由本木雕饰,质朴大方,梁柱接点空间,饰有牛角形木雕,粗犷简洁。房屋出檐深远,起居室外面的垂柱是装饰的重点,常刻有太阳、星辰、月亮、虎爪、鹰爪、神鼓、神铃、葫芦、玉米等,除装饰效果之外,还有一定的象征意义。

四、生育习俗

彝族生育习俗的起源和他们的生死观是密切相关的。彝族先民在同大自然搏斗当中一直深切关注其本族的延续问题,对每一个婴儿的出生都寄予极大希望和祝福,然而恶劣的生存条件常常导致婴儿的死亡。而先民们始终认为人的生和死都是"灵魂"在起作用,人生下来"灵魂"就来到了阳世,若是死了则"灵魂"就"回到"了"鬼界"。因此,婴儿之所以容易死亡,是由于刚出世的小孩才由"鬼"的世界来到人间,缘于常不稳定之故,从而就想出在他们认为可以使之稳定的办法,使之"人化"。正是出于以上原因,开始有了彝族生育习俗中的第一步诞生礼。早在孩子出世以前,母亲、祖母、外婆等,就已将象征古老传统观念和种种集体意识的造型符号,千针万线地缝在了婴儿的衣服上。昆明近郊的彝族,为婴儿准备的衣物,必是一式的虎头帽、虎头鞋和虎纹兜肚,因为他们认为彝族是虎族,为婴儿准备"虎衣",便意味着虎族对新成员的血缘关系的认可,同时面对着这个新到的成员,人们仍存在潜在的担忧。彝族在举行"穿衣礼"的基础上,彝族还要举行一种可称为"命名礼"的仪式,有的地区称为"撞名"。当孩子经常哭闹,"灵魂"不安时,就准备酒饭,背上孩子,做一小桥,放在山路小沟上。如有成年男子从桥上过,即拦住过桥人,扯下他的纽扣给孩子,并请求赐名,然后就地饮酒吃肉。紧接着"命名礼"之后的是"认亲礼"。在孩子满月之后,由母亲领回娘家,摆上酒、肉大宴娘家亲友,既是向他们宣布此血亲成员的出生,也是一种血亲认可的仪式,从此孩子与娘家之间有了相互之间血亲义务的承诺。

当一个孩子在父母的养育下成长起来达到一定年龄,就必须举行成年礼。对于行成年礼的孩子来说,无论从文化氛围上或心理上,都相当于一次新生。举行成年礼之后,尽管他们依然还是十岁左右的年龄,但依于父母膝间的时代即告结束。在成年礼上父母谆谆教导有关族史、世系、家谱、道德、禁忌等训诫,让他们记住自己新的社会角色规范。在一些地区,男孩子到了十三四岁,就要举行"带刀"仪式。由一成年男子为其佩上彝刀,并告知其应尽义务和本族的光荣历史,从此男子开始为家支尽义务,并结交异性。在举行成年礼的时候常伴有一些服饰上的变化,这主要是一种象征成年并显示其"性"特征的实用性标志。云南滇池附近的彝族姑娘,所戴鸡冠帽的样式不同,则传达出的信息也是不同的。未成年少女正戴鸡冠帽,而要是已定下意中人则前后倒戴,可见在成年礼中服饰变化是相当重要的部分。

彝族生存环境是相当艰苦的,在与艰苦的生存条件作斗争的过程中,为了延续民族血脉,在物质生产、发展极为受限的条件下,历经长期的发展积淀成为彝族"多生多育""多子多福"的生育观念。

五、祭祀习俗

彝族祭祀习俗的渊源是比较古老的。云南晋宁石寨山出土的铜贮贝器上就有反映祭礼场面的造型,且生动逼真。主题是"万物有灵",并出现了"人牲"现象。随着生产力的发展,牲献的数量多了,质量高了,程式也复杂化了。彝族的祭祀内容十分丰富,大体有祖先祭祀、灵魂祭祀、宗教信仰祭祀、生产祭祀等。《狩猎祭祀经》中对祭祀活动有详细的描述,为多获猎物而举行的仪式中,包括了对诸多神灵的祭祀,如天神、地神、火神、酒神等,竟有25种之多。彝族祭祀习俗的另一特点是次数不固定,除年节祭祀之外,因婚丧嫁娶及其他临时原因,有些地区每年的平均祭祀活动多达20余次,生活中一旦有病痛或遇事不顺等,就会祈神驱鬼。

祭祖是彝族比较统一的一项祭祀活动,因为大家都相信祖灵是存在的且能荫及子孙,其习俗礼仪有鲜明的地域特点,比如四川凉山某些地区的祭祖活动,时间长达3～7天,家族亲朋好友携带牛、羊、猪、鸡等祭品参与献祭。请毕摩用树枝摆12个方阵,名四十二道场,逐场诵经祭祀。礼仪繁杂,气氛肃穆。云南寻甸一带则讲究定时大祭,要13年乃至延长至26年、52年才一大祭,祭品仅需猪、牛、羊共十数头。

彝族地区还有对地方保护神的祭祀习俗。哀牢山南涧县南虎街附近有一座山神庙,系附近村寨的地方保护神。庙正壁中央上端绘有红土为底板的一个黑色大虎头,左下侧依次为虎、兔、穿山甲、蛇、马、羊,右下侧为猴、鸡、狗、猪、鼠、牛。每隔3年的虎月的第1个虎日,远近各村聚而祭祀。白天由长老主祭,晚上在庙外举行男女青年歌舞,欢庆十二兽降临,这一祭祀活动与彝族古老的虎图腾崇拜有密切关系。

彝族的祭祀活动大都由毕摩主持。毕摩多为男性,既可父子传承,也有通过师徒关系学习修养的。毕摩大多数懂彝文,善念彝经,但他们仍不脱离生产劳动。毕摩是传承彝族文化的知识分子,时至今日仍具有相当的地位。现在随着生产力的发展和自然科学知识的增长,彝族祭祀习俗已逐步走向淡化,但对于了解彝族的文化和民族心理等还是有重要的参考价值。

第六节 彝族生活中的预防保健

彝族民间有许多预防保健的方法,如常洗矿泉浴预防皮肤病、风湿病,外擦烟油防虫蚁,佩戴雄黄或家中养鹅防蛇等。医书中所载防病方法更多,如《献药经》记载煮食麂子肉,既可治麻风,又可预防麻风传染;煮食菁鸡肉,既可以治疗麻疹,又可以预防麻疹。《明代彝医书》载:随身携带灵猫香,可避毒气瘴疠及虫蛇等。彝族的预防保健习俗很多,这些习俗中反映出了彝族无病早防、既病防变的预防思想。

彝族经书《指路书》成书于明末清初,属于彝族丧彝医师唱诵的经书。《指路书》中提供了许多彝族的养生保健知识。书中说:"到你出生时,将你地上放。阿爸拿刀来,割断你肚脐……又把火燃起,拿你火上燎……你妈端来水,先把你头洗,再把身子擦,水淌满身湿。洗手又擦身,洗到脚根底,擦得遍身红……阿妈打开柜,拿出褓裸来,用力将你裹。"书中记载的这些断脐、火燎、洗擦、包裹等方法都是接生保健的措施,最迟在明代彝族已在使用了。其中断脐、火燎是指当脐带割断后,为防止断面伤口流血不止或感染,就采用火燎的办法对伤口进行止血消毒处理。洗擦婴儿除了清洁作用之外,对于刺激婴儿的呼吸也是有益的。

古彝文经典《劝善经》也提到了很多有关医疗、防疫、保健方面的知识。如:

"天一会冷,一会热,一会下雨,一会刮风,会使人生病;吃各种食物不注意会生病腹泻,病了不要饮酒,不要做事,不要相信巫师编造的凶兆。"

"不要多饮酒,多饮酒要成病,病人不要喝酒,因喝了酒病情要加重。"

"不管男女,夜里起来要穿衣服,否则会生病。"

"不要吃生肉、生血和生肝子,要煮熟了吃,不要用生命换口福。"

"牛马生病流行时,要忌避,要好好封锁牛场,因为背病死牛马粪的,背病死牛肉的,吃死牛肉的,都要传染。"

彝族还有对传染病进行隔离的习俗。家人与患者隔离时,总是把患者移到岩洞去居住,或临时搭个棚,按时送饮食去,待病好了才接回家。书中记载:"麻风病会传染人,要忌避。不接近麻风病人,一生也不得麻风病。麻风病人睡的、穿的、用的都不要去接近。但对麻风病人当怜悯,要在偏远处给他(她)盖房子,送粮食去抚养,做好隔离。"彝族还认识到预防免疫的作用。例如,彝族认为麻疹是人人都要患的,如果麻疹患者症状轻,病死率低,则认为是好麻疹;未患过麻疹的人可主动去接近麻疹患者,从而达到"过关"或免疫目的。

《彝族医药》记载了凉山民间常用的预防方法,主要有:

(1)清扫,熏蒸房屋。

(2)避秽气、邪气、传染病。

（3）洗泉水澡。

（4）佩带雄黄或家中养鹅防蛇。

（5）佩带蟒蛇、墨蛇骨防麻风。

（6）外擦烟油防山蚂蟥、虫蚁等。

（7）喝生水前，水中放蒿叶，吹掉水中浮物；饮水前后吃生蒜等。

（8）吃红糖防晕山。

（9）戴铜手镯防雷击。

（10）熬药吃，防蛇毒。

这些预防保健措施反映出彝族在生产生活中已经具备了预防疾病与保健养生思想，彝族的预防保健思想可以归纳为以下几个方面。

（1）强调"天人相应"，注重顺应自然变化，认为自然界中各种因素的变化，对人体的生命活动都会产生直接或间接的影响。《劝善经》说"天一会冷，一会热，一会下雨，一会刮风，会使人生病"，因此彝医提出要适时增减衣被，以顺应自然的变化。《劝善经》告诫道："不管男女，夜里起来要穿衣服，否则要生病。"

（2）注重环境对人体的影响，强调"择地而居"。彝医在注意到季节气候对人体会产生影响同时，也注意到环境对人体的影响。认识到居处环境和地点的变更，以及水源的污染等，会导致集体适应能力及抗病能力低下。当原居住地发生瘟疫流行时，彝医主张搬离，以避免瘟疫的侵袭，防止种族灭绝，充分体现了预防为主的思想。

（3）提倡优生优育，强调体质在疾病预防中的重要性。彝族不仅注意到了邪气在疾病发生、发展过程中的重要作用，更注意到了人在疾病发生、发展过程中的主导作用，强调了人本身的决定作用，这种作用不仅体现在后天因素上，还体现在先天因素上。这种优生优育思想尽管不成熟，但在少数民族中提出却是难能可贵的。

（4）注重饮食调摄，起居有节，劳逸适度。彝医对饮食、起居、劳逸也非常重视，认为饮食不当，起居无常，劳逸无度会损伤机体，导致疾病。彝医告诫人们生活起居要有一定规律，不可肆意妄为，不可逞一时之快，反对淫欲过度。

（5）强调避思病邪，实施消毒隔离，妥善处理死者及病畜。在与疾病长期作斗争的过程中，彝医逐步认识到有些疾病具有传染性，因此在预防疾病上，彝医不仅强调强化体质，顺应自然，还强调避忌病邪，防止病邪的传染。彝医这种积极控制传染源，切断传播途径和规避健康人群的做法，与现代医学防治流行病的原则相符合。

（6）强调无病早防，有病早治。彝族民间就有许多预防方法，如常用洗矿泉浴预防皮肤病、风湿病；彝医还主张有病早治，防止病情加重，变生他病。这种无病早防，既病防变的认识，反映了彝医以预防为主、防重于治的医学思想。

（7）推算"衰年"预防疾病。"衰年"是彝医通过十二兽纪年法所推算出来的人生命中的周期性衰弱年份。彝医认为，在这种年份中，机体抵抗力下降，容易发生各种疾病和意外事故，而且病后恢复较困难和缓慢，甚至治疗也显得困难。因此在衰年中要格外小心，对于小伤病痛也要及时治疗，以免酿成大患。

第二章

彝族医药的历史

一、原始社会时期

彝族先民认为原始彝族人民最开始是由猴子变来的,吃野果,穿树皮做的衣服,群居在一起。彝族古籍《勒俄阿补》记载:"猴变人成来,喊呢猴样喊,叫呢猴样叫,成呢人样成,吃也树果吃,穿呢树皮穿,集来一起住,小的住中间,大的外面转,人成团结来。"据《勒俄阿补》记载,原始彝族人民从猿猴经过了七个阶段才变成人,他们曾住过地面、树上和岩洞。住在地上时"小的住中间,大的外面转",大的保护着小的,以防其他野兽来伤害;住在树上时,树脚住虫蚁,树中住人,树顶住鸟类,春夏住树上,秋冬住岩洞(旨在防风、雨、寒、兽)。

这个时期原始彝族人民已经具有了初步的保健意识,最初是以青苔、树叶、树皮当衣御寒,继而发展为用兽皮当衣御寒。穴居本身是防风、防雨、防寒、防兽的一种重要保健措施。火的发明和使用,是人类一大进步,据凉山州彝族民间流传着的"火的起源"故事认为,火最先是雷击而产生的,雷击引发山火,烧死了成群的野兽,人们发现被火烧熟的动物比生的好吃很多,于是就保存了火种,但是火种容易熄灭,人们又想出了石块摩擦引发火星点燃枯草的办法生火。人们在生与熟的对照中发现了味道的不同:"熟的吃一颗,生的吃一颗,熟的吃着甜,生的吃着苦。"不仅有苦与甜的差别,熟食还大大减少了肠胃病的发生,加快了身体对食物的消化,促进了营养的吸收,原始彝族人民的身体素质和大脑比之从前有了进一步的提高和发展,彝族谚语云"见过火就没有毒",很好地说明了这一点。今天的彝族民间仍有许多老人还随身带有火石、火镰、火绒,他们保留着使用古老的方法取火的习惯。

在原始社会初期,彝族人民对疾病、动植物药物效用的认识是比较粗浅的,药物治疗的知识往往在偶然间获得。传说彝族祖先为避野兽和风寒住在岩洞中,洞中常有虫类出入,有人身上生了毒疮,不知怎么办。一条蜈蚣刚好从他身边爬过,就把它抓来丢进火中烧死,然后取出研碎,敷在毒疮上,毒疮就好了。猎人被野兽抓伤而出血时用野兽的鲜血敷伤止血。这些偶然间得到的动物药知识被世代相传继承下来,彝族民间至今普遍以蜈蚣单用或入复方治疮疡肿毒或癣类。彝族民间至今有生吞鱼、鸡、猪、牛、羊、蛇等动物的胆来治疗某些疾病的习惯,还有生食牛羊千层肚,以治胃病的习惯,这些特殊的治疗方法很可能就起源于原始社会的生食阶段。

原始社会中期彝族人民最初处于母系社

会,《西南彝志》记载这个时期最显著的特点是群婚,"男的不知娶,女的不知嫁,知母不知父"。进入母系社会后,彝族发现了用植物形态一年中的变化来划分季节的方法,许多部落也用植物命名,在对植物的认识中开创了农业、种植业。《西南彝志》卷二十四记载:彝族原始先民部族中有两个发明种植的人,一个叫实奢哲,一个叫芍莫额,他俩发现了野生荞,并将其培育成了可大面积种植的种子。比较稳定的农业生活使原始彝族人民可以相对地有一些定居生活,而定居生活又促进了畜牧业、家禽饲养的发展。伴随着采集、狩猎、种植业和畜牧业的发展,彝族先民由此掌握了许多动、植物知识,从而能辨认哪些可食用,哪些有毒,哪些能解除一些病痛,并对动、植物开始进行一些简单的分类。彝族史书《勒俄特依》中记载了彝族祖先通过"有血"和"无血"来区分动、植物的方法,共分了六大类二十种,其中有具体名称的十六种。这种对植物和动物的科学分类,在原始的彝族先民说来是一项了不起的成就,它为后来彝族医药的发展,特别是对动、植物药的认识奠定了基础。

母系时期较能反映出当时医药卫生发展水平的是凉山流传的彝族先祖支格阿龙(又译:吱呷呵鲁)向雷神索取治病药方的传说。据《支呷阿鲁》记载,支格阿龙是母系氏族的女子接受了天上的鹰落下的血,然后不婚而生的。在支格阿龙与雷神的搏斗中,获胜者支格阿龙向雷神索取治病的药方。支格阿龙向雷神索药寻医的目的,是因为当时山里的人们"常常患有许多奇怪的病,难找到药方医治"。这反映了当时彝族先民常处于疾病的折磨之中,迫切需要医药知识。从支格阿龙索药寻医的病种包括腹痛、腹泻、老人咳嗽、疟疾、麻风、眼睛红肿疼痛、瘌痢头、牙疼、脚冻伤等病。这些都是新中国成立以前仍在彝族聚居区流行的常见病和多发病。从雷神回答的治疗药物来看,有头发、羊油、猪蹄、蟒蛇等动物药,也有花椒根、瓦尔阿吉、瓦都、楚切、拨此、南瓜根、米斯等植物药。从治疗方法看,采用了嗅、熏、敷、填充、熬水内服等外治法和内治法。嗅法是将头发以火烧焦,再让腹痛患者嗅闻其味。熏法是在泉水边,以火将石板烧红,然后将羊油、头发、花椒根置于烧红的石板上,再让患眼病的人用披毡蒙头,进行熏治。敷法是将瓦尔阿吉草捣烂后,敷于秃疮上。填充法是冬天脚板开裂、流血时,把春烂的米斯草根填进裂口之中。熬水内服是用瓦都根(黄连)熬水内饮治腹泻,或用楚切(一种灌木)熬水治咳嗽,或用猪蹄煮南瓜根吃。从药物的加工看,采用了火烧、热烙、捣烂、春烂等简单方法。从这些简单、朴素的医疗实践中,可以看出医药在母系氏族社会的彝族先民中已经出现,他们已经开始利用动、植物药来治疗疾病。

原始社会末期彝族人民进入父系氏族社会,群婚的母系氏族社会逐渐向以对偶婚为基础的父系氏族社会过渡,又逐渐从不稳定的对偶婚过渡到一夫一妻制家庭。偶婚代替群婚是社会的发展,也是遗传学上的一个进步。群婚是原始社会早期的婚姻形式,指一群男子与别的氏族一群女子共为夫妻。当时的女子"出嫁",并不是嫁给某人,而是"到某个地方居住",这种血缘家庭性质的婚姻,十分不利于人类的健康繁衍。近亲生育使种族的身体素质下降,使个体的抗病力减低。由于父系社会实行氏族外通婚,打破了局部地区和部族的局限。从遗传学、医学的角度来说,父系社会取代母系社会无疑是一种很大的进步。

这个时期彝族人民对动、植物药的知识进一步积累,由于他们的生活环境中充满了虫毒,他们渐渐发现、积累了一些治疗虫毒的伤药。彝族古籍《勒俄特依》里有记载:"毒蛇咬伤的，麝香拿来敷，蜂子螫伤的，尔吾拿来敷。"在云南玉溪地区新平县发掘到的彝文典籍《哦姆支杰察》中记载："在荒古年代，世上的人们，有病不会医，病了吟哼哼，我们的祖先，叫莫臣什诺，上山采百草，尝遍苦酸辛。百草有百样，一样采一百，百样治百病，有病不再哼。后人学什诺，如火星火种。什诺的医药，一代传一代。"可见，彝族对药物的认识就是这样通过实践来发现、通过学习来传承的。

在放牧生活中，彝族人民也逐渐发现了一些毒草会让人和牛羊出现中毒现象。《勒俄特依》记载：居木武午生三子，老二武午格自过着居无定处的游牧生活。他走遍了大小凉山的每个角落，最后落脚在滋滋蒲武（云南昭通）。当武午格自经过黄茅埂时说："黄茅埂地方，长草长的是毒草。彝人摸了也中毒，汉人摸了也中毒，总有一天被毒死，不是兹敏的住地，我不愿住此。"原文中的毒草，译音为"都吉"，"都"为"毒"之意，而"吉"为苦胆，在这里作形容词，形容这种植物味苦如胆。这也说明"都吉"的毒性确是经过彝族先民亲口尝试，甚或付出过生命的代价才认识到的。

原始社会末期随着阶级的分化，原始宗教的产生，原始的医药开始带上了巫术的唯心色彩。彝族先民们往往在疾病缠身，原始的医药方法治疾无效时，也祈求神鬼的帮助。彝族古籍记载彝族始祖居木武午在妻子生病时也为她进行驱鬼，当时驱鬼的方法主要是杀牲畜。彝族杀牲治病传统，《蜀中广记》记载彝族先民"病不服药，杀猪羊祭鬼求安"。彝族人民随之形成了既信鬼神，又信医药，巫医并信的局面。

二、奴隶制时期

随着生产力的发展，彝族在原始社会末期出现了等级分化和阶级，产生了兹（君）、莫（臣）、毕（师）等奴隶主统治者。大约在西汉末年至东汉初年，彝族进入奴隶社会。这个时期战争频繁，除了部落王国之间的掠奴战争外，还有与其他民族的战争。这些战争必然导致刀枪伤大增，彝族人民积累了很多治疗刀枪伤的经验，直到今天的彝族民间仍流传着大量的刀枪伤药物及治疗方法。东晋时期，有彝族先民"病则刺肉取血"的记载，可见彝族人民已发明了用针刺放血治疗疾病的方法。到了南诏后期，除凉山彝族外，云南等地的彝族逐渐向封建领主社会过渡，而在凉山地区，奴隶制度一直延续到民主改革前夕。

西汉以来中央王朝在彝族地区不断设郡置县，史载"南中五郡"即为彝族聚居区。当时彝族居住在金沙江南北广大区域的益州、朱提、越巂、永昌、犍为、牂柯等地。这个时期彝族聚居区与其他民族地区的经贸、文化交流日益频繁，彝族聚居地的药物为中医所采用、吸收，促进了祖国医学的发展。这一时期汉文献中关于这些药物的记录，充分显示了彝汉间的药物交流。这一时期记录彝地药物的文献主要有《名医别录》《华阳国志》《水经注》《说文》《续汉书》《汉书》《博物志》等，书中所载彝族聚居各郡所出产药物叙述如下。

益州郡主要出产药物有：芒硝、消石朴（朴消石）、空青、推青、金屑、琥珀、升麻、麝香、苦菜（茶）、竹叶、犀角、蛇含、恒山（常山）、牧靡草、菖蒲、合欢、榴实、蔓荆实、戈共、卢精、温泉、牛黄。

永昌郡主要出产药物有：金、银屑、琥珀、木香、檗木、彼子、犀角、茶首、芸香草。

越巂郡主要出产药物有：空青、曾青、青碧、盐、温泉、犀。

朱提郡主要出产药物有：扁青、银、堂狼山毒草（堂狼附子）、茯神。

牂柯郡主要出产的药物有：茶、蒟酱、蜜、盐、蟗蜙（土蜂）、露蜂房。

犍为郡主要出产的药物为干姜。

公元7世纪末，彝族先民乌蛮贵族建立了六诏。后来南诏第四世王皮逻阁统一了六诏，迁治太和城（今云南大理），受封为云南王。南诏政权全盛时辖云南全部、四川南部和贵州西部等地。南诏时代，彝汉政治、经济、文化的交流十分频繁。在南诏中心地区，农业、手工业比较发达，使用奴隶劳动，也部分采用唐朝政权制度。南诏贵族还多次派遣子弟到成都、长安学习，统治集团亦通行汉文，同时佛教也在南诏盛行。这个时期，彝族医药与汉族医药也发生了一定的交流，一些彝族药物载入唐时的中医书。同时汉医也流入彝区，为彝族所接受。彝医在彝区与中医并存，出现了中医、彝医同时治病的记载。

这个时期彝族人民对人体和疾病的了解有了更进一步的提升，在《西南彝志》中不仅记载了关于人体和宇宙、人体和自然之间的联系，对人体内部的五脏六腑、气血运行等也有了更加明确的认识。遗憾的是这些认识没有结合到实际的医药实践中去，没有形成巨大的影响，彝族医药的发展仍然主要源于经验医疗。在对疾病的认识中，"蛇治麻风"的说法，在彝族中广为流传。从"蛇治麻风"的记载中，可以看到彝族先民在重大疾病的困扰下，竭力从动、植物中寻找治疗疾病的药物和方法。眼病也是彝族人民中的常见病、多发病。

南诏时期随着战争及狩猎活动的发展，毒药的研制应运而生。唐开元年间（713～741年），有一味制作箭毒的彝药独自草，被陈藏器收入《本草拾遗》，言："独自草有大毒。煎傅箭镞，人中之立死。生西南夷中，独茎生。《续汉书》曰：出西夜国，人中之辄死。今西南夷獠中犹用此药傅箭镞。"可见当时毒箭成为战争及狩猎的利器，而彝族人民对植物毒的了解也极其广泛。据《三迤随笔》记载，弩箭上的植物毒有两种，"一种为毒藤，产澜沧江崖畔，叶如橡藤，加断肠草，即可凝血；又一种用雪山一枝蒿、断肠草，取浆露干，外加青核桃皮点之，加马蜂尿即成。可见血封喉，亦曰七步倒"。至新中国成立，楚雄州武定县境内仍有彝族人民采集"马蜂尿、风茄花、射罔（乌头类）、雪山一枝蒿"等剧毒彝药炼制箭毒，用于狩猎。

南诏时期彝族聚居地随着医药的发展产生了一些精通医术的名医。明代《三迤随笔》记载，南诏高僧龙鉴，大理人，幼出家竹峰寺，精通医术。"求医皆愈，为南诏第一神医。救人上万，寺若赶会，人称小药王菩萨。九十四，无疾坐化。留世有《百药论性》，中载南诏诸药三百余等及药性，遗方六卷"。可惜龙氏的医书焚于兵火，未留传后世。《叶榆稗史》记载南诏名医罗赞，"善医蛇伤，药到立愈……瓜州地多麻风，患者脱肢，罗赞以双首乌蛇令服，多愈。赞曰：以毒攻毒，以消其毒"。《云南卫生志》记载："唐昭宗天复三年（903年），名医溪智治愈大长和国公主重疾。"《淮城夜语·药王杜清源》记载，在大理国时期，彝族名医杜清源被尊为药王，在彝族民间享有极高声誉。其孙杜广和将其遗著及其经验整理成《点苍药王神效篇》，"载草、木、虫、石四类，千四百余种，详记色形、药性、配方、忌解、提炼丹丸，盖皆古南诏至大理国七百余载诸验方"。杜清源治疗"断足，接好，以羊肠线缝之，外敷丹药，以松明削片缠裹"即渐愈。

凉山彝族一直处在奴隶社会中，一直延续到新中国成立前夕。在如此漫长而又落后的奴隶社会中，医药卫生的发展非常缓慢。由于巫术的盛行，不多的医药知识七零八落地流散在民间。比较有代表性的是发掘于四川凉山彝族自治州甘洛县《造药治病书》。原名译此木都且（音译），意为"造药治病解毒"，译为《造药治病书》。全书共19页，用凉山彝文书写，自右向左横书。共约有 6 000 个彝文字,译成汉文约 1 万字。分 278 个自然段落,书中绝大部分是关于医药的叙述,夹有少量巫术咒语。书中共收载疾病名称 142 个,药物 201 种,其中植物药 127 种,动物药 60 种,矿物药和其他药物 14 种。所载病名多为凉山彝族当时的常见病和多发病,所收药物大都产于当地,是记录凉山彝族医药知识的宝贵遗产。此外,凉山地区的药材品种和产量都很丰富,1942 年的《西昌县志·产业志》中记载西昌附近的药材就有达年产数万斤,这些药材大量运售川、滇二省地。凉山的名贵药材尤其引人瞩目,雷波小凉山的黄连、附子、贝母号称"三宝",境内之山因盛产这三种药材而号称"三宝山"。

三、封建制时期

南诏后期彝族社会向封建制转化。公元 9 世纪末南诏改国名为大礼,10 世纪初大礼国易手郑氏,后政权又转入段氏手中,改国名为大理。大理国成为以"白蛮"为主体的封建领主政权。宋朝时,宋太祖鉴于唐之祸基于南诏,于是在整个宋朝 300 多年间,宋朝对大理属地没有直接的统治关系。公元 1253 年元世祖忽必烈灭大理,此后彝族各支系,各地区就分别被辖于各地方元朝统治政权之下。明代中叶后,封建王朝实行"改土归流",即废民族土司制度,改由朝廷任命流官直接统治。但这一政策基本失败,彝族地区的土司制度一直延续到新中国成立前夕。由于凉山腹地的交通闭塞,奴隶主的封锁,使其较少受历代封建王朝的影响而保持着奴隶制度。所以彝族封建社会,主要指云南、贵州西部及凉山边缘地区。

在整个封建领主社会期间,彝族的社会经济文化都向前发展。医药方面不仅历代本草都收录了彝族的医药经验,而且还出现了彝族的医方性质的专书。彝族医药在药物、方剂、生理认识等方面,都取得了一定的成就。这一时期彝汉地区的经济、文化交流更加频繁,彝区药物大量流入汉区,大理属地不仅向宋朝贡马,还贡以犀角、麝香等名贵药材。《滇南本草》是我国第一部地方性本草,其作者兰茂是云南嵩明县杨林人。书中收载了西南地区的很多民族药物,其中收载了不少彝族药物诸如傈僳芸香草、老鹳嘴、鹅掌金星草、韭叶芸香草和救军粮等。在彝族典籍中,出现了彝医、中医同时施治的记载。

这个时期出现了许多彝文医书,《元阳彝医书》是云南红河州元阳县发现的一部用古彝文书写的医书,作者不详,书中记载写成于大理国二十年十月初五日。《元阳彝医书》收载病症 68 个,动、植物药 200 余种,还有一些简易的外科手术方法。所载疾病是彝族居住山区的常见病和多发病,在每个病症下都列有治法和方药,有的还附有服药后效果或服药中毒后如何救治的药方。一病数方,一药多用,所收药物为常见易得的野生动、植物药,书上所载的部分药物至今仍在当地彝族民间使用。《元阳彝医书》的发现,说明早在彝族封建社会之初便有了较为完整的用彝文书写的医书,标志着彝族医学进入了一个新的发展阶段。

《献药经》就是《作祭经》中有关人的生老病死的一个部分。它是专用于彝族成人死亡时诵念的一种古典经文,主要在祭仪中的"药祭"仪式时由毕摩(巫师)诵读。《献药经》中穿插了许多医学思想,疾病的名称,药物的采集、加工、炮制、煎煮、配合,以及大量动物药和一些植物药的疗效功用等珍贵的资料。《献药经》的第 45 节和 47 节记载了 64 种动物药,这些动物药分为两大类:胆和肉,如熊胆、鹰胆和熊肉、鹰肉等。药物虽无形态方面的描述,却多有主治功效,如"耕牛绵羊肉,瘦病冷病药","大蛇花蛇胆,癫疮体痒药"等。书中还记载

"植物皆配药,蔬菜皆配药",可见彝族对植物的药用认识是非常广泛和普遍的。书中还记载了植物药的采集、加工、炮制、煎煮等内容,可见植物药的应用在彝族疾病的治疗中占有相当的地位。从书中的记载可以看出,当时彝族地区流行着很严重的风湿病、麻风病、疟疾病及各种肠胃道疾病等。尤其是疟疾一种,就有灰病冷病、瘦病冷病、林邪、天邪、洞邪等不同类型。瘴气也是长期困扰彝族人民的疾病,种类有哑瘴、黄茅瘴、香瘴、椒花瘴、山岚瘴等。

《双柏彝医书》是用古彝文书写的彝族医方专书,因其发现于云南双柏县,故称作《双柏彝医书》,又因其成书于明代,所以又称《明代彝医书》。《双柏彝医书》是明嘉靖四十五年(1566年)的著作,现在发现的民国五年(1916年)的手抄本,是目前可见到的20多部手抄医书中历史最早的一本。该书记载疾病59种,彝药231种,彝药方剂226首。《双柏彝医书》是对16世纪以前彝族人民医药经验的总结。在此以前尚未发现有内容如此丰富的彝族医药专门书籍。彝族的医药经验,多是散在于各种经书、史书中非常零星的片断。而《双柏彝医书》则在近5000字中,详细说明了多种疾病的治疗药物和使用方法。而这些疾病和药物,都具有很强烈的民族性和地方性。

彝文古医籍《启谷署》,彝音《医药书》,是黔北和川南毗邻地区的毕摩历代独自掌管和运用中草药配合治疗各类疾病的一本彝文手稿。虽然《启谷署》成书的年代不详,但是从沿袭传授的岁月及方剂的内容推论,很可能在吴三桂平水西之后,即在清康熙三年至雍正七年(1664~1729年)间。《启谷署》经翻译整理,编纂成5门,38类,263个方剂。其中:内科门有传染病类和呼吸、消化、循环、泌尿、生殖、精神等7类76方;妇科门有调经、带下、妊娠、产后、乳症、杂病等6类40方;儿科门有传染病、胃肠炎、疳积、杂病等4类19方;外科门有痈疽、结核、疔疮、梅毒、疥癣、黄水疮、臁疮、跌打损伤、虫兽伤、破伤风、烫火烧伤、头面疮、肾囊、疝气、杂症等共15类77方;五官门有割耳疮、眼病、口齿、咽喉、鼻病等5类5方。

1979年陆续在楚雄各地区发现的彝文古籍尚有《医病书》《医病好药书》《看人辰书》及《小儿生理书》等。其中《医病书》的彝文抄本形成于雍正八年(1730年),收载病种49个,方剂70余方,彝药103种。《医病好药书》产生于乾隆丁巳年(1797年),收载病种123个,方剂280余方,彝药420余种,尚有收载按摩、刮痧、火罐、水罐等疗法。其收载的病种、方剂及彝药的数量均超过《双柏彝医书》,是继《启谷署》之后内容较丰富的古籍。《看人辰书》介绍了针刺禁忌的时间、穴位或部位。《小儿生理书》介绍了妊娠期胎儿的孕育情况及婴、幼、童时期的生长发育过程。这些古籍代表了楚雄在明清时期质朴晓畅的彝族方言文字特点和浓厚的区域用药特色,为彝族医药的发展增添了光辉的一页。

《老五斗彝医书》系云南省新平彝族傣族自治县老五斗一带的彝文抄本。《洼垤彝医书》系云南省元江县的彝文抄本。均产生于清末,内容丰富,区域性用药特点明显,具有临床实用价值。1991年经玉溪地区民委、药检所及新平县等联合翻译整理成合刊本《哀牢山彝族医药》出版面世。全书23万字,介绍各科病种60余个,方剂300余方,彝药300余种,收入了针刺、取穴、火罐疗法、中毒急救等内容。

《元阳彝医书》系道光二十二年(1842年)云南红河州攀枝花乡的彝文古籍抄本。记录病症80个,彝药200余种,附简易外科手术及中毒解救法。

这个时期滇西出了很多有名的彝族民间医生。《洼城夜语》记载:有一对彝族夫妇,男的名叫杜文相,乃姚州(今云南大姚县)名医白生焕之外甥,女的名叫阿桂。"夫妇远游,行医济世,济贫困可倾囊,尤以火灸神针为绝。一日,见一贫妇扶夫尸哭于路,问情,知路死半日。文相观色持脉曰:有救,无妨! 穿以七长针于穴,盏时醒。一产妇血崩不止,文相采路边咕噜叶根,捣汁一碗与妇饮,而血止流,又以野参炖子鸡,调半月而愈"。《淮城夜语》还记载:"烟波道人赵德冰,赵州(今云南大理凤仪一带)人,精于医。洪武二十四年,赵州州官苏守正患痢疾,久治无效。求于烟波,三日治愈","太和(今大理)城名医周彦……治一女……左手肿胀,色紫黑。伤口有清血水外流,知为滇南竹叶青蛇毒伤……先以火罐拔吸毒,由囊中取一褐色药丸与服,以银刀划开伤口,然后以重楼等草药包扎……次日手能动,五日伤痊愈"。

四、近现代时期

鸦片战争以后晚期的清政府和国民党反动政府,对彝族地区进行了残酷的压迫,彝族医药备受摧残和打击,然而随着彝族与汉族的交流交往的日益密切,彝医更多地吸取中医药的营养,努力摆脱过去单方单药、只凭经验的传统格局。1942年的《西昌县志》中说:"云南彝区出产的茯苓、猪苓、沙参、石斛……在西昌交易后运往四川的各3 000斤以上,而凉山售往云南的防风达2万斤,贝母、秦艽各数千斤。"1947年的《大小凉山开发概论》中说:"大小凉山之中山坪、烂坪子、大谷堆、罗古拉达等地出产天麻。三棱岗、马颈子、拉米等处出产党参。滥池子、野猪荡等处出黄芩。马边出玄参、薏仁、黄芩。峨边出大黄、虫草、黄连。雷马峨屏大小凉山等地出当归、黄柏、牛膝、吴萸、柴胡、玉竹、秦艽、瓜蒌、厚朴、五加皮。"经考察还发现了一些疗效特殊的彝药,"据吾人发现及访问所知,金河(金沙江)沿岸尚有治疗疟疾之奎宁树,治疗痢疾之苦根……雷波有治疗疯犬咬伤之特效药物"。

近代彝医药最具代表性的人物和成就是曲焕章和其创制的云南白药。曲焕章(1880—1938年),字星阶,原名占恩,民国时期彝医外伤科著名医家,云南江川人。12岁时即跟姐翁袁恩龄学伤科,1896年后即独自行医,成为江川一带颇有名气的伤科医生。在行医过程中,曲焕章遍游滇中名山,求教当地彝族医生和草药医生,获得伤科名药甚多,遂苦心钻研试验,反复改进配方,于1914年研制成云南白药的前身——百宝丹。滇中匪首吴学显因枪伤胸部,伤情严重,经曲焕章治愈,曲氏白药声誉大振。1916年,曲焕章将白药、虎力散、撑骨散药方呈送云南省政府警察厅卫生科,经检验合格后,发其证书,允许公开出售。当时云南督军唐继尧,委任他为东陆医院滇医部主任兼教导团一等军医正。

1918年曲焕章赴昆明开设诊所。翌年吴学显右腿骨被枪打断,经当时在昆明的法国医院、惠滇、陆军等医院诊治,皆认为需要截肢才能保命。吴学显转请曲焕章医治,最终治好骨折伤腿,行走如故,使西医不得不对我国的传统彝医深为佩服。唐继尧赐给曲焕章"药冠南滇"的匾额、吴学显赠以"效验如神"的匾额。1923年以后曲焕章集中精力在临床上总结验证,将白药制成"一药化三丹一子"的组合,即普通百宝丹、重升百宝丹、三升百宝丹、保险子。1931年曲焕章在昆明金碧路建盖"曲焕章大药房",云南白药的最高年销售量曾高达49万瓶。1933年曲焕章当选云南医师公会主席。云南白药的声誉,由国内走向中国港、澳,以及新加坡、雅加达、仰光、曼谷及日本等地。

曲氏将云南白药总结为"八大功效,六大特点"。八大功效为:对刀枪跌打诸创伤、各种痨瘵、妇科血证、各种毒疮、各种危急痧症、咽喉肿痛、久年不愈之胃病和弹穿胸腹之伤有效。六大特点为：功效广泛、疗效显著、收效神速、用药简捷、用量少和几无毒副作用。

1937年"七七事变"后，云南六十军和五十八军北上抗日。曲焕章出于悲愤爱国之心，为抗战尽力，曾捐献3万瓶百宝丹给两军全体官兵，为台儿庄战役的胜利做出了贡献。同时，在以后的解放战争、抗美援朝战争中，百宝丹在战场上也发挥了救治伤员的作用。20世纪50年代以前，畅销国内及东南亚市场，风靡海内外，享有"药冠南滇""功效十全"之美誉。1938年，国民党政府派专人将曲焕章接往重庆，住在中华制药厂内，该厂系"四大家族"创办。国民党政府令厂主焦易堂出面，以抗日为借口，百般要挟曲焕章交出云南白药秘方，曲焕章严词拒绝，被软禁在渝，因而抑郁成疾而死，终年58岁。曲焕章死后，其妻缪兰英继续主持大药房，生产百宝丹，直到新中国成立，缪兰英自愿将秘方献给人民政府，从此"云南白药"为人民的健康发挥更大的作用。

曲氏一生创制新药颇多，除最著名的百宝丹外，尚有撑骨散等17种散、酒、膏剂，包括：撑骨散、虎力散、困龙散、消毒散、洗肠散、清添散、红崩散、白带散、补脑散；瘀阻药酒、保身药酒、干血痨药酒、跌打药酒；万应华洋膏、汲水膏；止血药、癞疮药。

新中国成立以来，由于党和政府对民族医药的重视，西南各省区对彝族医药展开了全方位的研究，取得了丰硕成果，涌现出许多彝族医药研究的著述，丰富和拓展了彝医基础理论，发现了不少新彝药，大大促进了彝族医药的发展。云南省出版了《彝药志》《彝族医药荟萃》《彝族医药学》《哀牢本草》《楚雄彝州本草》《峨山彝族药》《中国彝医》《彝医揽要》和《彝族验方》等书；四川省出版了《彝族医药史》《彝族动物药》《彝族植物药》《彝汉针灸》和《彝族医经》等书；贵州省出版了《启谷署》《宇宙人文论》等书。

20世纪70年代以来，在滇、黔、川三省发掘出20余种彝文手写本医药古籍，已经整理出版了10余部。这些古籍大部分是彝药及单方验方，有少部分是论述彝族医学基础理论的，其内涵较为丰富。20世纪80年代初，在楚雄成立了云南省楚雄州彝族文化研究所，全面开展对彝族历史、文化、社会、经济的综合研究。以后又相继成立了云南省彝族医药研究所、楚雄州彝族医药研究所和云南省彝医医院。现代的彝族医药研究著述如雨后春笋，彝药数量扩展至1000余种，开发出不少治疗疑难顽症的新药，产生了许多科研成果，彝族医药的研究步入了一个崭新的阶段。

第三章

彝族对人体与生命的认识

彝族医药学基础建立在彝族对人体认识论的基础之上,彝族先民认为人是天地孕育的生命,人体与天地自然之间有着密切的联系,天地之气的运转影响着人体,利用这种联系可以推导人体与疾病的变化。这种将人体与天地密切联系的医学理论被称为彝族的"人体同天体"理论,所以要理解彝族如何看待人体与生命,首先就必须了解彝族对"天体"的认识。

第一节　彝族对宇宙自然的认识

一、天地的起源

《宇宙人文论》是总结彝族先民生命观的彝族经典著作,书中通过彝族德布氏("六祖"的第五家支)的后裔布慕笃仁和布慕鲁则两兄弟的互相问答,描述了彝族先民对天地起源、生命产生的理解。彝族传统古籍很大部分是诗歌体裁,总体上又体现出五言诗句多、杂言诗句少的特征,《宇宙人文论》也是如此。书中第三节记载:"天没产,地没产之时,大空空,大虚虚而然。当时于其中,先则一门变。气熏熏、浊沉沉产了。它俩又相触,气翻来是青,浊翻来是赤,青与赤一对,又在变了啊。天开开,地辟辟,青漂漂,赤门门叶者然。又在变化呢,天生地生同,天线地线织,青气赤气同。"书中

第二节记载:"此说头从啊,却说天遮气熏熏,始产浊沉沉,它二又相触,气熏熏浊沉沉之中,气一股,风一门兴了。又相触了呢,青排排、红排排生了。又啊生降作,天啊青,地啊赤产了。"

这两节中的内容反映出彝族先民认为在天地产生之前,整个世界其实是大大的,空空虚虚的,一次变化后,"气熏熏"和"浊沉沉"产生了。两者相接触产生了风,两者再次接触,气翻出青色,浊翻出赤色,形成青幽幽、红彤彤的一片。青、赤二气成对如桴叶飘飘,青者上升,赤者下降,变成天线、地线。天线与地线互相交织,最终形成了天和地。

《开天辟地经》流传于滇南尼苏颇彝区,凡毕摩均存有此彝文手抄本,经文反映了彝族先

民对宇宙产生的朴素认识,在彝文文献《吾查》中有重要的地位。《开天辟地经》中记载:"天未形成前,一片浑浊浊。还未开地门,大地沉甸甸。绿气逐升高,天宇渐形成。大地如磐石,漫慢往下落,大地渐形成。大地黑漆漆,大地沉甸甸……绿气逐渐清,天空逐渐亮。红气逐下降,气团越浓沉,大地红彤彤,大地逐渐亮……天空形成后,出现天父王。天王不停纺,用手纺绿线,白夜纺天纬,夜晚纺天经,经纬线互编,经线九千庹,纬线八万庹,形成天宇了……天王不停纺,白昼纺地纬,夜晚纺地经,经纬互相结,经线八万庹,纬线八万八,串满地凹凸,深坑串满了,土堆拉平了,大地亮堂堂。"

可见在彝族的宇宙观中,天地兴起之前,世界处于一种"虚"或"无"的混沌状态,彝族先民描述为"如雾团""到处灰蒙蒙"。之后产生的是"气熏熏"和"浊沉沉",简称"气浊",也有著作中翻译成"清气"和"浊气",但结合彝族古文献参详可以发觉,此时的"气"与"浊"尚未到"清气"与"浊气"的状态。此时"气"的状态被描述为"熏熏"或"浑浊浊","浊"的状态被描述为"黑漆漆"或"沉甸甸",这种状态可以理解为混沌中的物质微粒,因为组成、质量、密度或相互作用力的不同,从而产生的两种不同的凝集趋势。此时"熏熏"之气尚未清澈,"沉沉"之浊也未如气般运动。待到气翻出青色,变成青气而上升,浊翻出赤色,变成赤气而下降时,此时的青气和赤气在内涵上才与"清气"与"浊气"相当。(图1)

气浊是彝族先民的哲学理念,后被广泛应用于彝族生产生活的各个方面,彝医认为气浊不仅是天地之源,也是人体之本,气浊概念也发展成为彝医药理论体系中的核心内容。恩格斯在《自然辩证法》中指出:"朴素唯物主义的特征是试图在某些一定的有形体中,在某些特殊的东西中,寻找具有无限多样性的自然现

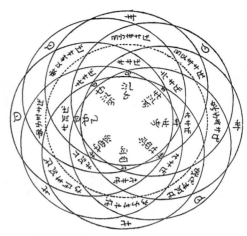

图1　清浊二气运行轨道图(原载《彝族天文学史》)

象的统一。"气浊理论无疑是对万物的起源作了朴素唯物主义的解释,它肯定世界的物质本原性,用物质元素作为世界万物的本源,坚持了世界的统一性在于它的物质性。

彝族认为气浊衍生出青赤二气,青气上升形成天,赤气下降变为地。这种认为天青地赤的思想在汉文化中也有体现,如《汉语大词典》中记载,"天"的异体字中有"顥","地"的异体字中有"𡉺",可见在汉文化的某种理解中也有天是青气、地是赤气的观念。天地形成之初,天地的形状尚不平整、规则,于是彝族先民认为有"人神"或"天王"用青线和赤线织成硕大的天网与地布用以规整天地的形状,此后天地最终形成了。天地的形成是生命诞生的基础,彝族古籍《土鲁窦吉》中记载:"生以天为根,长以地为本。"

二、天地的模型

古代中国关于宇宙天地的模型假说最主要的有三种,分别是盖天说、浑天说和宣夜说。宇宙模型的不同起源于对天地观察方法的不同,不同的模型进而会影响到历法的制定、生产生活的方式和节奏,最终将对文明与文化产生深刻的影响。历史上盖天说起源最早,后世

的文献记载却不多。西汉中期成书的《周髀算经》是盖天说的代表作，认为"天象盖笠，地法覆盘"。《晋书·天文志》中记载："其言天似盖笠，地法覆盘，天地各中高外下。北极之下为天地之中，其地最高，而滂沱四隤，三光隐映，以为昼夜。"还有人提出，天并不与地相接，而是像一把大伞一样高高悬在大地之上，地的周边有八根柱子支撑着，天和地的形状犹如一座顶部为圆穹形的凉亭。共工怒触不周山和女娲炼石补天的神话正是以持这种见解的盖天说为依据的。

从文献记载看，彝族的宇宙模型属于盖天说，《生天产地经》流传于滇南尼苏颇彝区，经中记载："远古的时候……天地如团雾，到处灰蒙蒙，天地间狭小，天大盖地小，大地黑漆漆。后竖四方柱，竖起东方柱，竖起南方柱，竖起西方柱，竖起北方柱，把天竖起来，天逐渐升高。"这段经文中记载的"天大盖地小""后竖四方柱……把天竖起来"内容就是盖天说的模型体。在贵州威宁、楚雄武定等地发现的向天坟

自古就是彝族观察天象的天文台，向天坟所在的山冈均取向南北或北南的方向，便于南向观察太阳运动定冬夏，北向观察斗柄指向定寒暑。彝族先民的这种"白天面南而立，以日出日入定东西方向；晚上面北而立，以星宿测昏中旦"的观测方法与中国盖天派"面南而命其位以昼参日影，面北而命其位以夜考极星"的观测方法是一致的。

关于天地的状态，彝族文献《宇宙人文论》中记载："天东天南间，天一块不满。天西天北间，地一盖不合，此乃天里福生根，粗形分临同，六祖本源好。"

这种认为在东南方位的"地块"凹陷不满，西北方位的"天盖"有隙不能盖合的说法，与《列子·汤问》记载的上古时期共工与颛顼争为帝，怒而触不周山，折天柱，绝地维，故天倾西北，地不满东南的描述相类似。不仅如此，彝族还认为正是这种天不合西北，地不满东南的状态，使得天地之间生出了福根，形成了彝族祖先的本源。

第二节　人类的诞生和繁衍

一、哎哺交触与人的诞生

彝族古籍中记载气浊在衍生出青赤二气之后，青气上升形成天，赤气下降变为地。气浊变化既生成了天地，还产生了哎哺。

《宇宙人文论》中记载："始产天始产，始产地始产，天产天高张，地产地开阔，它二又相触，哎与哺并产。"

《宇宙人文论》这样说："话说气与浊皆聚，天地二得合，天延地衍，七层光芒芒，宇宙明亮，又在变了呢，哎哺其上生。"

《西南彝志》中记载："上古气翻来是哎，浊翻来是哺。哎与哺一对，又相配了后，气与浊善聚，哎合而天牵，哺合而地织。"

易谋远在《彝族史要》中提出："哎哺"意为影形，是万物的根子，是由于气浊变化而产生的天、地、人及万物的影形。彝族古籍中记载气上升，形成青天，产生哎；浊下降，形成赤地，产生哺，天地因哎哺的产生而变得更加威严、华美、壮阔。彝文中"哎哺"的意象涵盖了天

地、父母、雌雄、明暗、动静、男女、气血等相互依存又相互制约的诸多内容。

彝族把"哎哺"描述为哎父与哺母，认为哎哺的产生是天地宇宙开始迅速衍化的起点，哎哺产生后，哎哺开始衍化结合，万物的产生以哎哺交触结合为基础，人类在此基础上便产生了。

《天地进化论》记载："天未产生时，地也未曾生，后来变化了，出现了清气，清气青幽幽，出现了浊气，浊气红殷殷，清气升上去，升去成为天，浊气降下来，降来成为地。天乃生于子，地乃生于丑，人乃生于寅，哎与哺结合，人类自有了。"

彝语中"哎哺"的涵义非常广泛，类似于汉语中的"阴阳"概念，彝族医药的理论之一就是"哎哺"学说。"哎哺"学说是古代彝族先民在朴素唯物论和自发辩证法基础上形成的自然哲学，是对一切客观世界的认知和说理工具。（图2）

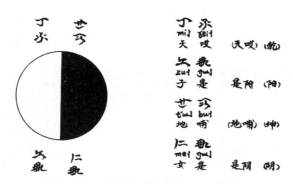

图2 天地哎哺图（原载《宇宙人文论》）

二、五行生化与人的衍化

彝族认为生命衍化的动力来源于气浊产生的五行，在五行尚未产生前，天地间虽有"哎哺"形成了万物的基础，但是天地间的"荣威"之力不够大，大地上仍然没有生命。此后气浊再次演化，产生了五行，五行漫溢至中央，一行掌管天地一方。

《宇宙人文论》记载："却说气浊哎皆聚，青红哺湖漫，日晴月过，五行未产尚，地降威不高，土降荣不大，动会根没有，命有本没有。当时啊其中，白天粗形萌，哎哺根本好，气浊一次变，金木水火土，五行门门产，中央漫来啊，一项一地兴，一项一根本。"

彝族"五行"中的金，有的彝文文献上称作铁，有的彝文文献上称作铜，这是因为古彝文中铁、铜、金都归为一类，后来依从汉字才翻译为"金"，泛指金属之类。五行产生后天地间的福禄越来越富足，生命的根本诞生了，人类也产生了。（图3）

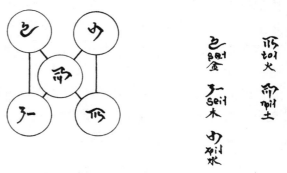

图3 彝族五行图（原载《宇宙人文论》）

《宇宙人文论》记载："天地二层间，气浊独是呀，哎哺二门啊，五行福禄集，万类根本产，这个远后呢，气浊天空驰，天白福禄萌，浑浊七地游，地黑万类生。"

彝族认为五行存在于天地之间，天上五行分别是东、南、西、北四个方位和中央的星云日月，地上五行是金、木、水、火、土五种元素，天五行与地五行相互对应。其中天东对应木，天西对应金，天南对应火，天北对应水，天中央星云日月对应大地上的土，天五行与地五行相合，司令宇宙一方，主导四时气化，每一行自成一个系统。

《宇宙人文论》记载："春三月者呢，宇宙天东方来主,木生春令司;夏三月者呢,宇宙天南来主,火生夏令司;秋三月者呢,宇宙天西方来主,金生秋令司;冬三月者呢,宇宙天北方来主,水源冬令司。"

天地五行之气各司一方天地气化,东方木主春令,东风使万物生长,南方火主夏令,南风使万物蓬勃生长,西方金主秋令,西风使得万物凋残,北方水主冬令,北风使得万物气藏,生命在五行之气的作用下不断衍化,生长衰亡。

《宇宙人文论》记载:"东门木之本,木长春中寻,春令天东在,东风行来呢,万物绿油油,如此讲不必;天南火为本,火长夏中寻,南风行来呢,万物漫蓬勃,晴雨得发展,如此讲不必;西门金为本,金生秋中寻,秋令天西在,西风行来呢,平气它是呢,万物凋残残,气退地下掩,

如此讲不必;天北水为本,水生北中寻,冬令天北在,天北气行啊,气浊它来远,万类之气藏,如此是说也。"

可见在彝族先民的认知中,五行系统中蕴含着空间、时间、气化和物化等多个层面的内容,包括人类在内的所有生物都在五行体系中生化繁衍。

在彝族的认识中,宇宙和生命均是由气浊变化而生,灰蒙蒙的混沌之中先产生了气浊,气上升化为青气形成天,浊下降化为赤气形成地,天气生哎,地气生哺,哎哺衍化交合产生了各种自然现象,为生命的诞生打下了基础。当气浊再次变化形成五行之后,五行各管天地一方,土地肥沃物质丰富,各种生命产生了,人类也由此产生。

第三节 人体与天体的联系

彝族先民认为由于人体与天体均由气浊衍化而生,天地孕育了人类,所以人体与天体之间存在着对应关系。认识人体就知晓天体,知晓天体也就认识了人体。在《宇宙人文论》中概括为:"天产人之本,人产天也仿,人见则天知,天知则人见。"《土鲁窦吉》记载:"天生人本源,要知天本源,识人就知天,知天就识人。"

彝族典籍中记载人体的五脏六腑、身体肢节、皮毛耳目等都与天体之间有着一一对应的关系。《西南彝志》记载:"天上日是呢,人之眼是呢,天上月是呢,人之耳是呢,天上风是呢,人之气是呢,天上晴者呢,人喜悦是呢,天云生者呢,人衣穿是呢,天雾兴者呢,人之垫是呢,天上雷着呢,人说话是呢,天上星是呢,八万四千颗,人类毛是的,八万四千根,天白边呀的,

三百六十度,人类骨是的,三百六十节,如此观之呢,天产乃人根,天产人相似。"

彝医通过这种对应关系可以推测疾病发生的原因,也可以寻找治疗疾病的思路和方法,这种天人相应的思想构成了彝医理论的基础。

一、人体与五行的对应

彝族先民认为五行可以分为三种,分别是天五行、地五行和人五行,天上五行分别是东、南、西、北四个方位和中央的星云日月,地上五行是金、木、水、火、土五种元素。当天地气浊四处漫溢,五行之气在人体内部也可以寻找到。

《宇宙人文论》记载:"生乃天也仿,真是有

的啊,却说气浊形湖漫,五行人本,地生土兴后,五行一门变,中央漫来的,人体寻呀阅。"

五行之气在人体内部不但对应着五脏,还对应着身体肢节。

《西南彝志》记载:"上古人生天相仿,真也真是的,气浊形海溢,五行人生本,人生地兴有,五行一门变,中央漫的有,五行金者呢,人之骨是呢,五行火者呢,人之心是呢,五行木者呢,人之肝是呢,五行水者呢,人之肾是呢,五行土者呢,人之脾是呢。"

《宇宙人文论》中记载:"五行水者呢,人血是的啊,五行金者呢,人之骨是呀,五行火者呢,人之心是啊,五行木者呢,人之筋是呀,五行土者呢,人之肉是呀。"

经考察彝族古文献记载,可以将彝族五行与天地人的对应关系概括为表1所示。

表1　彝族五行与天地人的对应关系

五行	方位	四季	颜色	气化	人体
木	东	春	青	生	筋、肝
火	南	夏	赤	长	心
土	中央				肉、脾
金	西	秋	白	收	骨、肺
水	北	冬	黑	藏	血、肾

在临床上,彝医用五行说明指导临床诊断和治疗。根据五色配属,大概可以知道何脏病变。如色青多肝病或肝风;色黑多肾病,寒邪;色赤多火及热证;余类推。彝族的五行之间也存在着生克现象。《宇宙人文论》记载:"千动动根固,兆气气本好,堆着多的有,如此住了的,五行者转长,顺行就是啊,又在变了呢,影有呢体有,图有呢失有,如此有了的,此五行转克。顺行就是啊。"

这种五行生克也被用来解释脏腑之间生克的关系,《土鲁窦吉》就记载了人体中土克水、水克火的现象。

《土鲁窦吉》记载:"五行管五方,五脏生成后,清气主管心,主管心明白,浊气做生命,土来成形体,北方水运行,水土两相克,冬由心火管,见水就溶化,就是这样的。"书中还记载涉及金水相生、水火相交的,如:"眼看心火冒,耳闻就叹气,肺离不开水,火与水相交,血巡就生气。"

《西南彝志》中也有记载人体中水克火、金克木的现象:"肾水上升,头火下降,水火不相容,金木不相生。"

彝医通过五行生克用于指导临床治疗。《启谷署》中记载"心火足,则胃得其养",属于运用五行中火生土的相生关系,培心火养胃土。《启谷署》记载"肉桂辛温,赤入心,善解寒结,兼补心火",通过五行将药物颜色与五脏联系起来,赤色属火,心属火,故赤色的药物补心火,火克水,故可散寒。

二、人体与宇宙八角的对应

彝族古籍《宇宙人文论》及《西南彝志》中都有记载"宇宙八角"的概念,也有译为"宇宙八方",彝族用它来标记宇宙空间的方位和一年之中特定的时间节点。彝族先民认为,哎哺产生后,哎父主火,主管天南方,哺母主水,主管天北方。哎、哺结合后生下了几个孩子,分别为主木管天东方的且子,主金管天西方的舍女,主山管东北的鲁子,主土管西南的朵女,主石管东南方的哼子,主禾管西北方的哈女,他们与哎哺一起主管天地八方。彝族还用"八角"来标记一年中的时间节点。《宇宙人文论》中记载:"宇宙四角产,冬春夏秋四门生,宇宙八角变,年月八门产","一年十二月,八节天行放,春始乃春令,夏始乃夏令,秋始乃秋令,冬始乃冬令,其八门之上,天气与地气,交行着的啊"。这一年中的八个节点，即立春、春分，立夏、夏分、（夏至），立秋、秋分，立冬、冬分（冬至）。这种将时空分为八个节点的观念深深影响着彝族人民的生活，彝族的八角图在彝族生产生活中随处可见，彝族妇女儿童的服饰穿戴和居家用具上都常绘有彝族八角图。（图4）

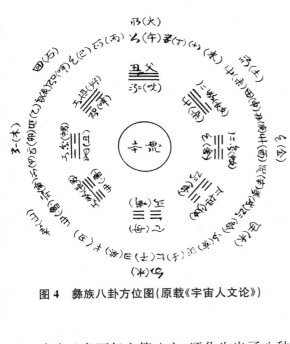

图4　彝族八卦方位图（原载《宇宙人文论》）

宇宙八角不仅主管八方，还化生出了八种物质，《宇宙人文论》中还记载：哺变化生水，北方成了大海；哎变化生火，南方火位居高；且变化生木，东方有大片森林；舍变化生金，西方金源充沛，鲁变成高山；朵变成平地；哈变化又生金；哼变化又生木（《西南彝志》中哈为禾，哼为石）。这八种物质中山、土及平地，其实皆可归为一类，所以八角对应的其实还是五行（五种物质意象）。

彝族的宇宙八角的体系中，包含有方位、长幼顺序、物质意象等元素，与汉族八卦中的卦位、卦序、卦象等元素相似，其结构也与汉族的先天八卦基本相同，故很多学者也将彝族的八角译为彝族八卦。

表2　《宇宙人文论》和《西南彝志》中的彝族八角

卦名	卦位	卦序	卦象
哎	南	父	火
哺	北	母	水
且	东	中男	木
舍	西	中女	金
鲁	东北	长男	山
朵	西南	长女	土
哼	东南	少男	石
哈	西北	少女	禾

表3　汉族先天八卦的结构

卦画	卦名	卦位	卦序	卦象
☰	乾	南	父	天
☷	坤	北	母	地
☳	震	东北	长男	雷
☴	巽	西南	长女	风
☵	坎	西	中男	水
☲	离	东	中女	火
☶	艮	西北	少男	山
☱	兑	东南	少女	泽

从表2、表3中可以看出，彝族八卦（八角）与汉族先天八卦对比，从卦序上看彝族哎哺二卦是父母卦，汉族乾坤二卦为父母卦，因而乾与哎、坤与哺可以对应起来。彝族且舍二卦为中男、中女，应与汉族先天卦中坎离二卦分别对应，但这在方位上有困难，因为彝族卦是且在东，舍在西，汉族卦则正好相反。彝族长男长女二卦分别是鲁和朵，汉族长男长女二卦是震和巽，两者方位与汉族先天卦相同。彝族少男少女二卦分别是哼和哈，汉族是艮和兑，两者亦可对应，但与且舍坎离的对应一样，方位

上亦有困难。从卦位上来看,彝族卦是按男女卦对冲的方法来排列的,这种排列虽与先天卦比较对应,但仍有且舍与坎离、哼哈与艮兑在性别上正好相反,方位也不同。因为汉族中女在东,中男在西,少男在西北,少女在东南;而彝族则中男在东,中女在西,少男在西北,少女在东南。从卦象上看,彝族八卦不涉及天、地、风、雷、泽五种卦象,只涉及水、火、山,且认为天地产生之后才产生哎哺,哎表火,哺表水。汉族中男、中女的坎离二卦代表水、火。由此可以看出,彝族八卦的结构与汉族先天八卦结构基本相同,不相同处在于彝族且舍哼哈四卦的性别,与汉族的离坎艮兑相反。

彝族八卦不仅用来描述时间和空间的节点,在彝族人体同天体的生命观中也被用来标记人体的脏腑和身体部位。

《西南彝志》上说:"哎宇宙之者,人上其来生;哺宇宙之者,人下其与萌,且宇宙之者,人舌其来生;舍宇宙之者,人耳其来生;鲁宇宙之者,人肩膀是的;朵宇宙之者,人口是为的;亨宇宙之者,人眼是为的;哈宇宙之者,人鼻子是的……哎宇宙之者,肠大其之生;生如天白十二层,肠大十二捨;哺宇宙之者,肠白其之生;生二十四节如,肠白二十四弯是;且宇宙之者,人心共来生;舍宇宙之者,人肾其来生;鲁宇宙之者,人胃其来生;朵宇宙之者,人肺其来生;亨宇宙之者,人胆其来生;哈宇宙之者,人肝其来生。"

《西南彝志》中彝族八卦与人体的具体对应关系概括如表4所示。

表4 彝族八卦与人体的对应关系

卦名	卦象	卦序	卦位	脏腑	身体部位	身体构成
哎	火	父	南	大肠	上部	
哺	水	母	北	小肠	下部	血

卦名	卦象	卦序	卦位	脏腑	身体部位	身体构成
且	木	中男	东	心	舌	筋
舍	金	中女	西	肾	耳	骨
鲁	山(木)	长男	东北	胃	肩膀	
朵	土	长女	西南	肺	口	肉
亨	石(土)	少男	东南	胆	眼	
哈	禾(风)	少女	西北	肝	鼻	

以上记载中,没有列出五脏之一的脾、六腑之一的膀胱,其实彝族有脾的概念,在五行中就有"五行中的土,就是人的脾"。《哀牢山彝药源流考辨》还记载彝医把药物属性按八卦意象进行分类,根类药材属"地",枝、茎、叶类药材属"山",鱼类药材属"水",走兽类、矿物类药材属"风",果实类药材属"雷",花类药材属"火",虫类药材属"泽",飞禽类药材属"天"。由此也可以看出,汉文化的传入将汉族八卦的意象也陆续传入彝族地区,对彝族的八卦内涵产生了影响。

宇宙八角(彝族八卦)理论,被彝医广泛的运用于推算自然与人体的节律、形体与脏腑官窍的关联、疾病的病因病机、脉络循行、药材属性、组方下药等各方面,是彝医医学理论的重要组成部分。

三、人体与遮辞(天干)的对应

在彝族的古籍里,用于标记时空的系统中还有一套干支系统,天干在彝文汉读音为"遮辞",十天干在《西南彝志》的原文汉读音是"遮、辞、逼、审、克、启、吕、惠、逗、夺",分别对应甲、乙、丙、丁、戊、己、庚、辛、壬、癸。

《西南彝志》中记载,天干是由五行产生的,天干分六轮,管宇宙四方,宇宙的东方,六甲六乙管,宇宙的西方,六庚六辛管,宇宙的北方,六壬六癸管,宇宙的南方,六丙六丁管,宇宙的中央,六戊六己管。其中,甲乙属木,丙丁属火,戊己属土,庚辛属金,壬癸属水。《西南彝志》记载:天干中"甲乙春令司,春是风来主,丙丁夏令司,夏是署来主,庚辛秋令司,秋是雾来主,壬癸冬令司,冬是雪与霜来主,雪霜冬界定,天时地刻,无错的作立。"

天干与五行有着紧密的联系。《西南彝志》中记载:"人未产生时,人影先之产,人生肾先产,肾与脾一对,壬与癸来抚,戊己与己来掌,后心之灵,丙与丁来抚,后产肝与肺,甲与乙来抚,庚与辛来掌,人影产样了。"

从该段论述可以看出:胚胎产生之初最先产生肾,肾由"壬与癸来抚",脾由"戊与己来掌",心由"丙与丁来抚",肝由"甲与乙来抚",肺由"庚与辛来掌",这种对应关系是以五行为链接展开的,五脏对应五行,天干也对应五行,于是天干和五脏产生了对应关系。其对应关系见表5。

表5 天干与五行、时空和人体的对应关系

天干	五行	方位	时间	人体
遮辞(甲乙)	木	东方	春	肝
逼审(丙丁)	火	南方	夏	心
克启(戊己)	土	中央		脾
吕惠(庚辛)	金	西方	秋	肺
逗夺(壬癸)	水	北方	冬	肾

中医中也有类似的对应关系。《素问·藏气法时论》:"肝主春,足厥阴、少阳主治,其日甲乙";"心主夏,手少阴,太阳主治,其日丙丁";"脾主长夏,足太阴、阳明主治,其日戊己";"肾主冬,足少阴、太阳主治,其日壬癸";"肺主秋,手太阴、阴阳主治,其日庚辛"。明代医家徐凤提出"十二经纳天干歌":"甲胆乙肝丙小肠,丁心戊胃己脾乡,庚属大肠辛属肺,壬属膀胱癸肾脏,三焦亦向壬中寄,包络同归入癸方。"(《针灸大全·卷之五》)可见中医理论中天干也与阴阳、脏腑、经络、五季、五行有密切关系。

第四节 人体的气路与气血

一、人体的气浊通路

彝医认为人是由气浊哎哺交合变化而产生的,人体内部也有气与浊。《宇宙人文论》中记载:"气浊人生本,人类啊青红。"《西南彝志》记载:"上古气浊人中寻,人类与青赤,并降着在的。"气浊是人产生的根本,人类也是气浊产生的青红物之一。气与浊在人体中的运行各有其独特的路径,这些路径被称为气路与浊路。人体中气路有 3 条,浊路有 3 条,很多彝

文古籍中都记载了人体内气浊运行的路径。(图 5、图 6)

《西南彝志》中记载:"人个气者呢,七门之上生,肠大肠胃间,脐底之上生。气之路三条,先之路一条,心白中之经,次之路一条,体之喉上经,七门之上生。后之一条路,肺肝上之经,肾水中之生。浊之路三条,末之路一条,根尾侧上经,头顶上之越,鼻底下之生,次之路一条,胛节顺之经,脑髓中之生,首之路一条,肾水中之漫,肾腹上之经,头顶上之生,源源循的

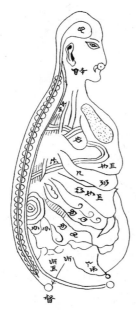

图5　人体气路、浊路运行路径（原载《宇宙人文论》）

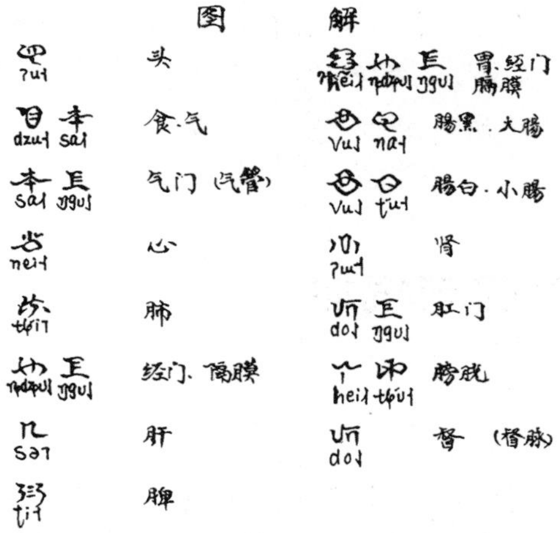

图	解
头	胃经门、膈膜
食气	肠黑·大肠
气门（气管）	肠白·小肠
心	肾
肺	肛门
经门、隔膜	膀胱
肝	督（督脉）
脾	

图6　人体气路、浊路运行路径图解（原载《宇宙人文论》）

呢。肾水直上冒，头火下而降，水之火不过，金与木不合，五之相合者，脐底往之上，动动而弹弹，无循无经根，古今其面看，看来的是了。"

《宇宙人文论》中也有记载："天地福禄降，人类产了有，象人是的呢，脑髓者的呢，变水气，胃脾浊是也，七门者的呢，肠白肠黑间，通了就是呀，人长气者呢，命门呢以过，肠黑与胃间，脐底里也生，气之路三条，始之路一条，心

白里也达，次之路一条，体之胃上过，七门上也生，末之一条路，肺气上也过，此水上啊生。浊之路三条，末之路一条，自尾根上过，头顶上也越，尾门去也生，次之路一条，胛节前也过，脑髓中也生，首之路一条，此水中也漫，此腹里也过，头顶上也生，气浊路六条，流流转了呢。"

《土鲁窦吉》中记载："人死气血断，气出于七窍，阴阳两根本，就生于脐底。清气三条路，第一条气路，生于心脏内；第二条气路，生于肝肺内；第三条气路，发源于中焦。浊气三条路，末一条气路，起始于尾根，通过头顶上，直达于耳底；第二条气路，经过臂膀上，直生脑髓中；为首的一条，起始于中焦，通过血管内，直达于头顶。"

从上述3部古籍文献的描述中我们可以看出，在具体记述气路与浊路之前，都先描述了人体气的源头。《西南彝志》中记载："人个气者呢，七门之上生，肠大肠胃间，脐底之上生。"可见书中认为，人的气发源于"七门"与"脐底"。《宇宙人文论》记载："脑髓者的呢，变水气，胃脾浊是也。七门者的呢，肠白肠黑间，通了就是呀。人长气者呢，命门呢以过，肠黑与胃间，脐底里也生。"可见书中认为，"水气"也就是"脾胃浊"，"长气"生于"脐底。"《土鲁窦吉》记载："人死气血断，气出于七窍，阴阳两根本，就生于脐底。"指出"气血"生于"七门"，"阴阳"根于"脐底"。

由此可以看出，彝医将"脐底""七门"与"脑髓"看作是人体的气之源头。《宇宙人文论》中说"七门者的呢，肠白肠黑间，通了就是呀"，由此可见"七门"的意思应该类似于中医的"七冲门"，主要指代消化饮食的消化道，化生气血的大肠与小肠。在此基础上，3部古籍分别描述了3条气路与3条浊路的循行路径，参见表6、表7。

表6　3条气路的对比

气路	《西南彝志》	《宇宙人文论》	《土鲁窦吉》
先之气路	(经)心白	(达)心白	(生)心脏
次之气路	(经)咽喉,(生)七门	(过)胃体,(生)七门	(生)肺肝
后(末)之气路	(经)肺肝,(生)肾水	(过)肺气,(生)水上	(发源)中焦

表7　3条浊路的对比

浊路	《西南彝志》	《宇宙人文论》	《土鲁窦吉》
末之浊路	(经)尾侧,(越)头顶,(生)鼻下	(过)尾根,(越)头顶,(生)尾门	(始)尾根,(过)头顶,(达)耳底
次之浊路	(顺)胛节,(生)脑髓	(过)胛节前,(生)脑髓	(经)臂膀,(生)脑髓
首之浊路	(漫)肾水,(经)肾腹,(生)头顶	(漫)水中,(过)腹里,(生)头顶	(始)中焦,(过)血管,(达)头顶

综合对比可以看出,虽然3部古籍中气路与浊路的具体循行路线有细微差别,但认为人体中存在"气浊",人体"气浊"与天地间的"气浊"一样存在着往复升降运动的观点,却是3部古籍中同时存在的。

二、人体的气血运行

气和血是人体的重要组成部分,彝族先民很早就观测到了气血在人体内循行流动的现象。

《西南彝志》有记载:"血循而气生,气循而浊生,脑上千之有,间之万气循,这样做的呢,不循则不生。"

(一) 一年之中气血的运行规律

彝族先民观察发现,人体的气血在一年之中随着天地之气而浮沉退藏,《宇宙人文论》把一年四季中天地之气的往来流转规律概括为

"首、萌、长、遍、退、藏"六个阶段。书中记载冬月属鼠,腊月属牛,这两个月是首气主管月令;正月属虎,二月属兔,这两个月是萌气主管月令;三月属龙,四月属蛇,是阳气旺盛之月,这两个月是长气主管月令;五月属马,六月属羊,这两个月是遍气司月令;七月属猴,八月属鸡,这两个月是退气司月令;九月属狗,十月属猪,为阴气旺盛之月,这两个月是藏气主管月令。"首、萌、长、遍、退、藏"六气标志着天气、地气,即阳气、阴气的消长变化,人体的气血也遵循这个规律在一年中升降沉浮。

《宇宙人文论》记载:"天地六气产,月令司有了,如果推来呢,却说哎哺门门产,气浊相继萌,天气地气随,地气朝上涨,动会它也生,命有它为根,这个远后呢,人气乃知备,福禄乃明朗,千类与垓微,春长而冬枯,如此有啊的。"

《西南彝志》也记载:"千动动灵气,兆气之根美,春生而夏长,秋获而冬藏,如此类之者,气生浊生根,因之就是了。"

可见,天气、地气上下交触,春、夏、秋、冬季节交替,生命由此产生,以此为根本,千千万万的生物包括人类在内,春生、夏长到秋成、冬枯,都和自然界一样遵循着"首、萌、长、遍、退、藏"的规律。

(二) 一月之中气血的运行规律

彝医认为每个月之中,人的气血运行与月相的变化也有着密切的联系,这种联系是由于一月中太阳、月亮相对位置的变化引起天地气浊变化而产生的。通过对日月运行和人体气血运行的观测,他们总结出了日月运行与人体气血变化的规律,甚至制定了表达这些规律的历法。据考证,云南宁蒗彝族自治县的彝族曾经使用过一个月28天的母体历法(又称为人体历法)反映人体周期,此历法的起源与妇女月经28天为一个周期有关。在这些观测中,最具代表性的是对于一月之内人体"人辰"和

"血峰"的观测。《看人辰书》是在云南双柏县发现的一本古彝文医书,是一部将历法知识融于医学之中的著作。它用十二兽历记录人体的"人辰"于一月30天在人体中的动态位置,从而提醒医生在进行针刺治疗的时候需要避开"人辰"所在的位置,以免发生医疗事故。《戈泽特侬》《医算书》《二十八穴针灸》《库霍》等彝族医籍里也有相似的记载。如《二十八穴针灸》还强调人体不同部位的"血峰"随着时间的改变而不同,如果针刺的部位是"血峰"所在的位置,则会发生致命的危险。

这里的"人辰"和"血峰"概念和中医针灸中的"人神""人气"概念相似,是古代针灸禁忌中的一种,是指特定时间里的气血在人体不同部位的消长。中医典籍《黄帝内经》中认为"人气应天",人气的运行规律和四季的变化、昼夜的变化及日月盈亏的变化,息息相关。比如,认为天气温热太阳明亮的时候,人体气血运行相对迅捷而且卫气浮越在体表;天气寒冷,太阳阴沉,人体气血运行相对缓慢甚至"凝泣"且沉于深部。月亮的盈亏也同样会影响人体气血变化。当月亮圆满的时候,人体气血也充实,肌肉饱满,这个时候针刺不能用"补法",否则就会造成"重实"的病症。当月亮成弦时,人体肌肉气血相对减少,经络中气血不足而虚,人体体表卫气虚少,针刺无法达到调理气血的目的。如果此刻针刺不慎,就会造成"乱经"即扰乱经气的后果。彝医中的"人辰禁忌",是将十二兽历与人体人辰所在位置联系起来,从而动态掌握人体一个月30天中每天针刺的禁忌部位。这十二兽就是猪、鼠、牛、虎、兔、龙、蛇、马、羊、猴、鸡、狗。彝族中的老一代普遍能掌握十二兽历的运算方法。《看人辰书》系统记载了针刺禁日的内容,其禁日推算的方法有两种:一种是按照十二兽法,即太阳历中的春季禁猪鼠,夏季禁虎兔,秋季禁蛇马,冬季禁猴鸡。另一种是按照阴阳历从初一到三十来制定的,每个月30天,每天提出针刺的禁刺部位。总体说来,彝族针刺中的"人辰禁忌"是彝族人民长期在对人体气血运行和日月运行相关性的观测基础上总结出来的,其中"十二兽法推算"具有鲜明的民族特色。

第五节　人体的生长发育规律

一、对人体胎儿生长的认识

彝族先民很早就开始探索和解释人是如何产生发育的问题,已经认识到父亲对生命形成的作用。古彝文著作《指路书》中说:"你还没出生,先存爹身上。"他们还发现受孕的时间对于胎儿的生命有影响。

《查诗拉书》记载:"父母孕你时,若是时辰好,一生多吉利,若是时辰坏,一生多凶事。"

对于从怀孕到生产的时间,《指路书》中也指出:"来到阿妈怀,又存九月整。"怀胎九月,胎儿在母腹中又是怎样发育的呢?彝族古医籍《小儿生成书》中也有记载:"古时人禽不相同,一月如秋水,二月尖刀草,三月如青蛙,四月四脚蛇,五月山壁虎,六月具人形,七月母体转,八月母气合,九月母怀抱。"

这段关于胎儿发育的描述具有鲜明的唯物主义观点。从生理的角度通过形象比喻来阐明胎儿的发生和发育，是古代彝族先民生理医学的萌芽，也是对神造人的唯心观点的挑战和驳斥。综合来看，彝族人民认为生命之火从父亲那里点燃，又在母体中燃烧。开始是像秋雨一样朦朦胧胧的，后来像草叶一样有形了，然后发生了四肢的分化（像青蛙），这在三个月的胎儿，确是很合理的。再往后胎儿的发育愈接近一个完整的人，在这期间又还与母亲的身体和精神都有些联系。最后胎儿足月分娩，新的生命就这样诞生了。

二、对人从婴儿成长至性成熟阶段的认识

当胎儿足月分娩后至 1 岁以前，婴儿每个月的生长发育过程在《小儿生长书》中也有记载："尔生一月时，幼小水不清。尔生二月时，啼声震中庭。尔生三月时，认识父母手。尔生四月时，温暖睡母怀。尔生五月时，母哺食味

美。尔生六月时，会坐头偏歪。尔生七月时，会在地上爬。尔生八月时，会立臀下坐。尔生九月时，口间露笑色。"

这段文字中首先详细描述了胎儿出生后每个月成长中会出现的明显变化，1 个月大的婴儿"水不清"，说的是婴儿不分清浊，不知事理。从上面的记载可以看出，彝族人民对于婴儿每个月成长产生的明显变化都有观测和总结，这些变化涉及婴儿的触觉、味觉、形体、认知和行为等方面。

婴儿 1 岁以后，每年的生长发育过程在《小儿生成书》中也有记载："尔生满一岁，阿布布学语。尔生满二岁，阿达达学语。尔生满三岁，牵拉父母手。尔生满四岁，与诸兄弟游。尔生满五岁，嬉游亲戚家。尔生满六岁，学诗与识字。尔生满七岁，畜牧与作稼。尔生满八岁，娶妻成家室。"

第六节　对生命节律认识与推算

彝族对于人体的生长与衰亡有着系统的观测，这些观测从人体还处于胚胎时期就开始，一直到人衰老死去。经过这种系统的观测，彝族人民发现人体存在一种生命周期律，这种生命周期律也可以称为生命历。彝医将概括自然界变化的历法与这套生命历相结合，可以用来推测对人体在不同时期的变化、疾病的发生与转归，还可以用来指导治疗及养生保健，这套推测计算的方法也被称为医算。

一、对人体生命节律的认识

彝族对于生命存在阶段性和节律性的认识是一直存在的。如《彝医药理论与应用》提

到一些彝文典籍中把生命经历的不同阶段作了划分，以 12 年为一太岁，60 岁为一生计，共有 5 个太岁，称为绿命年、红命年、黄命年、白命年和黑命年。运作生命的关键年龄是绿、红、黄 3 个太岁，即从出生到 36 岁。

表8　岁与太岁对照

岁	太岁
出生～12 岁	绿命年
13～24 岁	红命年
25～36 岁	黄命年
37～48 岁	白命年
49～60 岁	黑命年

从表 8 中可以看出，这种一生 5 个太岁，分别对应 5 种色彩的生命节律划分方式，受到了五行思想的影响，五行中木、火、土、金、水对应绿、红、黄、白、黑 5 种颜色，对应一年之中生、长、化、收、藏 5 个阶段。若将 5 个阶段在人一生 60 年的跨度上展开，那么就可以分别代表人的生、长、壮、老、已 5 个阶段。

《彝族医药》一书中还记载了彝族另一种更为详细的人生节律划分方式，即用彝族的八角理论纪年，这种纪年方法又被称为八方位年。方法是在平面上将一个圆平均分成 8 份，再把日出（东方）、龙方（东南方）、水尾（南方）、羊方（西南方）、日落（西方）、狗方（西北方）、水头（北方）、牛方（东北方）8 个方位排列其中。彝族认为人的"本命"沿着这 8 个方位周而复始地运转。女性以北方为起点，逆时针依次位移；男性以南方为起点，顺时针依次位移。每位移 1 个方位，便为 1 年，在人则为 1 岁，旋转 1 周，便为 8 年（岁）。

这个八角圆盘可以看作一个生命时钟，当人走到所谓"衰年""衰月""衰日"时人体会处于虚损的低势态时期。通过八方纪年，每个人都能掌握自己衰年（月、日），就可以提前预防灾病的发生，有目的地进行自我干预，做好养生、保健、防灾方面的事，以平安度过衰年（月、日）。凉山地区的彝文书籍中八方纪年还可以用来做其他推算，包括人的体重，人体和风、邪、毒的亲和力，以及人体对环境敏感度等。

二、彝族医算

彝族在对于人体生命节律进行细致观察的基础上，运用独特的天文历算方法将人的生命节律、人体气血的盛衰、疾病的发生转归、事情的祸福吉凶等因素结合到了一起，运用这种历算方法进行推演计算就可以大体把握以上这些事物发展的趋势，这种方法被称为医算。

其他民族的医学体系中也有类似的推演方式，如中医学中的五运六气学说，通过运用干支纪年、五行学说、六气学说相结合的方法，可以推演每年自然界会出现的物候变化、人体会出现的疾病等。藏医藏药与天文历算学的关系被认为是"医离不开算，医算相通"，藏历的编制就是由专门机构"门孜康"即藏医院所主持的。2016 年西藏自治区藏医院和藏医药研究院编撰完成的《雪域藏医历算大典》，收集了 130 卷藏医与天文历算的文献。医算的基础是建立在人体的生命活动与天体活动紧密相关的基础上，人体生理和病理现象和天体的相对运动紧密相关，各民族都观测到了这种相关性，医算就是运用这种联系在历法中推导出相应的生命运动规律。

（一）彝族医算中的天文历法

彝族医算内容在彝族历算书《库什特衣》中有记录，而较有代表性的记载则是云南双拍的《看人辰书》和四川凉山的《医算书》两部彝文文献。彝族医算主要是通过一套复杂的生命历系统来曲折实现的，这套系统中主要包含十二兽历、八方位年及十月太阳历三种天文历法，十月太阳历前文已经介绍过，下面介绍另外两种历法。

1. 十二兽历法 彝族医学中，用十二尼能（十二兽）与五行互相配属来确定人体的生命周期律。彝族的十二尼能与汉族的十二地支相似，彝族将虎（有的说猫）、兔、龙、蛇、马、羊、猴、鸡、狗、猪、鼠、牛十二种动物作为十二尼能。"尼"是指家养动物，有六种，分别是马、羊、鸡、狗、猪、牛；"能"是指野生动物，也有六种，分别是虎、兔、龙、蛇、猴、鼠，加起来就是十二尼能。十二尼能分别对寅、卯、辰、戌、巳、未、申、酉、午、亥、子、丑十二地支。《宇宙人文论》记载，一天十二个时辰，由十天干配合十二地支主管。十二时辰以子为首，是根据"天生于子"定的。十二月以寅为首,是根据"人生于寅"定的。

《宇宙人文论》中记载,十二尼能是天的十二门影,主管天的十二角,它们有生命,会行动,各自居住一定的区域和方位,管理着天地间的大事。其中鼠、马、兔、鸡分别居住并管理宇宙的南、北、西、东四方;龙、狗、牛、虎、猴、蛇、猪分别居住并管理宇宙的东北(牛虎)、东南(龙蛇)、西南(羊猴)、西北(狗猪)四角,它们生存于天地之间,成为人间福禄的来源。十二尼能和五行也有密切的关系,《宇宙人文论》记载:"子变水生了,丑变土生了,寅变木生了,卯变木生了,辰变土生了,巳变火生了,午变火生了,未变土生了,申变金生了,酉变金生了,戌变土生了,亥变水生了。"

十二兽历法是现在各地彝族普遍使用的历法,纪年上彝族的方法和汉族比较相似,十二兽为虎、兔、龙、蛇、马、羊、猴、鸡、狗、猪、鼠、牛,每个属相纪1年,12年为1轮。彝族纪年,大部分地区以"虎年"为首,但可能后来受汉族影响,纪年则与汉族一致。彝族纪1月,各地有所差异。如四川喜德等县以"马月"为月首;马边、峨边等县以"羊月"为首;布拖、普格等县以"猴月"为首,其他则用"虎月"为首。彝族纪日,把一天分成12个时段,每一时段用一个兽名来表示。如前半夜称为"鼠时",后半夜称为"牛时",鸡叫时称为"虎时",天蒙蒙亮时称为"兔时",天亮时称为"龙时",太阳升到山顶时称为"蛇时",中午时称为"马时",下午时称为"羊时",太阳西斜时称为"猴时",黄昏时称为"鸡时",天黑后称为"狗时",深夜称为"猪时"。

与汉族的六十甲子相同,十二兽也可以构成60周期顺序。60周期顺序,彝语称"夫册落木角",意为"六十如是转",是彝族人预测年日吉凶的一种方法,以10天为一个组,定为:一

日"交媠",二日"交惹",三日四日"呐阿甸",五日"库",六日"库诺",七日"史觉",八日"史诺",九日十日"呐阿甸",配以鼠、牛、虎、兔、龙、蛇、马、羊、猴、鸡、狗、猪十二兽,构成60周期为一轮,以此纪年纪日,一年为六轮360天。

60周期用于预测年日吉凶:"交媠"日只利于诅咒、遣返、驱逐等仪式,不宜他事,特别是60周期中的第一次"交媠"日。"交惹"日同于"交媠"日,只是在情节上稍轻。"库"日和"库诺"日利于诅咒、遣返等仪式,"库"日还利于婚嫁。"史觉"日,不宜于做任何事。"史诺"日也不宜于做任何事,因为神灵鬼怪都在这天"大休",然而,这天是最好的"打牙祭"机会,因为没有神灵鬼怪来干扰。"呐阿甸"日宜于做各种事。

十二兽纪日和纪月的办法是以十二兽为顺序,轮换纪日,以十二为一轮,轮流循环,周而复始。彝族先辈根据月亮圆缺变化周期来纪月,用十二兽给12个月命名。把每个月分为上半月和下半月,上半月称之为"朵",意为"升",意思是月亮越来越圆,包括朔日到望日(初一到十五)的15天。下半月称之为"耶",意为"去",意思是月亮越来越缺,包括十六至二十九或三十。一年分为12个月,下半月月亮大时为15天,月亮小时为14天。

十二兽历把一年分为四个季节,称之为"特吉",以鸡、狗、猪3个月为"木尼特吉",意为春季。以鼠、牛、虎3个月为"木沈特吉",意为夏季。以兔、龙、蛇3个月为"木出特吉",意为秋季。以马、羊、猴3个月为"木楚特吉",意为冬季。十二兽历一年由12个朔望月构成,大月30天,小月29天,全年为354天,年份名称也由以鼠为首的十二兽命名,以鼠年为首年,依次以序纪,往复轮流,12年为一轮,60年为一周期。闰年中多余的月份,称之为"勒典",意为"重月"。由于每年比回归年缺少十

余天,每 3 年约少 34 天,为解决与气候冷热变化的周期相一致,彝族先辈用观察物候现象、日出日落方位等方法推算年日差,在每 3 年内,增置一个闰月,增置闰月年称之为"勒典库",即闰年。闰年有 13 个月,约 383 天。3 年增置一个闰月,与回归年短近 3 天。另外,彝历还采用"三年一闰""五年两闰""十九年七闰"的方法解决日差与季节周期不符的矛盾。

十二兽历法是在彝族地区影响最大、运用最久的历法。

2. 八方位年　彝族还用八方(八角、八卦)来纪历,"八方位年"就是按八个方位排年份,即布多年(东方年)、绿底呼年(东南方年)、依姆年(南方年)、欲舌姑年(西南方年)、布借年(西方年)、起底呼年(西北方年)、依巫年(北方年)、尼舌姑年(东北方年)。可以看出,彝族认为时间和空间是紧密关联的。彝族的八方不仅具有描述空间的作用,也具有描述时间的作用,这就使早先的八方观念更加深化了,"八方位年"大体上形成了八年为一周期的轮回。(图 7)

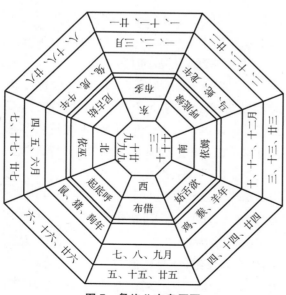

图 7　彝族八方盘历图

彝族"八方位年"的理论基础,依然是彝族八卦与宇宙八角、四时八节的对应关系。现存于云南曲靖第一中学校园内的"爨宝子碑"碑文中"大亨四年"中的"亨"就是用"八方纪年"的方式记载立碑日期的,"亨"为彝族八卦中的一卦。按照彝族古老观念,无论男女,一个人的命运都按照八年的循环周期变化着。八方是彝族古代文化的特征,彝族的花纹图案都反映出"八"这个概念。四川凉山彝族自治州发掘的《医算书》与云南楚雄彝族自治州编写的《彝族辞典》中关于八方纪年的记述并不完全一致,但两地至今都在使用八方位纪年,都有衰年、忌日之说,可见用八方位纪年并以此来推算衰年、预防灾病是两地彝族共有的特色医学理论,这一理论体现了彝医中人体生命与天地节律的相关性。

彝族八方与时间的联系,使得彝族八卦在结构上有了新的发展。毕摩们更加努力去探索它的应用,只是没有像汉族那样向义理方面发展,也没有形成更高的概念。八卦的神秘性,仅仅停留在占卜的水平上,使"八"这个概念很突出。八方年的排列与彝族的"戈忌"有关。据庄学本《雷波小凉山之倮民》记载,东方年时忌虎兔二日,东南方年时忌龙狗二日,南方年时忌猪蛇二日,西南方年时忌羊牛二日,西方绑时忌猴鸡二日,西北方年时忌狗龙二日,北方年时忌马鼠一日,东北方年时忌牛羊二日。庄学本的调查报告曾提到,戈忌为共同忌日,按行年忌头尾二日不用。在现行年中的起头日和最后一日为戈忌日,是共同的忌日。彝族保存至今的八卦历盘,既是看日子的历书,也是占星用的工具。

(二)文献中的医算方法

1. 禁日的推算　彝族中流行的各种"禁忌"中,除了与自然现象和伦理道德习俗有关的以外,特别讲究与时日有关的禁忌。例如,兔日不能种荞麦,龙日不宜下种,猪日不宜砌坎子,鸡日不宜剃头等,这些禁日都是用十二兽来纪历的。彝族的禁忌极多,除了医药方面外,还包括农业、牧业、狩猎、祈祷,以至起居住行、修房造屋诸方面,其中迷信、唯心的成分也确实不少,本书所言之禁日专指医算方面的禁日。

禁日的推算,一种是按患病之人生年属相来计算,如属牛属虎者禁日为牛日,属兔属鸡者为虎日,属羊属猴者为羊日等。还有一种方法,彝医称"戳戈忌",是彝医针刺治疗时人体可能发生危险的日子来推算。古代彝族先民很早就会使用针刺治病。据《华阳国志》记载,古定筰县(今凉山盐源)彝族先民"病则刺肉取血",这是一种针刺与放血相结合的疗法。近年发掘于云南及四川凉山的一些古彝文书籍,亦有针刺治病的记载,如记录了人体的"人辰"在一月之中游走于身体的不同部位,针刺时如果不避开这些部位会产生危险,这就是在大量观察、实践后积累起来的针刺"禁日"的知识。《看人辰书》中记载,按照阴阳历每月从初一到三十日共计 30 天来制定,每天定出人体"人辰"所在部位。这里的"人辰"概念和中医针灸中的"人神""人气"概念相似,是指特定时间内气血在人体不同部位的消长。彝医针刺的"人辰禁忌",也可以理解为人体的某个部位在一个月中的某日禁止针刺。《医算书》《戈泽特依》《库霍》等彝族古籍中也有类似的针刺禁日记载,这些记录如表 9。

表 9 彝族医药古籍记载的禁日与禁刺部位

禁日	禁刺部位				
	《医算书》	《看人辰书》	《二十八穴针灸》	《库霍》	《戈泽特依》
初一	脚板心、脚背	足拇指	拇指	足拇指	右膝关节
初二	心口、内外踝	脚掌	肩背	脚掌	左腿上
初三	手掌心、脚肚子	臀部	头内	臀部	左手肱骨
初四	腋窝、膝关节	腰部	/	腰部	胸部、右腿
初五	臂膀、大腿	大腿部	口腔内	大腿部	左肩
初六	眼睛、腰部	手背部	拇指内	手背部	小手指、大拇指
初七	黑眼仁、肩胛	腹部	肚子内	腹部	头左侧、腋下、手肘
初八	腹股沟、肩顶	肺部	小手指内	肺部	左手、右手、右胸
初九	头盖骨、肘关节	膝关节	坐骨板上	膝关节	右耳、左手肘
初十	胸廓、手掌心	肩部	腰椎脊内	肩部	左腋下、右手肘、小腹
十一	嘴、喉结	腹部	脚板内	腹部	左腋下、左手肱骨段、左手肘
十二	大腿内侧、后颈椎	颈部	耳内	颈部	肝上、手、手肘
十三	头顶旋涡、眼	舌	牙内	舌	心窝、右腿
十四	咽喉、耳朵	胸廓	肋骨内	胸廓	胸部
十五	颌骨上颊、头部	全身	头项门会穴内	全身	右脚颈

禁日	禁 刺 部 位				
	《医算书》	《看人辰书》	《二十八穴针灸》	《库霍》	《戈泽特依》
十六	乳房、乳头、头部	两肋间	脚拇指边	胸部	胸部
十七	小腿肚、耳朵	大腿上	胳膊窝下	大腿	腹部
十八	膝盖、眼珠	腹部	骨内	腹部	胸部
十九	腕肘间、桡骨、后颈推	下肢	脖子内	下肢	大腿
二十	头顶旋涡、喉结	脚掌心	肚子内	脚掌心	大腿、左肋
二十一	腰、手掌心	手拇指	小手指内	手拇指	小腹、右脚
二十二	会阴部、肘关节	手心内	肩背后	手心内	胸部
二十三	太阳穴、肩顶	头顶上	颈椎骨内	头项	右大腿
二十四	小腿筒骨、肩胛	手背	左手掌心内	手背	右脚
二十五	尾椎骨、腰部	脚背	左脑耳后根边	脚背	右肩、脚
二十六	眼睛、大腿	心窝部	心门边	心窝部	右手肘、右膝
二十七	腹股沟、膝关节	腹部表面	/	腹肌	小腹
二十八	眉棱骨、小腿肚子	腹内	眼内	腹腔	右肘、小腹
二十九	腋窝、内外踝	脚腰	手指内	脚、腰部	肚子左侧、肚子右侧
三十	舌头、脚背	脚掌	脖子边	脚掌	头上、肋腔左侧

《医算书》还记载了一些在禁日因施行针刺，造成身体损伤的治疗方法。如：

初二，禁刺心口。但如损伤而致病时，可以吃杉木鱼胆治疗。

初六，禁刺眼睛。但眼睛如有伤病，可用熊胆点眼。

十四，禁刺咽喉。但如有伤病，可用金或银子烧红淬水，饮其水。亦可吃麂胆、獐胆。

十六，禁刺乳房、乳头。但如伤病，可吃青蛙来治疗。

二十一，禁刺腰。但如伤病，可吃麂胆、獐胆。

二十三，禁刺太阳穴。如伤病，用骡子药来擦。

二十五，禁刺屁股尾椎骨。如伤病，可吃麂胆、猴胆、熊胆。如仍不好，还可吃大蛇胆。

三十，禁刺舌头。如伤病，可采哈都在锅中煮。锅置地下，人坐其上熏蒸。

这8条有关药物的记载中，共提到12种药物。其中绝大部分为动物的胆，另有少数矿物药和植物药。其名称、主治及用法如下。

杉木鱼胆：治心口病，内服。

熊胆：治眼病，点眼。治尾椎骨疼痛，内服。

麂胆：治咽喉病，内服。治腰痛，内服。

獐（或牛）胆：治咽喉病，内服。治腰痛，内服。

鹿胆：尾椎骨痛，内服。

猴胆：尾椎骨痛，内服。

大蛇胆：尾椎骨痛，内服。

骡子药：太阳穴痛，外擦。

青蛙：乳房乳头病痛，内服。

哈都：舌头病痛，熏蒸。

金、银：咽喉病痛，淬水，饮其水。

这些附于《医算书》的药物，不仅说明彝族使用药物治病的思想和方法，还证实彝族医算的目的是为了治病、防病。并且医算与药物治疗是共存互用，不可分割的。还有一种针刺禁日是按季节来定的。彝族针刺禁忌书《看人辰书》中记载："扎针日，正月、二月、三月，人辰日属猪日，属鼠日。四月、五月、六月，人辰日属虎日，属兔日。七月、八月、九月，人辰日属蛇日，属马日。十月、冬月、腊月，人辰日属猴日，属鸡日。"指出春季禁猪鼠，夏季禁虎兔，秋季禁蛇马，冬季禁猴鸡，针刺时需要避开相应的季节禁日，否则可能会出现医疗事故。

2. 衰年的推算　彝族的衰年是指在彝族的生命历（生命时钟）这个系统中，所推算出来的人一生的生命节律中人体表现衰弱的年份。在这种年份中，机体抗病能力下降，容易患病或受伤，且伤病后不易恢复。故衰年又叫危险年。彝族人民认为只要衰年一过，人体功能便又恢复正常，这就是彝族医算中衰年的概念。

彝族先民认为一个人出生后便按十二兽顺序排列的"年"增长着岁数。当他 30 岁之后，生命周期开始出现比较明显的节律性变化。这种变化的发生随个人属相在生命历上的位置不同而有早有迟，一般来说第一个衰年出现在 31～38 岁之间，此后每隔 8 岁，这种周期性衰年便会重现一次，而且随着人年纪的增长，衰弱会越来越明显。例如，一个属龙的男人，他生命中的衰年周期性地发生在 35 岁、43 岁、51 岁、59 岁、67 岁、75 岁、83 岁、91 岁这些年份中。这个衰弱之年是生命中较容易发生

危险的年份，这一年中人的抗病能力降低，病后恢复也较困难和缓慢，精神较紧张，容易发生各种意外的事故和疾病。衰年中甚至治疗也显得困难，表现在对针刺、药物及其他疗法均易发生变态和危险反应。

对于人体存在生命节律的认识，在很多传统医学中都有记载。如中医学《黄帝内经》中记载女子的生命节律以 7 年为一个周期，男子的生命节律以 8 年为一个周期，每个周期人体都会呈现出周期内特有的生理状态。如《黄帝内经》记载："丈夫八岁，肾气实，发长齿更；二八，肾气盛，天癸至，精气溢泻，阴阳和，故能有子；三八，肾气平均，筋骨劲强，故真牙生而长极；四八，筋骨隆盛，肌肉满壮；五八，肾气衰，发堕齿槁；六八，阳气衰竭于上，面焦，发鬓颁白；七八，肝气衰，筋不能动，天癸竭，精少，肾藏衰，形体皆极；八八，则齿发去。"

彝医生命周期律的特点在于：一是认为人体内存在以 8 年为一个周期的生命节律，且在每个节点之处，人体会处于衰弱状态，人的生命每隔 8 年便有一个全身功能的低潮，推算出这个节点对于养生保健、防病治病有着重要的意义。二是认为每个人衰年出现的时间与其出生的时间相关，即和其属相有关，所以人的衰年出现的时间各不相同，但第一个衰年一般在 31～38 岁之间。彝族将这种生命节律称为"戈波"，原始含义为生命、身体、寿命等，即"生命历"。衰年的推算中需要将八方位年、阴阳五行和十二兽统一到一个生命历的式盘中。《彝族医药史》中记载了一个彝族生命历的式盘，如图 8 所示。

在这个"生命历"示意图中，它们显得层次分明，结构简单明了，便于掌握。这种八角形、多层次的"戈波"系统，曾在彝族中普遍流行，甚至达到了对其盲目崇拜、无限敬畏的程度。这种八角式盘图的样式在彝族各地不尽相同，

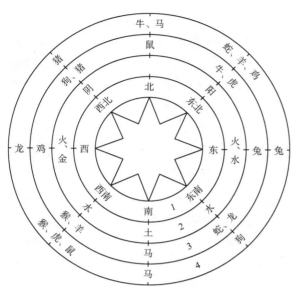

图8 彝族生命历式盘图

有些画得比较简易，有些更为繁复，它在彝族民间几乎随处可见。在妇女的服饰、银器的表面浮刻、石刻、餐具、餐桌、腰带花纹等器物上，都很容易找到这种图案。许多人已不知其原始意义，更不知如何运用它进行推算，真正懂得并能运用它进行医算的，仅是一些掌握彝族文化知识，其中包括天文、医学知识的人和毕摩。

图8中的生命历的式盘图由5个同心圆和一个内接正八角形组成，有8个方向和4个圈层。这个式盘是由"十二兽年-阴阳五行-八方位年"所构成的圆形系统，如图8所示，从内到外，第1层为八方位年，第2层为阴阳五行，第3层为十二兽·生年属相，第4层为十二兽·用生年属相指示的衰年位置。

式盘上的8个刻度和第1层代表"方位年"。方位年是以方位表示时间概念。一个方位年表示地球绕太阳运行1周所用的时间，在人则为1岁。方位年共有8个，所以又称八方位年。彝族认为人的"本命"沿着这8个方位周而复始地运转。女性以北方为起点，逆时针依次位移；男性以南方为起点，顺时针依次位移。每位移1个方位，便为1年，在人则为1岁，旋转1周，便为8年（岁）。

式盘的第2层是"生命历"中的阴阳五行，指的是金（又作铜，或作铁）、水、木、火、土、阴（或作母、作女）、阳（或作公、作男）。这是7种抽象出来的概念。它们表示事物的属性，在这里则表示人类生命的类型，彝族称"渣卡"。应该注意这里的阴阳五行含义与中医是不同的，中医以阴阳概括一切事物的两大对立属性，并不与五行并行。而"生命历"中的阴阳是与五行平行的。所以严格说来，"生命历"中的阴阳五行似应为表示7种类型的"七行"。因为这里的"阴阳"，并没有概括"五行"的内容。

式盘的第3层和第4层是"十二兽"纪年。第3层代表出生年的属相，它与第2层的方位是有对应关系的，这个对应关系可以从东北、东南、西南、西北这4个方位的彝语原始含义得到证实。彝语中东北方意为牛方，东南方意为龙方，西南方意为羊方，西北方意为狗方。根据这个关系，人从出生时的十二兽年份便在"生命历"上获得相应的位置，再进一步通过阴阳五行来推测衰年。第4层用来标记不同属相衰年所在的方位，例如属龙之人，他的衰年位置在西方，属狗的人衰年所在的位置在东南方，属蛇、羊、鸡的人衰年所在位置在东北方。

通过这个关系，可以推算出生命中的周期性衰年。表10是按照此关系推算的12种类型属性（即12种属相）的人（男性）的第1个衰

表10　各生年属相对应的衰年年龄（男性）

生年属相	鼠	牛	虎	兔	龙	蛇
第一次衰年的年龄	34	37	34	31	35	38
生年属相	马	羊	猴	鸡	狗	猪
第一次衰年的年龄	33或37	38	34	38	32	36

年年龄,其起始年均从"南方位"起,顺时针依次位移。

可以看出,第一次衰年的出现,虽然因人属相类型不同而有先后,但总在 31～38 岁之间。如果推算女性,则以同样的方法,从"北方位"开始,逆时针推演。推演前先询问他的生年属相,再根据现在的年属相,推算出他的衰年出现时间。如一个属龙之人,在历经 5 个龙年之后的马年来推算衰年,他时年 42 岁,他的衰年将在此后的龙年(西方年),即 43 岁那年。届时他将容易患病,容易受伤,伤病后治疗困难。因此,他必须小心对待,注意及时治疗小病痛,以免酿成大祸。而平常的年份中,他的禁日是鼠日,就是说他的身体每 12 天中就会有一天容易对针刺或其他治疗敏感或发生危险的反应,这时应当禁刺。不得不施行针刺时,也须十分小心谨慎。

需要注意的是,彝族医算中的"戈波",即"生命历",因地域、年代、氏族支系不同而有差异。值得我们重视和注意的是,彝族的生命节律思想与彝族的天文历法密切相关,反映出的是生命运动和天体运动之间的相互关系。

第四章

彝族医学主要疾病

早在母系社会时期,彝族先民就对疾病有了认识,凉山流传的彝族史书中记载了一位古代彝族先祖支格阿龙与向雷神索取治病的药方的故事。支格阿龙向雷神索药寻医的目的是因为当时山里的人们"常常患有许多奇怪的病,难找到药方医治"。这就说明彝族先民除了与恶劣的自然环境和凶残的野兽作战外,同时也处于诸多疾病的折磨之中,他们对这些疾病发生的原因并不清楚,也不知道如何治疗这些疾病。支格阿龙向雷神询问的病种有腹痛、腹泻、老人咳嗽、疟疾、麻风、眼睛红肿疼痛、癞痢头(秃疮)、牙疼、脚冻伤等病,这些都是新中国成立后仍在彝族聚居区流行的常见病和多发病。

了解彝族医学中的常见病和多发病,不仅能勾勒出彝族聚居区的自然环境和社会环境,更能了解彝医治疗这些疾病的方法和方式。彝医千百年来治疗这些疾病的医学经验,对于疾病的治疗有着重要的参考价值,对于新药的研究和开发也会产生重要的推动作用。

第一节　史书中记载的疾病

研究彝族的传说和历史可以发现,在生产力低下的时期,彝族的主要病症与其生活的自然环境有关,自然环境又孕育了独特的生产生活方式和文化信仰,这些也与人体的疾病及人们对疾病的认识有着密切的关系。

自然环境对于人体的健康有着重要的影响,在不同的自然地理环境、不同的地区间,存在气候差异、植物分布差异、地质地貌差异等因素,都能直接或间接地影响到人类生活和人体健康。人类长期生活于各种各样的环境之中,具有在一定条件下生物调节系统的适应能力,但也会导致人体容易出现某些疾病。彝族人民主要生活在祖国西南云贵高原和康藏高原的东南部边缘地带,主要分布在滇、川、黔、桂四省区的高原与沿海丘陵之间,这些地方有巍峨宏伟的大凉山、乌蒙山、哀牢山、无量山等山脉,有大渡河、金沙江、雅砻江及安宁河、元江、澜沧江、南盘江等河流。山川相间,峡谷纵深，在群山环抱之中，间或出现一些河谷和盆地，彝族分布的地区一般都在海拔 2 000～2 500 m 之间。这样的自然环境中存在大量的毒虫猛兽、毒草山瘴，这些都是威胁彝族人民健康的重要因素，瘴疠、疟疾、外伤、皮肤病等都是历史上彝族的常见病。

疟疾是较早出现在彝族史书中的疾病，疟疾俗称打摆子，彝族称"嫳(pie)"，有"突然出现"之意。在彝族中至今还流传着这样的说法：凡是种谷子的地方，就有打摆子的病。而不长谷子的高山，就没有这种病。因为怕染上这种病，高山彝人往往要等雁鹅叫过之后，也就是九十月间收完谷子后，方才敢下低山和坝子来。彝族的先民早在武午格自时代已认识到疟疾的发病。《勒俄特依》记载，居木武午生三子，老二武午格自过着居无定处的游牧生活。他走遍了大小凉山的每个角落，最后落脚在滋滋蒲武（云南昭通）。这个时期是彝族原始社会开始向奴隶社会转化的过渡时期，大约相当于公元之初到西汉中叶。在"地方可数千里"的长途迁徙中，彝族先民对不同的自然环境及其常见的疾病积累了一定的知识。武午格自经过大凉山以东的马边地方时，曾言："马边这地方，上面有山山太高，下方有沟沟太深，下有马边城，摆子疟疾流行处，不是兹敏的住地，我不愿住此。"马边，汉属犍为郡僰道县，蜀汉时属马湖县，位于金沙江支流马湖江畔，河谷地带海拔仅数百米。境内低山河谷地带温暖湿润，夏洪秋涝，十分有利于疟疾病的流行。在母系社会的支格阿龙时代的彝族先民认为，疟疾是一个"很狡猾的病"，让人"冷了又热，热了又冷"。"摆子疟疾流行处"一句的原文读作"黑勒契什字德果"。其中"黑勒"意为从高山到低山而发生的中暑病（热病）；"契什字"则是表示一种因发冷而四肢颤抖的病症；"黑勒契什字"合起来就指"低山地方的使人又热又冷，颤抖不已的病流行的所在"之意。由于医药不发达，彝族人民对疟疾十分畏惧，只能靠迁徙躲避疾病。

古时候彝族人民还经常面临自然界中的外来伤害，彝族人民经常被虫毒、蛇毒、蛙毒、蜂毒和兽毒所伤，产生许多皮肤病和外伤疾病。古彝文记载了彝族祖先居木武午派遣了医生去为天帝恩体谷兹和他的女儿尼托治病的故事。恩体古兹被毒蛇咬伤，尼托被蜂子蜇伤，医生阿莫在的治疗方法是："毒蛇咬伤的，麝香拿来敷，蜂子蜇伤的，尔吾拿来敷。"所谓的"天神"恩体谷兹，其实是人格化的神或者是神化了的人，他也一样会被蛇、蜂所伤，并且他的"神力"还不能够解决这些外科疾病，这说明在原始社会彝族先民的认知中这类外伤疾病带来的危害非常的大。此外，自然界中的毒草也会使得彝族人民中毒生病，他们在采集野生植物及放牧的生活中，人和牛羊都会遇到因毒草引发中毒的现象。《勒俄特依》记载，武午格自在迁徙中经过黄茅埂时发现："黄茅埂地方，长草长的是毒草。彝人摸了也中毒，汉人摸了也中毒，总有一天被毒死。不是兹敏的住地，我不愿住此。"原文中的毒草，译音为"都吉"，都吉又为乌头属植物雪上一枝蒿。彝汉杂居区处民间称蒿乌或三转半，一为剧毒植物。"都"为"毒"之意，而"吉"为"苦胆"，在这里作形容词，形容这种植物味苦如胆。这也说明"都吉"的毒性确是经过彝族先民亲口尝试，甚或付出过生命的代价才认识到的。由于毒草之毒，可以发病致人死亡，故彝族人民口耳相传，录之于书告诫子孙后代。

瘴疠是彝族地区自古以来流行的季节性疾病。每当夏秋之际，阴雨连绵，气候潮湿炎热，便有瘴气流行。宋朝史书载："黎州边境（即靠近邛部川一带），瘴疠特重，每岁秋夏间，椒花始开，烟瘴盛作。"这种椒花开始发生的瘴气,称为椒花瘴。椒花瘴早在唐代已经流行。凶猛的瘴气甚至使唐朝远征南诏的军队覆灭。其实关于彝区瘴气的记载,在三国时代即有。《太平寰宇记》中记载,当时泸水(金沙江)上的泸津关"关上有石崖,高二千丈,四时多瘴气,三四月间发,人冲之死,非此时中,则人多闷吐。惟五月上伏即无,故诸葛武侯征越巂,上疏云'五月渡泸,深入不毛'"。当地彝族人通过长期的适应和使用一些药草,对瘴气的抵抗力较强。而且与彝族杂居的汉族人,由于学到了当地彝族人的防治经验,也不易感染瘴气。这就是所谓"沿边土丁,出入山坂,耐习瘴雾,与夷俗同"。但外地初到彝区的汉族人,却很容易感染瘴气,以致"吏士罹毒气死者什七"。由于瘴气的流行,彝族历代人民创造了一些防治的方法,如按季节迁徙,远离流行区或用一些药草治疗,如孟节(图9)以芸香草救孔明军中烟瘴之毒等,都是从长期与疾病作斗争中积累起来的经验。

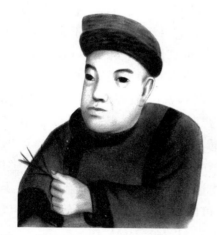

图 9　彝医孟节(临摹于云南石屏罗色壁画)

　　麻风在历史上相当长一段时期里,一直是彝族中的流行病之一。彝族有谚语说"虫草栽不活,麻风治不好",可见在彝族的认知中麻风

是很严重的疾病。近期在云南发掘的一本古彝文资料中,有这样一段记载:一个患麻风的患者,偶然吃了黑蛇爬过的饭,便周身疼痛,在山岩上翻滚。后来滚到河里,趁势洗了个澡,结果癞子皮肤洗干净了,麻风皮也在山岩上跌脱。经过一番脱胎换骨,蛇饭治好了麻风。从这段记载里,可以看到彝族先民对麻风症状的描述。这种病症的特点表现在皮肤上,即所谓"麻风皮",彝称麻风为"鲁","鲁"这个音又有凹陷不平的含意,即是指皮肤的溃疡而言。危害甚重的麻风病,给彝族先民带来了恐惧,从"蛇治麻风"的记载中,可以看到彝族先民在疾病的困扰下,竭力从动物、植物中寻找治疗疾病的药物和方法的过程。

　　历史上彝族的疾病和其文化信仰也有一些联系。彝族先民对疾病的认识,起初是朴素的、唯物的,疾病名称往往同病因连在一起,如蜂螫伤、草乌中毒等。随着原始宗教的兴起,彝族的疾病观也带上了原始宗教的色彩,最明显的特点就是出现了各种以鬼神命名的疾病。彝族的原始宗教认为人是有灵魂的,人死后灵魂单独存在而为鬼,这些鬼一旦附于人体,便会导致人生病。这些致病的鬼,一般以患某种疾病死去的灵魂命名,如疟疾鬼、出血鬼、腹痛鬼、猪瘟鬼、麻风鬼等。这些病症的出现主要是由于生产力的低下,知识的贫乏,对疾病性质没有本质的认识,不能解释疾病发生的原因,所以只好把病因归结于鬼神作祟。但从病名看,有肺病鬼、胃病鬼、肝病鬼,可见彝族人民已经能够区别不同脏腑的疾病;有麻风鬼、风湿鬼、生疮鬼,可以看出彝族人民可以鉴别不同性质的疾病。如果揭去因生产力低下和医药知识贫乏而出现的原始宗教的外衣,这些疾病名称的内核其实是彝族对疾病客观的初级认识。

第二节 彝族医籍中记载的疾病

彝族医籍是记载彝族医药知识的专书,现发掘整理的彝族医籍中以记录疾病治疗的医病书数量最多。在云南新平、禄劝、元江、元阳,四川凉山,贵州仁怀,均发掘翻译了许多彝文疾病治疗专书。这些书的书写体例十分简洁,以病带方,以方带药,一种病下多附数方,病因偶附于病名之前,现列举如下。

1.《明代彝医书》

消化不良:用臭牡丹根、苍蝇网根、猪肺煮熟服;或用金竹根、红椿树根、刘寄奴煎水服;或用水芹菜煎水服;或用金竹茹、金凤花根赤小豆煎水服。

受寒腹痛:用穿山甲壳、酸浆草根、铁线草根煎水服。

体虚羸瘦:用猪胃、草果、胡椒煮烂服;或用王不留行根、赤小豆根、墨竹根煎水服。

2.《医病好药书》

耳底痛或化脓:用仙人掌汁滴耳,或再煮蛇脱服。

胃脘疼痛:用老鸦果、仙鹤草、麂子肝煎水内服。

受寒腹痛:用车前草、无花果、苦蒿芽泡开水服。

中风:用兰根、野棉花根、闹虫草根、蚊子草根、黄锁梅根、杨梅根、五甲树根、小蜈蚣藤、小棕树、野坝蒿、五倍子、牛膝、大花缉麻煎水服。

妇女子宫脱垂:用铁线草、花椒根、鸡蛋泡酒内服。

3.《医病书》

因外伤小便带血:用地丁、松笔头、花椒树寄生煎水服。

饮酒过量出现寒颤:用葛花、小鱼煎水服。

外伤骨折:用羊奶果、背单草、蚂蟥春烂后泡酒水。

腰酸腰痛:用曼陀罗籽煎水服;或用鼻管草煎水服。

咳嗽日久不愈:用猪胆、鸡胆泡水服。若患肺痈,用羊胆泡水服。

4.《老五斗彝医书》

风邪染疾:虎杖煎水服;十大功劳煎水服;土大黄煎水服;萝卜叶春捣包敷;臭牡丹叶煎水服,也可春捣包敷;拉攀木尖、垂柳煎水服。

生疮:生在背上反手够不着的疮,名为"呢则莫则",划开后用毛木树皮春捣包敷、用水马桑尖春捣包敷后,再用生牛肝春捣从外围包敷;或用响杨叶根、刺五加根、老鸦花藤根配伍煎水服;或用小绿蛙、龟甲春捣包敷。

可见,彝文医药书对疾病的临床症状描述简洁,许多疾病只有症状而没有病因病机的叙述,疾病后附治疗方剂或方法,药物的使用上大多未涉及剂量。现将一些已经发掘翻译的彝族医籍收载疾病的情况整理如表11。

表11 彝族医籍收载疾病情况

书名	成书年代	发掘地点	收载疾病名称
《明代彝医书》	明嘉靖四十五年(1566年)	云南双柏	59种
《献药经》	明嘉靖十四年(1535年)	云南禄劝	35种

续表

书名	成书年代	发掘地点	收载疾病名称
《医病书》	清雍正八年（1730 年）	云南禄劝	49 种
《医病好药书》	清乾隆二年（1737 年）	云南禄劝	136 种
《老五斗彝医书》	清末	云南新平	53 种
《三马头彝医书》	晚清	云南元江	69 种
《洼垤彝医书》	晚清	云南元江	48 种
《造药治病书》	不详	四川凉山	142 种
《启谷署》	约在清康熙三年至雍正七年（1664～1729 年）	贵州仁怀	138 种

一、云南彝族医籍中收载的疾病

云南是彝族的主要聚居区，新中国成立后云南彝族医药文献的整理研究工作成果不断，除了上面提到的彝族医籍，云南还整理出版了《聂苏诺期》《尼苏诺期》《元阳彝族古籍医药书》《彝族验方》等彝族医学书籍，书中均收载了疾病、方剂、药物等彝族医药知识。现列举《明代彝医书》《献药经》《医病好药书》和《医病书》中对疾病的收录情况，对云南彝族医籍中收录的疾病作一介绍。

《明代彝医书》是目前已发掘的彝族医籍抄本中历史最早的一本，该书是对 16 世纪以前彝族人民医药经验的总结。彝族的医药经验多是散在于各种经书、史书中，而《明代彝医书》则在近 5 000 字中，详细说明了多种疾病的治疗药物和使用方法，具有很强烈的民族性和地方性。《明代彝医书》原抄本是于 1979 年 4

月下旬哀牢山麓楚雄彝族自治州双柏县雨龙公社的彝族医生杨思有献出的，因此该书也被业内称作《双柏彝医书》。实际上此书是杨思有问居住在新平的亲戚李保有借来的，真正的藏书人应为新平的李保有。《明代彝医书》记录疾病和症状 76 种，药物 275 种，药方 243 个。书中有将疾病按照伤、疮、痛、风、毒、产后、不通等病症进行分类的趋势。书中记载：

"伤"8 种，分别为：刀斧砍伤流血不止；皮肤戳伤；枪伤；脚手敲断伤；人被打伤腹内有死血；手咬恶指伤；蛇咬伤；蜈蚣咬伤。伤类疾病多是外伤性的，反映出当地彝族人民的生活环境多虫蛇，战争械斗频繁。

"疮"23 种，分别为：杨梅疮（生在下身生殖器的疮）；独疮（单独生一个疮）；女人奶头生疮；肠子内生疮；肠子内生疮，体虚耳鸣；踝骨疮；生疮一块块发出来；大腿生疮溃烂；羊胡子疮；生在耳边的疮；生大疮，边缘烂开，流黄水出血不止；生疮；耳朵内常常生疮，久治不愈；独疮无头（痛疽初起）；生疮，好了一个，又发一个；四肢关节生疮；癞痢头（秃疮）；长期生疮；陷边疮（一片片生过去）；全身生小癞子；小痘疮；皮肤上生一块块癞疮；耳朵附近出现结子。这 20 多种疮说明彝族当时患"疮"症很多，彝族医药对皮肤病的治疗经验较为丰富。

"痛"9 种：冷寒腹痛；经常腹痛，有根；一身冷寒疼痛；暴发眼痛，眼边又破；骨节咬痛（关节痛）；胃消化不好，疼痛（心口痛）；肋巴骨痛；耳朵内疼；头痛。这些"痛"病，多数是消化道疾病，其次是风湿性的疾病，以及感冒伤风性疾病。

"风"13 种：抽风痉挛；身体虚，经常有风而不散；扯老母猪风；发猫儿风；皮肤上出疹；风疹；斑疹；皮肤湿热出疹；生疮后有风，瘙痒；出风疹块；小儿着风；小儿有风，肚子胀；小儿抽风。彝族所谓的"风"为一种致病因素，这些疾病因风邪而产生,包括因风而产生的惊厥、癫痫,因风而发的斑疹瘙痒,因风而发的小儿抽搐等疾病。

"毒"3 种:草乌中毒;吃菌子中毒;酒醉毒。

"产后"4 种:产后不干净(恶露不绝);产后流血不止;难产;身上不干净(月经不正常,红崩白带)。

"不通"8 种:热在大肠,大便不通;肠胃不通(清洗肠胃);吃猪肉膈食,膈食,积食;噎膈;吃冷水冷饭后,恶心呕吐;脖子哑(失音);小便不通。

其他疾病 8 种:身体衰弱,肉色变黄,肝瘦病;蛔虫;疟疾(打摆子);间日疟;患急病,忽然昏倒;腹泻;久病后,身体衰弱;鸡眼。

从这 8 类疾病共 76 病种看,彝族当时的流行病与多发病中,当以"疮"类最多,占全书病种的 30%,"风"类居第二,占 18%。各种疾病的分类虽然分得不细,但按类别分类的趋势已经形成,这种趋势是彝族人民与疾病作斗争中自然形成的。在当时,彝医按内、外、妇、儿分科的思想还未形成,但这些"疮""风""痛"各类疾病中,实际上已经包括了人类内、外、妇、儿各科的内容。

《明代彝医书》的出现,说明当时主要以行医为业的彝族医生已出现了,他们在治疗疾病的过程中,已经有意识地收集本民族的医药知识,并将其整理为专门的药方专书。该书所记载的病种是彝区常见病和多发病,因此它才被辗转传抄,流传了 400 多年而不失。

《献药经》是专用于彝族成人死亡时诵念的一种古典经文,《献药经》包含着丰富的医药知识,是反映彝族古代医药思想的一部历史文献。著名民族学家马学良先生根据云南禄劝县安多康村彝族巫师张文元家藏的手写本,翻译出版了彝汉对照的《作祭献药供牲经》,此抄本写于明嘉靖十四年(1535 年),简称《献药经》。

《献药经》中出现的疾病名称有 35 种,分别是:癫、疮、眼花目眩、灰病冷病(疟疾)、(不能)快跑、恶痢、翻身(不)利、跌打损伤、晕船、坠桥、悲伤、癫邪(麻风)、哮喘、坠崖、身疼痛(风湿)、(慢性病)哼号、瘦病冷病、癫痒遍体生疮、酸痛紧痛、(不能)日夜行走、思虑、毒瘦羸弱、脚步不利、疟疾、恶疮、腹泻、头晕、杂病、气滞阻塞、伤风、传染病、林邪(林瘴)、天邪(天空中的瘴气)、洞邪土气(山洞瘴气)、哼死号痛(剧痛)。

从这些疾病名称可以看出,当时彝族地区流行着很严重的风湿病、麻风病、疟疾病及各种肠胃道疾病等。尤其是疟疾一种,就有灰病冷病、瘦病冷病、林邪、天邪、洞邪等不同类型的区别。这同古代汉族认为彝区多瘴气,且有哑瘴、黄茅瘴、香瘴、椒花瘴、山岚瘴等多种类型的观点可以相互印证。在疾病方面,"伤风"病的病名直译又为"汉人病",意在伤风感冒是汉族人常患之病,彝族人不易患此病,该病是汉族人带来的。

《医病好药书》是云南省禄劝彝族苗族自治县茂山乡甲甸发现的内容较为丰富的一部彝医古籍,该书原本抄于清乾隆丁巳年(1737 年),后经关祖祖、方文才将其发掘、整理、出版。该书共记载了对 136 种病症,并记录了治疗方法,其中内科杂病 53 种、妇科 14 种、儿科 13 种、外科 24 种、伤科 13 种、眼科 5 种、中毒性疾病 6 种,邪祟类疾病 8 种。

记载的内科杂病有:淋证、睾丸痛、小便失禁、寸白虫病、蛔虫病、蚂蟥入鼻内、腰痛、手指痛、伤寒、水激病、虚弱、劳伤、不思饮食、酒醉头痛、牙痛、头痛、失眠、狂证、癫痫、嗜睡、头晕、心悸、咽喉痛、腹痛、痢下、脸肿、胃脘痛、腹泻、便血、腹膨、酒后呕吐、小腿痉挛、胸痛、病后声哑、酒醉、酒醉颤抖、瘟病、瘿瘤、脱肛、消化不良、关节痛、汗出多、中风、疟疾、肠套叠、肠鸣、感冒、肺结核、周身疼痛、心肝肺脏疼痛、肺病、哮喘、百日咳。

记载的妇科疾病包括经、胎、产及妇科杂病，这些疾病有：月经过多、胎死腹中、难产、产后头痛、产后腰痛、不孕症、避孕法、人工坠胎、子宫脱垂、阴缩症、痛经、绝育、乳痛、妇人痨瘵。

记载的儿科疾病有：小儿蛔虫症、小儿消化不良、小儿呕吐、小儿腹泻、小儿受寒、小儿抽风、小儿体弱、小儿惊风、小儿腹痛、小儿休克、小儿腹股沟糜烂、小儿咳嗽、小儿水激病。

记载的外科疾病主要指皮肤方面的疾病，这些疾病包括：烂头疮、颈项疮、癫痫头、疮口不收、生疮不愈、痈疽、疖疮、疔疮、鼻内疮、喉疮、舌疮、头疮、无名肿毒、梅毒、手脚生疣、皮肤起泡红肿、皮肤瘙痒、周身红肿、手指肿痛、手背肿痛、耳内红肿、耳底化脓、麻疹、麻疹从眼出。

记载的伤科疾病主要是跌打劳伤，虫兽所伤，这些疾病有：骨折、跌打劳伤、外伤出血、筋骨扭伤、刀伤、火烫伤、毒伤、枪伤、毒蛇咬伤、蜂叮伤、狗咬伤、铁器扎伤、外伤感染。

记载的眼科疾病5个，这些病是：眼痛、白内障、眼突、眼花、夜盲症。

记载的中毒性疾病有6个，这些中毒性疾病是因误食一些有毒植物而引起的中毒。这些中毒性的疾病有：草乌中毒、一枝蒿中毒、药物中毒、蜂蜜中毒、食肉中毒、马桑树寄生中毒。

记载的邪祟类疾病8个，这些疾病症候是：男女之间关系难分离、夫妻感情淡漠、相思病、药王害、摆衣鬼害、被人使法术、使法术害别人、古龙吃（后5种书中无记录）。

《医病书》又称《努苦苏》，前者是意译，后者是音译。此书是云南禄劝团街区发现的彝文医药书，原本抄于清朝雍正八年（1730年），书中收载疾病如下。

内科疾病：腹泻不止；哮喘病；周身浮肿；腹部疼痛；腹中有包块；消化不良、饮食不佳；腹痛腹泻之后出现腹胀；腹痛腹泻；咳血咯血；慢性病而全身虚肿；腰酸腰痛；咳嗽日久不愈；久病积痨；气食裹寒；饮酒过量出现寒颤；患风湿病；腹部水肿；老人发热恶寒；阴盛阳虚，夜间病情加剧，中蛊；患水肿不愈；肩关节疼痛；重病久治不愈；急性黄瘟；肺痨；头昏心慌；全身关节肌肉酸痛；骨髓炎。

泌尿科疾病：睾丸炎、小便白浊、小便尿血。

妇科疾病：妇女患不孕症、妇女月经不止、姑娘怀怪胎、妇女产后胎衣不下。

儿科疾病：小孩出麻疹、小儿疳积病。

外科疾病：杨梅疮、患痈疽化脓、疮口不敛、疮疖病。

中毒类疾病：被人毒、草乌中毒、中蛊毒。

眼科疾病：眼睛红肿、眼睛发花。

伤科疾病：毒蛇咬伤、疯狗咬伤、因外伤小便带血、外伤骨折、跌打损伤。

意念性疾病：相思病。

二、四川彝族医籍中记载的疾病

彝族社会的发展因地域的不同而呈现一种不平衡的状况，四川的彝族主要分布在凉山地区，当云南、贵州的彝族进入封建社会时，凉山彝族仍处在奴隶社会中，并且一直延续到新中国成立前夕。在漫长的奴隶社会中，凉山家族林立，巫术盛行，医药发展很艰难，不多的医药知识七零八落地流散在民间，现列举《造药治病书》《彝族医药》和《斯色比特依》中收录的疾病，对四川彝族的疾病作一介绍。

（一）《造药治病书》

《造药治病书》发掘于四川凉山彝族自治

州甘洛县。原彝文书名"此木都且"(音译),意为"造药治病解毒"。全书共 19 页,用凉山彝文书写,自右向左横书,共约有 6 000 个彝文字,译成汉文约 1 万字,书中大部分是关于医药的叙述,夹有少量巫术咒语。书中共收载疾病名称 142 个,所载病名多为凉山彝族当时的常见病和多发病,是记录凉山彝族医药知识的宝贵遗产。

《造药治病书》中收录的疾病,有些可在中医中找到对应的病症名,有些仅是一组症候群,只能在当地民间汉族草医中找到近似或相似的俗称症名,有些一时无法找到能用汉语表达和描述的恰当的名称,仅作相应的诠释。举例如下。

(1) 羊毛针痛:彝族称"斯尔果"。羊毛针,是羊蹄分叉处的刚毛。该病是因误食羊毛针而致病,症状为心口窝(上腹中部)痛。

(2) 鬼蛊痛:彝族称"古那"。是指一种来势猛、发病部位感觉极痛的病。

(3) 粘毛疮:彝族称"玛瓦依那"。为一种中型大疮,有脓,接触汗毛就能被传染。

(4) 尔则疮:彝族称"尔则"。为一种疮,病因是被秒目所见。

(5) 变色疮:彝族称"粗呷邪呷"。为一种类似湿疹的皮肤病。像麻风,但不是麻风,症状特点是皮肤发痒而变色,虎口肌肉不萎缩。

(6) 巴骨疮:彝族称"瓦勒都"。为一种大型脓疮,紧贴于背部、手部或足部,结核样,流脓,数年不愈。

(7) 中肥毒:彝族称"希罗果则"。为一种肿痛症状,直译为"屋檐水中痧虫咬手脚而中毒"。

(8) 传染病毒:彝族称"古那巴那"。泛指传染病。

(9) 麻脚症:彝族称"戳别"。为一种烈性传染病,发病后手脚麻木,传染性强,很快死亡。1943 年曾在凉山甘洛流行。田坝(甘洛的一个区)人几乎因该病死光。

(10) 蛊毒:彝族称"斯则"。症状为腹痛胀,不食,渐瘦,腹大,直至死亡。

(11) 石惹毒:彝族称"卡梯"。为一种症状,足部红肿。认为是人踩了毒蛇爬过的石头而致中毒。

(12) 小风丹:彝族称"额图"。为一种类似荨麻疹的皮肤病,全身可见小疹点,痒而无脓。

(13) 水饮食:彝族称"额过多"。为一组症状:夏秋饮生水过多,腹胀、腹痛、不想吃饭。

(14) 蛊胀:彝族称"果罗勒里"。为一种肠胃病,腹胀、腹痛。如食带土腥气的食物(如马铃薯等),会导致发病和加重病情。

(15) 盐巴咳:彝族称"扯弱"。因吃盐而致或加重的哮喘病。

此外,书中还描述了不少迷信色彩较浓的疾病,多与鬼神魂灵有关,反映了彝族原始宗教时期自然崇拜和万物有灵的思想对医学的影响。举例如下。

(1) 尼格:为某种野兽(虎、熊、猴)死后的骨头走动,而致人病。

(2) 斯古:树遭雷打后,灵魂仍在,如人砍其树作柴烧,必致四肢无力的病。

(3) 山神:人若不敬山神,会致耳鸣眼花。

(4) "则若"山神作祟:可使人疯傻。

(5) 搬弄是非鬼作祟:人丁不兴,五谷不丰。

(6) 乱坟堆中鬼:致娃娃生病。

(7) 锅庄神:致人腹痛,身痒。

(8) 库马扎:家具鬼被压,致人口眼痛。

可以看出,《造药治病书》中也是采用了"一病一条,按症记药"的方式来记载医学知识,书中有 142 种疾病的 250 处记载,其中人患疾病 135 种,兽患疾病 7 种。人患病症大致可分为 10 类,分别为:痛、伤、虚、风、疮、毒、泻、滞、咳、产。其中痛 28 种,疮 19 种,伤 18 种,风 15 种,毒 15 种,虚 14 种,滞 10 种,产 6 种,泻 5 种,咳 5 种。

痛类病症:是指身体某一个或几个部位非外伤性的,且主要症状为疼痛的一大类疾病。很难用中医或现代医学的术语来描述它。这类病种大部分是以部位疼痛来命名,也有的以病因痛来命名。而病因中,有明确的,如蛔痛、饮生水腹痛等;也有不明确而归于鬼怪的,如"鬼蛊""中阴箭"等。

疮类病症:是指身体表面有可见的病灶感染,并伴有溃、脓等现象的一类病症。

伤类病症:是指有明确的外因(如铁器、异物、毒蛇)对身体所致的物理性损害,并常伴有肿、痛、流血、骨骼损坏等现象的一类病症。

毒类病症:是指有毒物质(有形的或无形的)或刺激性物质与身体接触或进入体内所造成的伤害。

风类病症:是指一些传染性致病体或刺激性物质或精神因素对人体造成的损害。变化莫测,来势快,又无明显可见病因,如无形的"风"一样。

虚类病症:是指功能低下,表现出衰弱疲软或老化萎缩的病症。

滞类病症:指体内有明显滞胀现象的病症。以消化道疾病为多。

泻类病症:指有明显泄泻现象的病症。常包括肠胃和肾脏方面的病症。

咳类病症:指有咳、喘现象的病症。以呼吸系统为多。

产类病症:与妇女生育有关的病症。

(二)《彝族医药》

《彝族医药》是四川彝族医药传承人阿子阿越自 1986 年开始,对四川凉山境内外 15 个县市的部分区乡的彝族民间医生进行实地考察、采访所搜集到的资料进行分析、归纳、整理,并结合云、贵、川有关历史文献编写而成。《彝族医药》收录近 200 种疾病,并将这些疾病分为内科疾病、妇科疾病、儿科疾病、眼牙喉病症、外科病症、预防部分和兽医部分。书中对每种疾病以病名为题目,对其病因、病症、诊断、治疗、方药、疗效、禁忌等进行了介绍。病症如有西医或中医病名相对应,则病名书写附有彝文、音译和意义,没有相对应的病名则仅附病症彝文和音译。该书对病因、病症的解释较为详细,作者考虑到该书读者多数可能是彝族,故在编写时多用地方土语,意在通俗易懂和保留原有民族特色。该书中收集到的凉山境内部分地区彝族民间常见病证如下。

(1)风证:病因兼病名。认为所有的疾病都由风引起。共分为山风(游风)、火风、水风、岩风、冷风、雪风、神风、风湿 8 种。风证多具有起病急、传变快、部位不定特点。症见发热,恶风,恶寒,肌肤红、肿、痛、痒,头、身、肢、肌肤、骨头骨节痛,手足麻木不仁,抽搐,呕吐,腹痛,腹泻等。

(2)箭证:由风引起,又分为游风箭、神风箭、火风箭、水风箭、岩风箭、冷风箭、雪风箭。彝医认为,各种箭邪均可伴随着各种风邪来伤害人体。

(3)毒证:具体有水毒(污水)、火毒(天火、明火、风火)、虫毒(毛毛虫、蜈蚣,蛇、蜂、蜘蛛等)、铁毒(刀枪伤、铁捞、磨刀石水)、石毒(石头伤、跌扑伤)。此外,还有酒毒、草乌毒、糖精毒、菌子毒等。

(4)邪毒气:邪气,有山邪、岩邪、岩洞邪、树洞邪、箭邪、水邪、冷邪、暑邪、火邪,秽邪、鬼邪等 11 种;毒气,有污泥毒气、污水毒气、湿毒气、坟地毒气等 4 种。

(5)蛊证:彝语称"比斯"和"都"两种,"比斯"包括蛇、蚂蟥、牛皮蛊,系人为致病,将特制

"蛊毒"放置冷食物中请人吃。主要表现为腹胀腹痛,呕吐,纳差,脸色发黄,并逐渐加重而消瘦无神,脉迟,体温低,大便时下血水,治不及时可致死亡。死后焚尸(或尸检),可见肝脏腐烂,或有小蛇、蚂蟥等物。"都"包括牛、羊、鸡蛊邪,系彝族祖传"鬼邪",专由妇女传害他人。主要表现为眼睛突然红、肿、痛(单侧),可致失明,也有腰、腿着蛊邪而痛折者。

(6)虫证:有细菌虫、寄心虫、蛔虫等。

(7)尔证:彝族认为是一种附于人身的"馋鬼"。其症状是好吃(想吃肉,且必吃足),懒做,嗜卧倦怠,有气无力,婴幼儿或幼畜体弱者,一旦被带"尔"的人遇见,即刻发病,甚至死亡,身上有疮瘢者,突然剧痛起来。

(8)麻风:麻风分蛙、蛇、猴、鱼、蜂5种。由麻风虫传入人体血脉而发病,潜伏期1~5年。其症状是:初起脸色变白,微浮肿,全身发热或时热,骨感冷浸,全身持久微痒,眉毛渐脱。患"蛙麻风"则身肢溃烂,指趾脱节,脸肿色黑,但眉毛不脱落。

(9)色劳证:由于性交时受惊,或同房后马上喝冷水、蹚冷水、过河引起。症见双侧少腹部粗而硬的束(索)状色块,疼痛难忍,甚则尿闭,点滴不行。多见于男性。

(10)月劳证:因经期、产后来满月而同房,死血内停所致。症见经血、小腹有硬块,自觉有胎动,有妊娠反应,甚则长出鼠形红色小动物。

(11)虚劳证:出于劳累及饮食起居无常,引起消瘦无力,生育能力下降,妇女经带异常等。

(12)干枯证:由房事过多或同房后即刻干重活、蹚冷水、被雨淋引起。症见头昏眼花,恶风恶寒,全身厥冷,神差;继而消瘦,皮肤干燥,口唇干裂出血或翻起,眼睛发黄,头发干枯;男性见虚怯、阳痿,女性见经闭、不孕等。

(13)闭证:分尿闭与经闭。由于劳累中同房,同房中突受惊恐,劳累中小便或外伤引起,使尿路受到挫闪,以致小便点滴不行为尿闭。经闭分先天性闭经与后天性闭经。先天性闭经多因胎中母亲忧思恼怒、劳累,以致内体虚弱,影响胎儿正常发育所致;后天经闭为妇女本身虚劳、情志不遂等原因引起。

(14)崩证:有白崩与红崩。白崩为虚劳气陷或湿热下注引起,不论男女,量多染床铺。红崩为虚劳、子宫下垂、宫口不闭或子宫左右倾倒引起,量多,势急如垮山。

(15)霍乱证:彝医认为这是风雨引起的一种急性传染性证候病。主要表现为恶寒发热,头身痛,吐、泻,脚肚子翻转。

(16)麻脚证:这是风邪引起的一种急性证候病,起病急,死亡率高。症见唇紫目呆,头身痛,继而眼皮翻,抽搐,脚肚子翻转,昏迷或突然倒地死亡等。

(17)伤寒缩阴证:喝进冷风,引起突然腹痛,脸青,全身抽搐,昏迷,生殖器往腹内收缩,一旦缩进腹腔即死。

(18)伤证:分刀、枪、虫、兽、跌、打、烧、烫等。

(19)疮证:分小疮(粟粒型)、大疮、黄水疮、九子疡、杨梅疮(梅毒)、无名肿毒等。

(20)癣证:分黑癣、白癣、铜钱癣、米汤癣等。

(21)传染病:分接触传染与遗传。接触传染的病有麻疹、水痘、流感、伤寒、麻脚证、癣证、疮证(疥疮、黄水疮、粘毛疮等)、脑膜炎等;九子疡、杨梅疮等为遗传病。

(三)《斯色比特依》

《斯色比特依》是在凉山州发现的一本彝医书,全书均用凉山彝文书写。彝族认为"斯色"的疾病属中医的风湿一类疾病。"斯"是神灵,"色"是游荡,"斯色"即游荡不定的神灵之意。故称天气、山气、地气、水气等所引起的疾病为"斯色"病。《斯色比特依》比较详细地论述了"斯色"病的起源、传播及如何驱赶这些病邪的方法。

据《斯色比特依》记载及民间认为,在风、云、雨、雪、雾、雷电、高山、平坝、土、水、海、河、大森林中,白杉树、泡杉树、松树、杜鹃、栽秧果树等绿叶树中,以及蝇、蛾、蝉、蚊、蚯蚓、花牛儿虫、老母虫、毛毛虫、雷公虫、四脚蛇、蛙、蛇、野鸡、鹏、鸟、松鼠、老鼠、兔子、獐子、麂子、鹿子、狐狸、犀牛、死人、死畜等身上,皆附有"斯色补丝"(病邪)。这些"斯色补丝"不断传衍、分支,已达 99 支。其中,森林、杉树林、绿树下、岩洞、高山等处是它们古老的基地。这些"斯色补丝"变化无穷,到处飘游,无论毕摩怎样乞求、咒骂、追赶都无用,大家放火烧山,将它们驱赶、烧死。远古时期,当彝族先民对"斯色"病症尚无有效的方法和药物时,只能靠毕摩念经治病,但后来毕摩治不好,于是就放火烧山以驱赶和烧死这些病邪。在长期与疾病作斗争中,彝族先民们不断发现和观察,积累了较多的经验,从而对"斯色"的病因、病机、病状及预后均有了一些认识,并由此而不断发现和发明了防治措施及药物。

三、贵州彝族医籍中记载的疾病

《启谷署》源于彝文古医籍,彝音《医药书》。《启谷署》是黔北和川南毗邻地区的彝族毕摩历代独自掌管和运用中草药配合治疗各类疾病的一本彝文手稿。《启谷署》是贵州仁怀县王荣辉保存的一本彝族医药古籍手抄本,有据可查已保存了六代。虽然《启谷署》的成书年代不详,但从沿袭传授的时间推算应在清康熙三年至雍正七年(1664~1729 年)间。

王荣辉将祖辈遗存的彝文古籍进行翻译整理,编纂成 5 门,37 类,263 个方剂。其中,

内科门有传染病类和呼吸、消化、循环、泌尿、生殖、精神等 7 类 76 方。妇科门有调经、带下、妊娠、产后、乳症、杂病等 6 类 40 方。儿科门有传染病、胃肠炎、疳积、杂病等 4 类 19 方。外科门有痈疽、结核、疔疮、梅毒、疥癣、黄水疮、臁疮、跌打损伤、虫兽伤、破伤风、烫火烧伤、头面疮、肾囊、疝气、杂症等共 15 类 77 方。五官门有割耳疮、眼病、口齿、咽喉、鼻病等 5 类 5 方。在编排方法上基本按照原始本,在剂量上根据现在的常用量进行补充。在 263 方中,治"伤体""伤脏"的药方就占 153 方,占总方的 60%。可见彝族对"五体损伤"确有独特经验。现将《启谷署》中所收载的疾病、方剂、治法、用法简单选取,列举如下。

(一)内科门呼吸系统疾病

1. 咳嗽

(1)肺虚咳嗽

处方:野党参 200 g,黑芝麻 100 g,石膏 100 g,霜桑叶 200 g,枇杷叶 5 g(去毛),柴胡 250 g。

制法:共为细末。

用法:每次服 5 g,如痰多,加川贝母 15 g,瓜蒌仁 15 g,水煎兑前药粉服之。

(2)咳嗽吐痰,日久不愈

处方:宝株梨 1 500 g,川贝母 50 g(研细),阿胶 50 g,蜂蜜 100 g。咳嗽吐血,加白及粉 50 g,不吐血者则不加。

制法:将梨切片放铜锅内,加水适量,煮浓汁用细纱布滤去渣,再将梨汁放铜锅内,连同贝母、胶蜜合煎成膏。

用法:每天 3 次,每次 1 汤匙,开水冲服。

(3)咳嗽气短

处方:雪梨、白藕、白萝卜 250 g,橘红 10 g。

制法:共熬入白蜂蜜 500 g,核桃仁 200 g,调匀。

用法:临睡时服 1~2 汤匙。

(二) 妇科门月经类

1. 月经不调

主症:月经不调,或多或少,错前错后,经来时腹痛腰腿疼,多年不孕。

处方:牡丹根(红花者)15 g,醪糟(甜米酒)200 g 左右。

制法:前药同醪糟煎好后分二次服。

用法:每月月经来时服。

2. 血崩

主症:血崩。

处方:生地榆 100 g,大生地 50 g,广三七 5 g。

制法:同苦酒煎。

用法:分二次服用。

3. 月经淋沥不断

主症:月经淋沥不断,午后潮热面黄。

处方:归脾汤内用土炒于术,另加阿胶 25 g,用蒲黄炒珠(但不用蒲黄)。

用法:水煎服。

说明:如患者出现脉浮数、口干、善怒等症,去黄芪加丹皮、栀子。

归脾汤:炙黄芪 16 g,党参 15 g,土白术 15 g,当归 15 g,茯神 15 g,远志 5 g,炒枣仁(研末)15 g,龙眼肉 7.5 g,炙甘草 7.5 g,木香 5 g。

从《启谷署》书中记录的疾病、治法和方剂可以看出,《启谷署》的疾病分类、疾病症状与中医十分相似,处方中的药物多为中药,治疗方剂中有引用中医归脾汤加减,食疗方剂也和中医十分类似。可以说《启谷署》是彝族医学和中医学相结合为主要内容的彝文古籍,它吸收了较多的中医单方、验方、成方及彝药方剂成书,摆脱了彝药原始、简单的配伍形式,将方剂的配伍提升至比较完善的阶段、多剂型用药、外治特色。可以看出在成书之际,当时的彝族聚居区彝汉两族的经济文化交流应该十分频繁,彝医与中医的医学交流已经非常深入。

第五章

疾病的病因与诊断

第一节　疾病产生的原因

病因是引起疾病产生的因素，是概括疾病发生规律、发病原因的理论，对于研究疾病的致病因素、致病特点、临床表现及指导诊疗具有重要的意义。彝族古籍中很早就记载了彝民对于病因的理解和描述，这些原因中，一方面是由外部的毒邪所致，另一方面是由人体的气机失调和脏腑功能紊乱所致，前者为外因，后者为内因。如《勒俄特依》中认为风是产生千万种毒的主要因素，而毒是产生病邪的原因。书中记载："吹风成了气，吹风成了力，吹风成了毒，成了千万毒，所有病邪从此来。"《宇宙人文论》说："眼看不见是浊气感染；耳听不见是秽气充塞；口讲不清，是邪气梗阻。"《劝善经》指出："吃各种食物不注意会生腹泻。"以上这些都是外因致病。内因如劳倦、脏腑功能失调等，也会引发疾病，如《宇宙人文论》说："脑髓经络和脾胃相连，所以脾胃湿浊会引起头痛、出汗、流涕"，"若肾水往上泛滥，与心火不相容，就形成头痛发热"。此外，彝医认为身体的强弱对疾病的发生、发展有着重要的影响。

《劝善经》说，"人生下来就骨肉结实的，见漆不过敏，接近疮不染疮，接近麻风不传染；人生下来就是骨肉孱弱的，见漆就过敏，接近疮就被传染，接近麻风就染麻风"，可见，彝医已经发现人体免疫力的强弱对于是否发病有着重要的影响。

彝医认为人体疾病的致病因素，大致可以分为邪、毒、伤、祟四种。

一、邪

彝医把通过自然环境中的气体传播的致病因素归为"邪气"。气体的流动产生风，故邪中风邪最多，《物始纪略》中记载："很古的时候，风吹疾病来，疾病漫人间，疾病真可怕，医也医不好，治也治不了。"可见，彝族人民对风邪的恐惧很深，风邪分很多种，裹挟寒气的为冷风，裹挟雪的为雪风，来势暴烈的为暴风。这些风邪还包括游风、火风、水风、岩风、神风、狂风、扫地风等。风证多具有起病急、传变快、部位不定的特点。临床症见发热，恶风，恶寒，肌肤红、痛、痒，全身肌肤骨节疼痛，手足麻木不仁，抽搐，呕吐，腹痛，腹泻等。风邪还会产生一种箭邪，这种箭邪并不是指被弓箭所伤，而是从风湿邪气里分支出来的，又称"斯别色别"。古彝文史书《勒俄特依》中记载："箭证的根源从天来，最先掉在黄云中，黄云中呢掉在白云中，白云中呢掉在黑云中，黑云中呢掉在'土儿山'顶上，'土儿山'顶呢箭邪分散到各方。"彝医认为箭邪均由风射进人体致病，患箭证多与患者的本命所在方位及强弱有关。如某人正处于本命弱之年，就会因为两个对立位的箭邪对射而易受伤害。若朝相对的方向走，尤其是出远门，箭就会从其身体的正前面射进，若朝相反的方向走，箭就会从其身体的背面射进。箭证由风引起，又分神风箭、游风箭、火风箭、水风箭、岩风箭、冷风箭、雪风箭。除了风邪外，不适合人生产生活的环境也会产生致病的邪气，如瘴邪、洞邪、崖邪、林邪、草邪等。

二、毒

"毒"主要指含毒物质，人体摄入或接触后会引起机体和脏器组织损伤或发生病变。毒也属于彝医毒邪中的一种致病因素，通过染毒途径的不同主要分为脏毒和肤毒。脏毒是指致病的毒先侵犯脏腑器官然后发病，主要有饭毒、菜毒、水毒、蛊毒、酒毒等；肤毒是指致病的毒先侵犯肌肤然后发病，这些毒主要有虫毒、蛇毒、蛙毒、兽毒、蜂毒、禽毒、铁毒（刀枪伤、铁捞、磨刀石水）、石毒（石头伤、跌扑伤）等。毒是彝族重要的致病因素，容易造成许多严重的皮肤病及消化道疾病。

三、伤

伤多指致病因素对身体的损伤，分为暗伤和明伤两类。明伤大都与狩猎、农事、采野、打架、械斗有直接关系，对身体造成直接创伤性伤害，如刀伤、斧伤、箭伤、矛伤、剑伤、飞石流弹伤、滚木伤等。暗伤多与身体的劳损和内在伤害有关，这些伤害或消耗人体的气血，或造成身体阻塞，或损伤人体内部的组织器官，虽然没有明显的外在创伤，但仍然影响人体的健康，这些暗伤包括劳伤、挫伤、扭伤、跌伤、血伤、神伤、房伤和食伤等。

四、祟

祟是指鬼神害人致病。彝族先民对疾病的认识起初是朴素的、唯物的，不受鬼神的影响，疾病名称往往同病因连在一起，如蜂螫伤、草乌中毒等。随着疾病的不断出现，滞后的生产力和有限的医学知识使得彝族先民很难理解这些疾病发生的原因，于是在原始宗教的影响下，就必然地附上唯心观点，认为鬼神可以致病。在众多的鬼神中，常使人致病的神有天神、雷神、山神、地神、水神、家神等。常使人致病的鬼有人鬼、水鬼，以及蛇、蛙等动物鬼。彝族认为人死后，灵魂游荡在世上，一旦附于人体便会致病。这些致病的鬼，一般以患某疾死去的灵魂命名，如疟疾鬼、吊死鬼、蛊鬼、出血鬼、生疮鬼、麻风鬼等。彝族还借用动物死后的灵魂来联系某种疾病，如认为麻风病是蛇鬼缠身，肺病是猴鬼缠身，小儿抽筋、口舌溃烂是狗鬼缠身等。这种神鬼作祟致病的思想有其迷信的一面，但另一方面，从肺病鬼、胃病鬼、肝病鬼等疾病命名方式可以看出，彝医已能够区别不同脏器的疾病。从麻风鬼、风湿鬼、生疮鬼的命名方式可看出，当时的彝医已经可以鉴别不同性质的疾病。如果揭去鬼神的外衣，那么剩下来的内核则是客观的、真实的、唯物的彝族医药中对疾病的初级认识了。

此外，彝医还认识到，疾病是会发展变化的，人患病后如果得不到及时的治疗，一种疾病会引发其他的疾病，《物始纪略》记载："病根变化快,一病变百病。"彝医认为当病人患病情况复杂时,治疗一定要能分辨最初的病根。

第二节 疾病的诊断方法

诊法即诊断疾病的方法,医生通过对患者身体状态和患病情况进行了解和掌握,得出客观全面的诊察结果,再根据诊察结果做出正确诊断。彝医认为准确的诊断对于治疗的重要影响。据《彝族诗文论》载,在魏晋、南北朝到唐代(220～618 年),彝族曾出现一位大毕摩举奢哲,他是受人拥戴的经师、文学家和医学家。举奢哲认为,诊断疾病时,就须查病根在哪里,"一切要搞清,药方验应。如要查病根,需要看病人,病人五官呀,五官要看清。要查病根呀,需要看眼睛。好人眼睛呀,多数是这样:眼睛清汪汪,眼珠亮晶晶。病人的眼睛,多数是这样:有的青碌碌,有的红丝丝,有的白翻翻,有的黄秧秧,有的黑沉沉……所以行医人,个个要细心。细心去诊断,多方找病因。病情查明了,才能治好病。"

彝医看病,多用望诊、闻诊、问诊、切诊、手诊、取象诊断等方法,来发现疾病的线索,现将这些诊断方法介绍如下。

一、望诊

望诊以望面色、望形体为主,认为人体气血不足可通过望面色等而得知。在《西南彝志·论人体气血》中说:"(气血)有无循环,历来看面部,是能看出的。"而先天正气的强弱,可通过望形体肉虚实而得知。望诊能分辨人体的气血强弱、分辨疾病轻重及预后,《彝族医药》中记载的凉山彝族的望诊方法,列举如下。

(1)望患者形体、精神、肤色、白睛色泽、翳膜血丝、指甲色泽,以判断人体的气血情况。

(2)望舌色、舌苔、舌下脉,以判断病情、病程和身体瘀堵的情况。

(3)望头发光泽,发根有无水珠,以诊查血枯程度。

(4)望耳后血丝颜色和分岔情况,以诊查儿科病情。

(5)望患者十指尖放出的水质,以断水肿轻重及预后。

(6)望膝弯、血脉变粗而黑为瘀血(多为腰扭伤等)。

(7)在患者背上喷酒或水,察看其汗毛,若交织者为已中狂犬毒。

(8)用火罐拔取患者胸、背的血,放入盆中,查看狂犬病毒的深浅变化。

(9)拔取痛位的血,水洗观察,以辨所中的阴箭是什么箭。

(10)望口痰、脓血、二便。

(11)通过望患者白睛上的巩膜、血丝,查肺结核及肝病的深浅和病程。

二、闻诊

闻诊通过闻气味和听声音来诊断疾病的方法,听声音主要是听患者呼吸声、呻吟声、肠鸣声、说话声等声音来判断疾病和病情。例如,听到喘息、哮鸣、咳嗽,则代表患者有肺部疾病;如果听到患者频繁出现打嗝、肠鸣,则代表消化道有疾病;如果听到患者有呻吟声,则代表患者疼痛。闻气味,主要通过鼻息获取患者身上的气味进行诊断。例如,患者口中发出酸味,一般是胃部运化不佳的表现,体表散发酸味,大多因出汗过多;若患者口中有腥味,大都由于肺部疾患所致,体表有腥味,大多是因为身体表面的疮痈疔疖分泌物所产生;患者身上有臊味,通常是小便失禁的结果;有恶臭,通常是疾病沉疴的预兆。

三、问诊

问诊是通过对话向患者及其知情者查询疾病的发生、发展情况和现在症状、治疗经过等,以诊断疾病的方法。彝医一般会询问患者的病史、家族史和发病原因,询问起病的最初时辰,起病时的自我感觉和主要症状,还要询问发病后的身体变化、饮食情况、睡眠情况及大小便情况。还有一些针对特殊疾病的问诊,比如,令患者吃生黄豆,查问其味觉,并观察其症状,以辨是否中狂犬病毒;令患者吃生魔芋,查问其味觉及感觉,以辨是否是"羊毛针痛";煎鸡蛋给怀疑已中蛊毒的人吃,以辨是否已中蛊毒等。

四、切诊

切诊包括按诊和切脉。彝医的按诊主要是通过按摩脘腹部来检查包块和胀满,通过按摸小腹部的柔软与丰满度,来判断生育能力,并查有无包块及其形状、大小、软硬。切脉是通过按触人体不同部位的脉搏,以体察脉象变化的切诊方法。因为脉象的形成与脏腑气血密切相关,若脏腑气血发生病变,血脉运行就会受到影响,脉象就有变化,故可以通过脉象的变化诊断疾病。

《彝医揽要》中记录了彝族的"五脉"诊法。其中火脉主心,在颈部,锁骨上方稍后的血脉搏动处;木脉主肝,在肘部,肘窝内侧稍靠后方;土脉主脾,在腕部,腕关节后内侧上缘;金脉主肺,在腹部,剑突下方,体质消瘦的患者也可在脐下触及;水脉主肾,在踝部,内侧踝关节后缘。因为在"五行"学说里,土是管中央的,因此土脉除了反映脾脏的情况外,也同时反映了患者的整体情况。切脉时需要患者仰面平卧,静心养气,均匀呼吸,手脚自然伸展,手掌朝上,脚跟朝下,四肢不弯曲,躯体无负重。禁止在剧烈运动后、酒后摸脉。医生切脉时将右手示指、中指、无名指并拢,中指微屈,使三指指端成一条线。用指端触按脉点,以中指得到的感应为判脉依据。医生通过手指感应到脉的位置、力度、频率和节律等信息来判断患者的疾病和病程。脉象的力度是用大脉、小脉区分,大脉是指脉搏跳动洪、实、有力;小脉指脉搏跳动低、沉、无力。脉象的频率是用走脉、跑脉区分,走脉指脉搏跳动正常,或略为缓慢;跑脉指脉搏跳动较正常为快。脉象的节律用踢脉、跳脉区分,踢脉指脉搏跳动像踢毽子一样,节奏均匀,有规律;跳脉是指脉搏跳动像跳高、跳远一样,跳跳停停,停停跳跳。

五、彝医手诊法

《云南彝医药》记录了彝族的手诊法,彝医认为由于"手掌部位-八卦方位-人体脏腑"三者之间存在映射关系,所以观察手掌不同部位的情况能够了解人体脏腑的情况。这种诊法可以说是全息生物学理论的一种运用,即局部的信息可以反映整体的生命信息。(图10)

(1)艮位及掌心:五行属土,乃胃、胰、脾、大小肠等消化系所主,此部丰满红活,提示消化器官健旺,消化吸收功能良好。若出现青黑色或青筋浮露,则消化吸收功能差,提示患消化系统疾病。

(2)巽位:肝胆系统所主部位,亦兼主胃。若该部缺乏丰满红活,出现陷落、松弛、浮肿、纹路乱,则提示存在肝、胆、胃脏器的疾病。

（3）坤位：为生殖器官及肺呼吸系所主部位。出现杂色，缺乏丰润红活及乱纹，提示生殖系、呼吸系病变。

（4）震位：为肾、膀胱泌尿系、生殖系所属部位。兑位属肾及呼吸系统所主。上述二区色欠红活润泽，有杂色杂纹，提示肾、生殖系病变。掌心（明堂），除胃肠消化系所主外，尚属心血脉系、脑神经系所主部位。明堂青暗，提示近期发病；明堂蒸热，其色红赤，乃清气有余，火热毒证，多见于急性发热性疾患，临床可见火热毒炽盛，舌苔黄，以及面赤、耳鸣、手足颤动等症状，或虚火上炎，见于自主神经功能失调，慢性消耗性疾患；明堂冰冷，其色苍白，乃心、脑、胃俱不足，多清气亏虚证、血虚证及虚寒证，也可见于男子阳痿、女子不孕等。提示心血脉系、脑神经系及胃肠消化系功能减退或病变，亦见于内分泌功能不足。

（5）离位：五行属火，属心血脉系所属部位。若现杂纹杂色，多主心血脉循环系统病变。出现星纹，多患高血压病。靠近小指的部位乃视神经、脑神经、运动系所主，有杂色杂纹或岛纹（由天、人、地三大手纹中的任何一纹交汇形成的椭圆状形），多见于神经衰弱及眼疾。

（6）坎位：五行属水，乃肾膀胱泌尿系及生殖系所主部位。出现杂色纹，多见于上述二系统脏器的病变。若坎位生命线终点有斜线横断，多见于女子不孕，兼有性线（小指根掌侧纵纹）紊乱，小指短小，拇指短而指甲宽短，个子矮小，更有诊断意义。如有三条青筋，自手腕内侧正中穿过坎位，亦主生殖系病变或女子不孕。

（7）乾位：如此处有欠于丰满红活，有杂纹、岛纹、杂色，提示呼吸系统、肾膀胱系统、生殖系统病变（因该部位属此三系所主）。

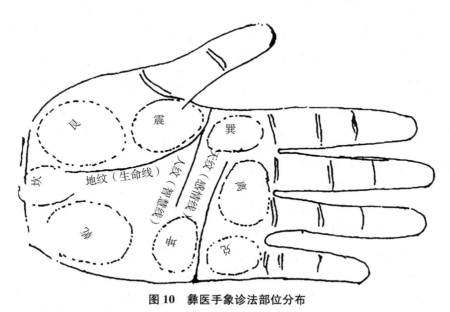

图 10　彝医手象诊法部位分布

六、取象诊

《彝族医药》中记载了凉山彝族的三种取象诊断法。

1. **剖鸡取象**　这是一种巫医结合的诊断方法。取 1 只 1 斤（500 g）左右的红皮或白皮鸡（黑肉鸡不行），鸡嘴撑开，令患者对鸡口哈气 3 次后，将鸡在患者遍身滚扫一遍，如此反复 3 次。

过 10 分钟左右,即将鸡头浸入水中闭死,然后扶鸡头开始剥皮、剖胸腹,进行观察,视其皮肉、内脏形态(如瘀肿、坏死等)来推导病情。

2. 滚蛋取象

(1) 先将鸡蛋尖部用针钻一小孔,令患者哈气入内,连哈三口气,然后医者手拿着鸡蛋,边念经就边在患者身上滚扫,2 分钟左右即将鸡蛋打入碗中观察来推导病情。

(2) 用刺竹叶把鸡蛋包扎好,拿在患者身上滚扫后煮熟又滚。反复滚 3 次剥开看,若是被阴箭所伤,就有一条黑色或红色浅条贯穿蛋白和蛋黄。

3. 剖羊取象　用一只羊,大小及颜色不论。令患者哈气入羊口内,然后将羊抱起,在患者身上滚扫,反复做 3 次后,将羊杀死,剖开,观察其内脏。尤其是吹气入羊气管内,使肺脏胀大观察,更显而易见。小猪也可用来取象诊断,方法同上。

第六章

疾病的治则与治法

第一节　彝医的治疗原则

治则是治疗疾病时必须遵循的法则,是对临床具有普遍指导意义的治疗规律。彝族的治病原则是在彝医的生命观和疾病观的基础上建立的,归纳有以下几点。

（一）治病除根

彝医认为人体因各种病因引发疾病后,这个最初的病因和疾病如果不祛除,就会不停地演变形成新的疾病,故治病一定要分辨病根、祛除病根。《物始纪略》中记载:"很古的时候,风吹疾病来,疾病漫人间,疾病真可怕,医也医不好,治也治不了。病根变化快,一病变百病。"可见彝医认识到,不除病根,疾病会迅速变化发展。祛除病根是治疗的目的,诊断是为了找出病根,对症用药是为了祛除病根,彝族历史上的大毕摩举奢哲写道:"世间有病人,多少人生病!人病就要治,如何除病根?要说难说清……有些疾病呀,药物用错了,难以除病根……诊断疾病时,就须查病根,病根在哪里?一切要搞清……病根已查清,使用药物时,用药需对症,百病能根治,不言自然明。"

（二）"窝病"统治

彝医认为,人体的不同部位患病会出现不同的症状,这些症状不是孤立存在的,是由病根统一引发的,因此治疗时要一"窝"病统筹治疗,而不是只治疗其中的某一个症状。例如,彝医治疗骨折,在传统手法复位之后,要施以活血化瘀、补肝益肾、强筋壮骨,甚至软坚散结的药材,就是依据"窝病"统治原则。骨折虽然是局部的问题,但因为局部的骨折涉及整体,局部的疾患影响着整体的健康。这种情况在临床上比比皆是,彝医书籍中记载的疾病也经常以窝病的形式出现,如《彝人病痛药方》一书中记载一病为"腹中雷鸣,又有点泻,不想饭吃"。所以只有遵循"窝病"统治的原则,才有可能在最短时间内获得最理想的功效。

（三）剂量统调

现在已经翻译成汉文的彝文医药文献的处方中,我们只看到记载药材的名称,而不见记载药材的剂量,因为彝医认为药物的剂量要因人、因症候、因时而变。《红河彝族辞典》上说:"在用药上遵循象形同性的原理而外,又按月、日、时辰进行调药的量,或者变换方子。同一种病在不同的季节、月份、日辰,不同的人和不同的性别年龄,使用的药物和用量也不相同。"疾病是不断在变化发展的,人与人之间也存在着性别、年龄、体质、患病深浅等方面的不同,所以彝医认为应该统筹考虑后再确定药物剂量的多少。

第二节　彝医的治法

彝医没有系统的治法理论,在翻译整理的彝族医籍中,大多为以症带方、以方带药的记录方式,在对彝族方药进行整理研究后,将其中记载的治疗方法归纳于下。

一、汗法

汗法是开泄汗腺,逐邪外出的一种治法,其主要作用是从肺、皮肤系驱除侵袭体表的外邪。

1. 适用范围　汗法除适用于一切外感疾病初期外,还适用于水肿和疮疡病初起,以及麻疹将透未透的阶段。

2. 运用方法　汗法主要适用于风邪初起的病证。

3. 注意事项

(1)凡剧烈吐下之后,以及耗气、伤津、亡血等,原则上都在禁汗之列。如必须使用汗法时,则应配合益气、滋浊、养血等其他方法进行治疗。

(2)发汗应以汗出毒去为度,不宜过量,以防气血过度消耗。凡在使用汗法时必须注意季节与气候的变化,不同地区环境的特点及体质强弱等。在选用药物和考虑剂量时,应根据具体情况适当处理。

(3)凡用发汗剂时,必须告诉患者,服药后应避风寒,忌食油腻厚味等物。

二、吐法

吐法即引导毒邪或有毒物质使之从口涌吐而出的一种治法。其主要作用是使停滞在胃中、胸膈的有形毒邪,从口中吐出,从而达到及时排除毒邪的目的,是一种急救的方法。

1. 适用范围　吐法适宜于痰涎壅盛,食积停滞胃中不化,欲有上涌之势,或误食毒物尚在胃中等疾病。

2. 运用方法　吐法多用于病情严重急迫,必须迅速吐出积滞或毒邪。

3. 注意事项

(1)吐法是一种急救方法,用之得当,收效迅速,用之不当,最易伤正。凡有下列情况的均不得施用吐法:①病势危笃,老弱而三气衰者;②诸失血者;③诸喘息不安者;④脚气上冲者;⑤妊娠或产后。

(2)凡服用吐剂,一般以一吐快,不宜反复使用。

(3)服催吐药后,应用消毒手指或用消毒压舌板探喉使之速吐。

(4)凡给予催吐剂时,应告诉患者,在得吐后需待片刻再进糜粥,禁食一切生冷硬物,且要谨避风寒。

三、下法

下路排毒系统包括肠道、肛门、肾与膀胱。

下法是攻逐体内结滞毒邪,通泄大便的一种治法,具有排除毒邪、推陈致新的作用。

1. 适用范围　下法适宜于邪在胃肠,燥屎停结,热毒内结于里,以及积水、蓄血、痰滞、虫积等疾病。

2. 运用方法　下法主要适用于里证,有寒下、热下、通瘀和驱虫等方式。

3. 注意事项

（1）下法如果用之不当,流弊很大。因此,运用下法时必须注意,老年人或身体虚弱的人,以及妊娠期间皆应慎用。

（2）下法应以邪去为度,不宜过量,使用下法时必须根据病情和患者体质,选用适当的药物和剂量。

（3）在使用攻下剂时,必须告诉患者服药的时间、应忌的事项、食物等。

四、温法

温法是祛除寒毒邪和补益清气的一种治法,其主要作用是温清救逆,温中杀寒,从而达到消除寒毒痼冷、补益清气的目的。属于彝医解毒法的范畴。

1. 适用范围　温法适用于寒毒邪入里,或由热毒证转变成为寒毒证的疾病。

2. 运用方法　温法主要运用于里寒毒证,但里证患者多有虚象,所以多兼以祛寒温清合用。

3. 注意事项　温法本为里寒毒证所设,凡有身体有热者应该禁用或慎用。

五、清法

清法是治疗热毒病的一种治法,具有清热降火、除烦解渴的作用。

1. 适用范围　凡热毒病患者。

2. 运用方法　适用于热毒侵袭气血及五脏六腑的患者。

3. 注意事项　身体虚弱或劳伤者禁用或慎用。

六、消法

消法适用于慢性疾病,如长期肝脾肿大患者、不宜用攻下者,以渐消缓散的方法来达到治疗的目的。

1. 适用范围　适用于气、血、痰、食所形成的慢性积聚或痞块凝滞等疾病。

2. 运用方法　适用于癥瘕积聚、气结血瘀、饮食停滞或虫积等病症。

3. 注意事项　消法虽不比下法峻猛,但用之不当,亦能损害人体。因此,气血虚弱、脾胃虚弱的人应该禁用或慎用。

七、补法

补法是补益人体气血不足,或补益某一脏器虚损的一种治法。补法不仅能使气血恢复,而且还有利于肃清余毒,能收到间接祛毒的效果。

1. 适用范围　补法适用于气血不足,体力虚弱患者。

2. 运用方法　补法是运用益气、强筋、补血等强壮的药物进行治疗,根据不同病情决定选用峻补、平补、缓补等不同的方法。

3. 注意事项　运用补法首先必须照顾胃肠消化系,如果脾胃不能运化则补剂都不能起到补益的作用。

第七章

彝 族 药 方

彝族先民具有较高的临床治疗水平和解决问题的能力，但由于历史、文化和阶级等因素，使得懂彝文、历算、医学的彝族人非常之少，从而也使得彝医学理论的传承非常困难。目前大部分彝医学文献的记载内容主要都以治病的方药为主，彝医学理论记载较为少见。值得庆幸的是，治疗疾病之根本手段即彝药的配方及使用得以保存下来，从中仍然可以总结、推衍出部分彝医的治疗法则。

彝医药的剂型有酒剂、散剂、蜜丸、水丸、锭剂、冲剂、磨剂和煎剂。在药物治疗方面，彝医喜用鲜品入药，并多以散剂服用，这与彝族地区药材资源丰富，新鲜的药材药效浓度较高，且服用简单方便有密切的关系。汤药是彝医方剂中比较古老的，且最简单、最常用的剂型。彝族习惯将"煎药"称作"煨药"，而且非常注重煎煮汤药所用的燃料，认为煎煮汤药不宜直接用柴火，特别是不能用马桑木、断肠草、闹羊花树等有毒的草木作燃料，以防有毒物质进入汤药中引起患者中毒，煎药应用木炭作燃料，最好是将药罐下半部埋于子母火灰中煨煮。煨药的器具应使用沙罐、土锅，这类容器传热慢，保温性能较好，性质稳定，不会与药物发生毒性反应。另外，药物煎煮前要加水充分浸泡，称此为"发药"，这样更有利于药中所含物质快速、充分地煎出。

在服药方面，彝医很重视酒的治疗作用，常常在服汤药时加入适量白酒，或在煨药时就加少量酒，特别是用于治疗跌打损伤、风湿疼痛等病症时，在具有活血通络、杀寒止痛的彝药中，加酒兑服最为常见。在服药时间方面，彝医认为治疗跌打损伤、风湿病的汤药，因方中常配入烈性药，故最好是在睡前服，如此可避免服药后吹风和触水，并强调服药前后应"忌嘴"（忌吃某些食物），这样能减少某些药物的不良反应，让药效缓慢发挥；而消食药和对胃肠有刺激的药，应在饭后服，使药物与食物充分混合而发挥药效。此外，服用祛寒药或解表药则提倡趁热服下，并于服药后静卧盖厚棉被"捂汗"，常汗后病愈。

彝族古代医药文献记录的疾病，有些可在中医中找到对应的病症名，有些仅是一组症候群，一时无法找到能用汉语表达和描述的恰当的名称，本章仅作相应的诠释。大部分彝医古籍只记录了药物组成和治疗方法，并未记录药物的剂量，后期在对古籍进行整理出版时，医药专家们根据自己的临床经验或常规使用剂量，对部分书籍中的药物剂量进行过补充。现代整理出版的彝族方药书籍则都标明了方剂中药物的剂量。本书中一些药方标有剂量，一些药方没有标明，皆属此类。

第一节　呼吸系统疾病

一、哮喘

【释义】

（1）哮病：由于宿痰伏肺，遇诱因或感邪引触，以致痰阻气道，痰气搏击所引起的发作性痰鸣气喘疾患。发作时喉中哮鸣有声，呼吸急促困难，甚至喘息不能平卧为主要表现。

（2）喘病：指由于外感或内伤，导致肺气上逆或气无所主，以致呼吸困难，其则张口抬肩，鼻翼煽动，不能平卧等为主要临床特征的一种病证。严重者可由喘致脱，出现喘脱之危重证候。

【彝族药方】

《聂苏诺期》

方一：岩羊血（1 g），鳖血（1 g），马鹿护心血（1 g），穿山甲血（1 g），姜黄（10 g），石菖蒲（10 g），紫菀（15 g），紫丹参（20 g），茜草（15 g）。以上药物共研细末，装鸡肚内炖服。或前四味泡酒服。

方二：扁藤根（15 g）。水煎服。低血压者慎用。

《医病好药书》

方一：猪大肠油、鸡冠、蜂蜜煮水服，再将山羊蹄烧成灰舂细，用猪油、鸡油蒸熟服。主治食盐过多而患哮喘。

方二：蝙蝠血，童便。煮服。

方三：木耳，鳝鱼血，麂子血。混合煮熟，内服。

《医病书》

方一：鹿衔草。水煎服。

方二：草乌，猪肉。煮服。

方三：大荃麻根。煨水服。

《明代彝医书》

方：虾、猪鬃草、金竹水适量。水煎服。

《启谷署》

方：杏仁 100 g，生姜 100 g，核桃仁 100 g，蜂蜜 100 g。先将核桃连皮放火内烧热后去壳格，再合诸药捣如泥，将蜜熬熟，加入上药即成。每天 1～2 次，每次 10 g。主治气喘咳嗽。

《彝医处方集》

方一：大黄 10 g。泡水服。

方二：川贝母 50 g，舂粉，调蜂蜜 100 g，早、晚分服 10 g。

方三：松果适量。水煎服。

方四：咸蛋，童便。在咸蛋上打 7 个孔，放入童尿泡半个月后取出煮服，早、晚各一个，忌服冷水及酸冷物。

方五：柴桂花 15 g，红糖 30 g，薄荷 30 g，黑竹叶 30 g，糯米 30 g。水煎服。

方六：鹿衔草 30 g。水煎服。

方七：扁藤根 15 g。水煎服。低血压者慎服。

《彝族验方》

方一：梧桐根皮，冰糖。混合水煎，内服。每天 1 剂，分 3 次服。

方二：石韦。水煎内服。每天 1 剂，分 3 次服。

方三：野冬青果。用新鲜猪肺炖至熟透，服食。每天 1 剂，分 2 次服。

方四:凤仙花。晾干,切丝,作成卷(烟)状,点火后频频抽吸。每天 3～4 次。

方五:万丈深 15 g,黄菜籽 10 g。水煎服。每天 1 剂,分 3 次服。

方六:老秧草(茎皮)5 g,叶下花 30 g。水煎服。每天 1 剂,分 3 次服,连服 3 剂。

方七:凉沙 10 g,猪肺 200 g。混合炖至熟透,服食。每天 1 剂,分 3 次服。

方八:仙人掌油 30 g,猪肺 150 g。混合炖至熟透,服食。每天 1 剂,分 2 次服。

二、感冒

【释义】

感冒是以上呼吸道感染症状(鼻塞、流涕、喷嚏、咳嗽)和头痛、恶寒发热、身体酸痛为主要表现的一种病症。根据病因和所出现的症状,分为普通感冒和流行性感冒,症状轻重不一。

【彝族药方】

《聂苏诺期》

方一:打烂碗花嫩叶(15 g)。捣烂,冲开水饮服。

方二:潭底石(数个),毛蓼(35 g)。水煎服。

方三:黑辣蓼根(30 g)。水煎服。

《造药治病书》

方一:生葱(50 g),生姜(50 g),海椒(50 g),食盐(10 g)。煨水服。

方二:生姜(30 g),海椒(20 g),盐(10 g)。水煎服。

《明代彝医书》

方一:木耳。煨食。

方二:茯苓,续断,金竹叶。水煎服。

方三:食盐。烧红,沏酒服。忌食酸菜、鸡肉。

方四:酸浆草根,七叶莲皮,燕窝泥。开水泡服。

方五:王不留行根。煨水服。

方六:百草霜。泡水服。

《医病好药书》

方一:地石榴根,松笔头,杨柳树枝,野坝蒿,秧草,辣椒,生姜。水煎服。主治风寒感冒。

方二:苦蒿,苦参,野坝蒿。水煎服。主治风热感冒。

《彝医处方集》

方一:蒲公英 30 g,刺黄连根 30 g,蝉蜕 6 g。水煎服。主治感冒发热、口渴、全身酸痛。

方二:打破碗花 15 g。捣烂,冲开水服。主治感冒发热、口渴、全身酸痛。

方三:青蒿 20 g,土烟 0.1 g,香椿 15 g,刺天茄 0.1 g,臭灵丹 20 g,箭竹 20 g,生姜 3 片。水煎服。主治感冒发热、不恶寒、口渴、全身酸痛咳嗽。

方四:柏枝叶。烧烟熏屋。主治风热感冒致头昏眼花。

方五:苦蒿、苦参、野坝各适量。水煎服。主治风热感冒。

方六:黄连 10 g,马尾黄连 15 g,野蚕豆根 10 g,九里花 10 g,细木香 10 g,野蕨菜 10 g,鸡鸡脚 10 g,柏枝蕨菜 10 g,鼻管草 10 g,小疙瘩 15 g,天花粉 5 g,地草果 15 g。水煎服。主治感冒发热、烦渴。

方七:茯苓、续断、金竹叶各适量。水煎服。主治感冒身困、咽喉疼痛。

方八:酢浆草根 30 g,七叶莲皮 15 g,燕窝泥 15 g。开水泡服。主治感冒身困、咽喉疼。

方九:王不留行根 10 g。煨水服。主治感冒身困、咽喉疼。

方十:百草霜适量。泡水服。主治感冒身困、咽喉疼痛。

方十一:灯笼花 30 g,野蚕豆根 30 g。水煎服。主治风寒感冒、发热恶寒。

方十二：青木香15g，四块瓦10g，当归10g，透骨草10g，叶上花根10g，紫菀根10g，莲苔夏枯草10g，杜仲8g，白花矮朵朵5g，野芦子10g，麻嘴5g，白头翁5g，防风5g。水煎服。主治风寒感冒、恶寒重。

方十三：细柴胡30g，紫苏30g，心不干30g，大发汗5g。水煎服。主治风寒感冒、恶寒发热无汗。

《彝族验方》

方一：臭灵丹，黑蒿枝，野坝蒿，生姜，蜂蜜。前4味水煎，滗取煎液，蜂蜜调匀，内服。每天1剂，分3次服。伴咳嗽者，加苏叶；头痛甚者，加紫背天葵根、生藤；咽喉疼痛者，加对节巴；食积不化者，加土蕾香、山玉兰。

方二：白毛夏枯草，黑芝麻，大青叶，苦参。水煎服。每天1剂，分3次服。适用于身热、咽干者。

方三：五叶草，青蒿尖，野薄荷，竹叶防风，巴巴花根。水煎服。每天1剂，分3次服。

方四：梅树皮，大黄花，香橼，荷叶，生姜。水煎，陈年蜂蜜调，内服。每天1剂，分3次服。适用于咳嗽痰稠者。

方五：酸汤叶。取适量晒干，研磨成细粉。清酒送服。每天3次，每次0.3g。适用于口干舌燥，小便短赤者。涕多身困、小便清长者免用。

方六：三根筋。水煎，火盐涮，内服。每天1剂，分3次服。适用于涕多身困、小便清长者。

方七：对生黄花叶30g。水煎内服。每天1剂，分3次服。适用于呛咳痰多者。

方八：牙八奴15g，灯台草25g。水煎服。每天1剂，分3次服。适用于肌肉困胀、浑身酸痛者。

方九：葛根，忍冬藤，小紫珠，马鞭草，荷叶。水煎服。每天1剂，分3次服。适用于体热身重者。

三、咳嗽

【释义】

咳嗽是指外感或内伤等因素，导致肺气上逆，冲击气道，发出咳声或伴咯痰为临床特征的一种病证。中医将有声无痰称为咳，有痰无声称为嗽，有痰有声谓之咳嗽。临床上多为痰声并见，很难截然分开，故以咳嗽并称。

【彝族药方】

《启谷署》

方一：野党参200g，黑芝麻100g，石膏100g，霜桑叶200g，枇杷叶5g（去毛），柴胡250g。共为细末，每次服5g。如痰多，加川贝母15g，瓜蒌仁15g，水煎兑前药粉。主治肺虚咳嗽。

方二：宝株梨1500g，川贝母50g（研细），阿胶50g，蜂蜜100g。咳嗽吐血，加白及粉50g，不吐血者则不加。将梨切片放铜锅内，加水适量，煮浓汁用细纱布滤去渣，再将梨汁放铜锅内，连同贝母、胶蜜合煎成膏。用法：每天3次，每次1汤匙，开水冲服。

方三：雪梨、白藕、白萝卜各250g，橘红10g，共熬入白蜂蜜500g，核桃仁200g，调匀。临睡时服1~2汤匙。

《哀牢山彝族医药》

方一：金银花（15g），草果数枚，苏叶（12g），荆芥（10g），杏仁（15g），茯苓（20g），桑白皮（10g），百部（10g）。水煎服。

方二：橄榄果肉舂成粉（50g），黑芝麻（25g），蜂蜜（50g）。橄榄果肉、黑芝麻研成细粉，每次20g，兑蜂蜜水服，每天3次。

《彝医处方集》

方一：麻栗树叶20g，绿松毛20g，紫草根20g，鱼腥草20g，榕树叶25g。水煎服。从该方配伍看,用于温热病咳嗽更恰当。

方二:金银花 15 g,草果 3 枚(打碎),紫苏 10 g,荆芥 10 g,杏仁 15 g,茯苓 20 g,桑白皮 10 g,百部 10 g。水煎服。

方三:草烟根 20 g,厚朴树皮 20 g,草果皮 15 g。水煎服。从该方配伍来看,以痰湿咳嗽为宜。

方四:海带 50 g,冬瓜皮 50 g,蜂蜜 50 g。捣碎冲服。配伍海带治疗咳嗽,乃彝族民间特色用法。从配伍看,该方用于暑热咳嗽或者咽喉红肿伴咳嗽为宜。

方五:肌肉参 15 g,牛尾参 15 g,紫丹参 15 g,高丽参 10 g,满天星 20 g,菊花参 15 g,胡萝卜 15 g,阴地蕨 15 g,牛分子根 15 g,臭灵丹 15 g,麦冬 15 g。水煎服。该方以久病咳嗽或者气阴两虚之咳嗽为宜。

方六:牛皮菜 15 g,龙胆草 15 g,鱼腥草 15 g,细防风 15 g,小草乌 15 g,小黑药 20 g,天冬 15 g,麦冬 15 g,兰花参 15 g,羊奶果根 15 g,黑骨头根 10 g。水煎服。小草乌有毒,用时务必注意。中医用之于风湿关节痛、胃寒疼痛、跌打损伤。用于治疗咳嗽乃彝族民间特殊用法。配伍黑骨头根治疗咳嗽,乃彝族民间特殊用法。据《云南中草药》记载,肝炎、消化道溃疡患者忌服黑骨头根,一日量不宜超过三钱,过量出现抽搐甚至死亡。从配伍看,该方适宜气阴不足夹杂风湿之咳嗽。

方七:猪胆 3 g,鸡胆 2 g。泡水服。猪胆清热、润燥,鸡胆消炎、止咳、祛痰,故本方主治燥热伤阴之久咳。

方八:猪心 1 具,芭蕉水 300 mL。泡酒服。

四、肺痨

【释义】

肺痨是一种由于正气虚弱,感染痨虫,侵蚀肺脏所致的疾病,以咳嗽、咯血、潮热、盗汗

及身体逐渐消瘦等症为主要临床表现,具有传染性的慢性消耗性疾病。肺痨相当于西医学中的肺结核,是肺病中的常见病。目前临床多结合抗痨西药治疗,可以收到标本兼顾,恢复健康的效果。

【彝族药方】

《启谷署》

方一:川贝母 15 g,天花粉 10 g,旋覆花 10 g,枇杷叶 15 g。水煎服。

方二:杭白芍 50 g,生地炭 50 g,当归炭 50 g,广砂仁 10 g,阿胶珠 35 g,川厚朴 15 g,薄荷 50 g,川芎 25 g,玄参 20 g,百合 40 g,三七 15 g,栀子 20 g,川军炭 15 g,黄芩 15 g,西洋参 15 g,黄连 15 g。上药为末蜜丸,每丸重 15 g,病重者每天早晚各服 1 丸,病轻者每天服 1 丸,用温水服下。忌食莴笋 5 年,以及一切刺激食物。

《元阳彝文古籍彝药书》

方一:野山楂皮,万年青树皮,芋菜根,薏苡仁(芦谷米)全草,蒲公英根,地瓜果藤,野木耳,细杨柳枝,臭灵丹全草。水煎服。

方二:崩大碗(苦玛菜)全草,阿得佩(彝语)全草,野茨菇全草,小白及根茎,蜂蜜。水煎服。

《中国彝族民间医药验方研究》

方一:燕麦鲜草。煮水兑蜂蜜。每天 3 次。

方二:木鳖子仁。研细,包于涌泉穴上,每隔一天换一次,连包 30 次左右后,摄片复查。

方三:紫皮大蒜、麝香适量。将大蒜捣烂如泥,把 2 指宽的卫生纸用水打湿,贴在第 1 胸椎到第 12 胸椎上,再把麝香放在第 1 胸椎和 12 胸椎两头,棉纸覆盖一层,然后用大蒜泥均匀敷涂第 1~12 胸椎上面,嘱患者卧床 12~24 小时后取下。

方四:新鲜水獭肉。煮服。

方五:田鸡,燕窝,白木耳。后 2 味药炖入

田鸡肉中服。

方六：黄鳝，虫草。炖服。

方七：一朵云，川贝母，地骨皮，百合。冷水煎煮，每天服 3 次。

方八：猪油，蜂蜜，川贝母，鸡蛋。将贝母研粉，配鸡蛋、猪油、蜂蜜炖服。

《彝医处方集》

方一：独立光 10 g，川芎 20 g，臭灵丹 30 g，葛根 20 g，韭菜 30 g，胎盘适量。水煎服。该方以阳气不足伴随气滞血瘀之肺痨者为宜。

方二：川芎 30 g，老鸭蒜 10 g。煨水服。该方以轻度气滞血瘀之肺痨患者为宜。

方三：苦参 20～30 g。水煎服。

方四：小红升麻 30 g，鲜猪肉 250 g。炖服。该方以阴虚湿滞者为宜。

方五：千里光、夏枯草适量。捣绒，敷贴患处。

《彝族验方》

方一：飞龙掌血、千针眼等量。研磨成细粉，沸水冲饮。每天 3 次，每次 3～5 g。

方二：对节巴，七月泡根。水煎服。每天 1 剂，分 2 次服，连服 7 剂。适用于并发感染及咯血者。

方三：穿破石，铁包金，百部。水煎服。每天 1 剂，分 2 次服。适用于初发患者。

方四：细叶石斛，白鹤灵芝，旱莲草，白及。水煎服。每天 1 剂，分 3 次服。适用于痰中带血者。

方五：天鹅抱蛋。取球状肉质根洗净，切片，晾干，研磨成细粉，用蜂蜜拌匀，置木甑内蒸 2 小时后取出。内服，每天 2 次，每次 10 g，连服 1 周。

方六：生三七 10 g，重楼 20 g，甘草 10 g。混合碾磨成细粉。内服，每天 2 次，每次 3～4 g，连服 1 周。适用于伴有咯血的患者。

方七：麂子草 15 g，重楼 2 g，冬虫夏草 1 g。研磨成细粉，用鸡蛋蒸熟服食。每天 1 剂，连服 7 剂。

《哀牢山彝族医药》

方一：麝鼠香（0.2 g），松枝尖（数头），尖刀草根（30 g），芦苇根（30 g），覆盆子根（30 g），葛根（30 g），当归（20 g），屎壳郎（1 只）。水煎服。

方二：燕窝土（20 g），藕节（25 g），尖刀草根（25 g），钻地风根（25 g），黄芩根（20 g），苎麻子（15 g）。水煎服。

方三：小黄花（20 g），鸡血藤（20 g），熊骨（10 g），狸胆（0.2 g），白头翁（15 g），木芋（20 g）。水煎服，温水泡饮，并包敷病灶外部。

第二节　消化系统疾病

一、胃痛痞满

【释义】

彝医描述为"心口疼、膈食"，胃痛是由于胃气阻滞，胃络瘀阻，胃失所养，不通则痛导致的以上腹胃脘部发生疼痛为主症的一种脾胃肠病证。痞满是由于邪气内陷，饮食不节，痰湿阻滞，情志失调，脾胃虚弱等导致脾胃功能失调,胃气壅塞而成的以胸脘痞塞满闷不舒、按之柔软、压之不痛为主要临床特征的一种脾胃病证。

【彝族药方】

《医病好药书》

方一:猪骨头烧焦研粉,冷开水吞服,然后用魔芋、洋芋、麦芽,水煎服。

方二:门臼窝灰,鸡屎藤,翻白叶,续断,倒挂刺果。水煎服。

方三:老鸦果,仙鹤草,麂子肝。水煎服。

方四:蜂蜜花树寄生,素珠果。水煎服。

方五:岩硝,花椒树寄生,柴桂树灵芝,泥山药。水煎服。

方六:猪骨头烧焦研粉,冷开水送服后,再用少许地莲花、天门冬,煨水服。

《哀牢山彝族医药》

方一:沉香 15 g。水煎服。

方二:红萝卜 15 g,苦萝卜 10 g,鱼腥草 10 g,麻嘴 10 g,桂皮 15 g,细木香 10 g,芦子 15 g,槟榔 10 g,土木香 10 g,黄花苦参 25 g,红杜仲 20 g,何首乌 30 g。水煎服。

方三:穿山甲 10 g,蒲公英 20 g,苦参 15 g。穿山甲焙黄存性。水煎服。

方四:高脚虫数个。泡湿水服。

方五:羊耳菊根 25 g。水煎服。

方六:白鹇尾数羽,烧灰存性。开水冲服。

方七:芦子 15 g,小鸡屎 1 g(焙黄存性),铁扫把 20 g,孵出小鸡后的蛋壳 5 g。泡酒服。

方八:辣子蒂 15 g,螳螂 1 只。泡酒服。

方九:纽子茄根 50 g,腊肉心子 200 g。炖服,分 3 次服。

方十:麻栎树皮 15 g,血藤皮 20 g,毛木树皮 15 g。水煎服。

方十一:七叶莲 30 g,鸡蛋壳数枚(冲碎)。水煎服。

方十二:韭菜子 50 g,蜂蜜 50 g。捣韭菜子舂细,配蜜做成 12 丸药丸,每天吃 3 个,连用 4 天。

方十三:老鸹花寄生枝 20 g。水煎服。

方十四:狗响铃根 30 g。水煎服。

《聂苏诺期》

方一:黑骨头根 20 g,南木香根 15 g,黄芩 15 g,红萆薢 20 g,伸筋草 10 g,茜草 10 g,刺猬胃 10 g,鸡内金 15 g,胡椒 20 粒。泡酒 500 mL,饮服。

方二:曼陀罗花 1 g,茜草根 20 g,小萝伞根 10 g,土细辛叶 15 g,石菖蒲 10 g,草果数枚,胡椒 10 粒。泡酒服,或半量水煎服。主治心口疼膈食。

方三:香橼心 30 g。烤干研粉,一次顿服。主治膈食胃痛。

方四:腌制魔芋 60 g。烤干、研末,一次顿服。主治膈食胃痛。

方五:厚朴 15 g,南木香根 15 g,花椒寄生 10 g,山乌龟(盐腌 3 天后晒干)5 g,黑骨头根 20 g,黄芩 15 g,红萆薢 20 g。水煎服。

《启谷署》

方一:佩兰叶 15 g,檀香 15 g,香附 10 g,香橼 15 g,广木香 7.5 g,公丁香 10 g,砂仁壳 15 g,沉香 2.5 g(研粉,分 2 次冲服),吴茱萸 7.5 g,焦鸡内金 10 g,白蔻仁 5 g,焦建曲 15 g。水煎服。主治胃溃疡、慢性胃炎。

方二:嫩藕 500 g,白糖 200 g。共捣汁,开水冲服。主治胃溃疡出血。

方三:海南沉香 2.5 g,木香 5 g,乳香 5 g,青皮 15 g,灵芝 10 g,油桂 5 g,麝香 2.5 g,丁香 5 g。共研为末,每次服 2.5 g,开水送服。主治虚寒胃痛。

方四:沉香 10 g,木香 5 g,檀香 5 g,延胡索 10 g,香附 10 g,佛手 10 g,砂仁 10 g。共研为末,每服 0.5 g,热水送服。主治寒性胃痛。

方五:白胡椒 2.5 g,肉桂 2.5 g。共为末,水煎服。

方六:炒白术 50 g,炒枳壳 10 g,贝母 20 g,金铃子 25 g,白蔻仁 20 g,油厚朴 20 g,广木香 7.5 g,食盐 15 g。共研为末,每次 10 g,每天 2 次,开水送服。

方七:香附、良姜等分。共为末,每次淡醋汤冲服 10 g(女用)。主治肝气胃痛。

方八:厚朴、良姜等分。共为末,每次淡醋冲服 10 g(男用)。

《造药治病书》

方一:火烤背。忌食洋芋、青菜叶。主治误食羊蹄岔毛而致胃痛。

方二:鸡岔肠。烤黄,研末兑酒服。

方三:牛、羊肚。烧热吃。

方四:花椒根。煨水服。

方五:花椒、橘子皮、火麻根适量。煨水服。

《明代彝医书》

方一:野坝蒿叶,白茯苓,刘寄奴虫数条。水煎服。

方二:香樟树皮。水煎服。

方三:胖婆娘树,弓腰劳。煨水服。

方四:棕树果,马缨花子,小绿雀肉,猪胆,岩羊胆。共煮服。

方五:耗貂胆、肉。泡酒服。

方六:臭牡丹叶,树上蚂蚁窝,鸡蛋,草果。煨水服。

二、腹泻

【释义】

腹泻是以大便次数增多,粪质稀薄,甚至泻出如水样为临床特征的一种脾胃肠病证。腹泻是一种常见的脾胃肠病证,一年四季均可发生,但以夏秋两季较为多见。

【彝族药方】

《造药治病书》

方一:白萝卜生吃,猪骨头烧灰研粉,取适量兑服。

方二:地瓜生吃,酌服大蒜、白蒿(生用)。主治暑天腹泻。

方三:谷子,玉米,大麦,小麦,荞子。炒焦后泡水饮。主治因伤食腹泻,下清谷,无恶臭味。

方四:藿香。水煎服。主治上吐下泻,腹胀。

方五:抱格子花,蜂蜜。炒服。

《医病书》

方一:老鸦果,杨梅根。水煎服。

方二:黄锁梅根,老鸦果根,杨梅树根。水煎服。

方三:黄龙尾。水煎服。主治因腹泻后出现腹胀。

《聂苏诺期》

方一:青蒿根(20 g),覆盆子根(15 g),红糖(20 g)。水煎服。

方二:草血竭块根 30 g。水煎服。

方三:紫米粑粑蘸蜂蜜服。

方四:撵骨尸全草(35 g),大火草根(35 g),臭灵丹全草(35 g),仙鹤草全草(15 g)。水煎服。

《启谷署》

方:党参 15 g,煨肉蔻 15 g,当归 15 g,土白术 15 g,木香 5 g,白芍 15 g,炙甘草 5 g,破故纸 10 g,红枣 2 个,生姜 3 片,柯子 10 g。水煎服。主治泄泻不止,完谷不化,脉沉无力,肾气不足,泄泻日久。

《明代彝医书》

方一:弓腰劳 10 g,气死石榴 10 g,红糖 6 g,茶叶 10 g,麂子骨 1 块。水煎服。

方二:腌鱼,腌蛋。水煎服。

《医病好药书》

方一:虎杖根,蜘蛛。水煎服。

方二:地不容,虎掌草。水煎服。

方三:刺绿皮果。煨水服。

方四:仙鹤草,杨梅根,金锁梅根,苦蒿,茶叶。煨水服。

方五:茶叶,大米,麦芽,百草霜,生姜。水煎服。

《哀牢山彝族医药》

方一:蒲公英根(25 g),水煎服。

方二:穿山甲窝底土(30 g),伏龙肝(20 g)。水煎服。

方三:相思豆根(5 g),钻地风根(25 g)。水煎服。

方四:覆盆子根(25 g)。水煎服。

方五:米石榴叶尖(25 g)。生嚼,将嚼出的叶尖汁咽下。

方六:槟榔内皮(炒存性)(50 g),红糖(炒热)(50 g),茶叶(炒焦)(15 g)。以上药物研末。冲开水服。

方七:芦子(15 g),胡椒(3 g),草果适量(2枚)。水煎服。

方八:天花粉(15 g),草血竭(20 g),固公果根(20 g)。水煎服。

《彝族验方》

方一:马蹄香、九仙草等量。碾磨成细粉,开水送服。每天 3 次,每次 3 g。

方二:酢浆草,毛木树尖梢。水煎服。每天 1 剂,分 2 次服。

方三:石榴皮 10 g,山药 30 g,山楂果 30 g。水煎服。每天 1 剂,分 2 次服。

方四:白头翁 15 g,小葫芦 15 g,韭菜 10 g,淹柿子 1 个。先把韭菜去掉尖端 1/3,再用炽热灶窝灰炮 5 分钟,取出,抖去附着余灰(勿用水洗),混合各药材水煎服。每天 1 剂,分 2 次服。

方五:三颗针根,假红泡。水煎服。每天 1 剂,分 2 次服。

方六:羊蹄藤,固公果根。水煎,滗取煎液,加适量红糖调匀,内服。每天 1 剂,分 2 次服。

方七:野老鼠豆根 30 g,胡椒 10 粒。将胡椒破碎,上药混合,水煎服。每天 1 剂,分 3 次服。

方八:羽萼悬钩子根 20 g。水煎服。每天 1 剂,分 2 次服。

方九:臭刺果。火烧成炭,研成细粉,开水送服。每天 3 次,每次 10 g。

方十:地不容,虎掌草。水煎内服。每天 1 剂,3 次分服。适用于伴有腹痛者。

方十一:野蕨菜根,野棉花根,虎杖叶,甜白酒。水煎服。每天 1 剂,分 2 次服。适用于便稀薄带黏液者。

三、便秘

【释义】

便秘是指由于大肠传导功能失常导致的以大便排出困难,排便时间或排便间隔时间延长为临床特征的一种大肠病证。便秘既是一种独立的病证,也是一个在多种急慢性疾病过程中经常出现的症状。

【彝族药方】

《聂苏诺期》

方一:花椒(10 g),麝香(0.1 g)。泡酒服。

方二:浮麦(50 g)。泡水服。

方三:南木香根(25 g),黄芩(15 g),炙罂粟壳(10 g),滑石(10 g),打烂碗花茎皮(30 g),竹鼠(或刺猬)胃(5 g)。以上药物研末,以蜂蜜饮服。

方四:相思豆(1 g)。研末,顿服。

《明代彝医书》

方一：金刚树寄生，耗貂睾丸，生姜。泡酒服。

方二：厚朴叶。煨水服。

《医病好药书》

方：猪肚子一具。煮红糖服。

《哀牢山彝族医药》

方：绿皮刺（20 g），小鸡芒木（20 g），金鸡尾（20 g），山药（30 g）。水煎服。

《元阳彝文古籍医药书》

方：猪油适量、皂角果适量，猪油温热吃，皂角果煎服。

《彝医处方集》

方一：花椒 10 g，麝香 0.1 g。泡酒服。该方以阳虚之便秘为宜。孕妇忌服。

方二：浮小麦 50 g。泡开水服。

方三：南木香 25 g，黄芩 15 g，炙罂粟壳 10 g，滑石 10 g，打破碗花茎皮 30 g，竹鼠 5 g。以上药物研末，以蜂蜜水兑服。务必注意，打破碗花茎皮有毒，此处取之化积之功，不宜长期使用。从此方配伍来看，以气阴相对不足之热秘为宜。

方四：厚朴叶 30 g。煨水服。

方五：猪肚 1 具。煮红糖服。以虚劳羸弱之人或者气阴不足之体便秘为宜。

《彝族验方》

方一：鸭嘴花，蛇纹石粉。沸水冲泡，内服。每天 1 剂，分多次服。

方二：虎杖叶，山草果。水煎内服。每天 1 剂，分 3 次服。

方三：小灯笼花，水蜈蚣花，猪油。取前 2 味药材等量，碾磨成细粉，用新炼的猪油调匀。内服，温开水送服。每天 2 次，每次 5 g。

方四：野槿麻 15 g，绿谷米 10 g。水煎内服。每天 1 剂，分 2 次服。

方五：野豌豆 3 g，蜂蜜适量。将野豌豆研磨成细粉，把蜂蜜调成 20％的蜂蜜液，100 mL 蜂蜜液送服。一次服用。

方六：箐鸡尾 6 g，铁股路 10 g。水煎服。每天 1 剂，分 2 次服。

方七：二叶舞鹤草根 15 g，生首乌 15 g。水煎服。每天 1 剂，分 2 次服。

四、黄疸

【释义】

黄疸是由于感受湿热疫毒等外邪，导致湿浊阻滞，脾胃肝胆功能失调，胆液不循常道，随血泛溢引起的以目黄、身黄、尿黄为主要临床表现的一种病证，其中以目黄为主要特征。患病初起，目黄、身黄不一定出现，而以恶寒发热，食欲不振，恶心呕吐，腹胀肠鸣，肢体困重等类似感冒的症状为主，三五日后，才逐渐出现目黄，随之出现尿黄与身黄，亦有先出现胁肋剧痛，然后发黄者，病程或长或短，发黄程度或浅或深。

【彝族药方】

《启谷署》

方：山栀 25 g，神曲 25 g，黄芩 25 g，槐米 25 g，麦面粉 500 g。上药共焙黄为末用面烙馍 16 个，早、晚开水冲服 1 个。

《医病书》

方：洗澡叶，马胆。水煎服。

《哀牢山彝族医药》

方一：姜楪脚土（50 g）。温开水泡服，或包敷百会穴和涌泉穴，或太阳穴。

方二：葱（20 g），花椒（10 g）。泡酒服，服后盖被发汗，汗出后，烧银子冲茶水服。

方三：金戒指。泡水服。

方四：姜黄（50 g）。煎水洗身，亦可包敷百会穴和涌泉穴。

方五：马蹄香（50 g）。煎水洗身，亦可温开水泡服。

方六:刺白脂(20 g)。水煎服。

方七:羊桑咩树子(20 g)。水煎服,滴酒为引。

《彝医处方集》

方一:黄水倒水莲 25 g。水煎服。

方二:枣树根 50 g,瓦松 20 g。水煎服。

五、肝炎

【释义】

肝炎是肝脏炎症的统称,通常是指由多种致病因素,如病毒、细菌、寄生虫、化学毒物、药物、乙醇、自身免疫因素等使肝脏细胞受到破坏,肝脏的功能受到损害,引起身体一系列不适症状及肝功能指标的异常。通常我们生活中所说的肝炎,多指的是由甲型、乙型、丙型等肝炎病毒引起的病毒性肝炎。主要表现为乏力、食欲减退、恶心甚或呕吐、肝肿大及肝脏功能损害,部分患者可有黄疸和发热。依据病程和症状,临床上又把肝炎分为急性肝炎和慢性肝炎。急性肝炎包括急性黄疸型肝炎和急性无黄疸型肝炎,慢性肝炎包括慢性迁延性肝炎和慢性活动性肝炎。需要指出的是,甲型、乙型和非甲非乙型肝炎,可以合并感染,也可以重叠感染。为防止交叉感染,急性肝炎和慢性肝炎活动期的患者,需隔离治疗。且甲型和戊型病毒性肝炎传染性较强。

【彝族药方】

《哀牢山彝族医药》

方一:大黄药(20 g),细芦苇根(20 g),杨柳根(20 g),榕树叶(20 g),鱼腥草根(25 g),甜白酒(15 g)。水煎服。

方二:绿竹皮(15 g),铜锅底烟子(5 g),陈猪肝(50 g)。炖服。

方三:大叶子苦菜根(20 g),绿皮鸭蛋(数枚)。炖服。

方四:活鲤鱼(50 g),红糖(50 g)。活鲤鱼用猪油煎后再蒸,取出拌红糖吃。

方五:茵陈(50 g)。水煎服。

方六:脆蛇(50 g)。泡酒或研末服。

方七:鱼腥草(30 g),红糖(30 g)。水煎服。服足一定疗程。

方八:猪肝(50 g),红糖(50 g)。炖服。服足一定疗程。

方九:枣树根(50 g),瓦松(20 g)。水煎服。

方十:芭蕉寄生(15 g),香茅草(20 g),鸡矢臭藤根(20 g),金丝桃根(20 g),菟丝子(20 g)。水煎服,并外洗。

方十一:姜黄(50 g)。水煎服。

方十二:金子(金戒指)(1 枚)。泡开水饮汁。

方十三:熊胆(0.2 g)。泡开水服。

方十四:白水牛胆(1 g)。泡开水服。

方十五:绵羊胆(1 g)。泡开水服。

方十六:熊胎(50 g)。水煎服。

方十七:黄鼠狼嘴皮(15 g)。焙黄研末,冲服。

方十八:狐胆(1 g)。泡开水服。

方十九:灯笼花(50 g)。水煎服。

方二十:桔梗(50 g)。水煎服,还可以煎汁洗身。

方二十一:小绿芨(50 g)。水煎服。

方二十二:野三七(30 g)。水煎服。

方二十三:黄花杜鹃根(30 g)。水煎服。

方二十四:绿鸭蛋(数枚),万年青树尖(50 g)。炖服。还可外用治疗肿病药及作滋补药。

方二十五:红马肉(100 g)。炖服。主治慢性肝炎。

方二十六:野席草根(20 g)。水煎服。清酒为引。主治黄疸性肝炎。

方二十七:水槟榔根(25 g),鸡蛋(1 枚)。炖熟服。主治慢性肝炎。

方二十八:甜蕨菜根(25 g),甜白酒(30 g)。水煎服。主治慢性肝炎。

方二十九:黄花倒水莲根(25 g)。水煎服。主治慢性肝炎。

方三十:木芋(20 g)。水煎服。主治慢性肝炎。

方三十一:白牛夕根(25 g),秧秧草根(20 g)。水煎服。主治慢性肝炎。

方三十二:鲜黑牛粪(10 g)。冲开水澄清服,亦可包肝部。主治黄疸性肝炎。

方三十三:野姜黄根(20 g)。水煎服。主治黄疸性肝炎。

方三十四:鸡屎臭藤(30 g)。水煎服。主治黄疸性肝炎。

方三十五:猪胆(0.5 g)单独兑水服;绵羊胆(0.5 g),或山羊胆(0.5 g)单独兑水服,或牛胆、猪胆、狐胆等,均单独取 0.5 g 兑水服。主治黄疸性肝炎。

方三十六:大靛花根(25 g),淡竹根(20 g),金丝桃根(15 g)。水煎服。主治急性黄疸性肝炎。

《彝族验方》

方一:苦荞,茵陈蒿,茜草,三七,茯苓,小红藤。水煎服。每天 1 剂,连服数剂。

方二:桑树根皮,包谷秆须根(鲜),茵陈蒿,半枝莲。水煎内服。每天 1 剂,连服数剂。

方三:龙胆草,苦参,牛胆汁,小麦。将前 2 味药材碾磨成细粉,用牛胆汁和为滴丸。另把小麦水煎,滗取汤液。内服,用小麦汤液送服滴丸。每天 3 次,每次 2 g。

方四:黄花倒水莲,小黄散,羊膻臭。水煎内服。每天 1 剂,连服 3 剂。

方五:三台花 5 g,青叶胆 10 g,龙胆草 10 g,纯金制品 1 件。混合水煎,滗取煎液(在药渣中取出纯金制品)。内服,每天 1 剂,连服 3 剂。适用于急性黄疸型肝炎。

方六:双参 30 g,鸡肝散 10 g。用猪肝汤炖至熟透,服食。隔天 1 剂,顿食。连续服食数剂。

方七:地耳草 15 g,纯金制品 1 件,红糖适量。取地耳草与纯金制品一起水煎,滗取煎液(在药渣中取出纯金制品)加入红糖,调匀内服。每天 1 剂,分 3 次服,连服 7 剂。

方八:四方蒿,青叶胆,舒筋药,绿谷米,蜂蜜。先把四方蒿、青叶胆水煎,滗取煎液;取适量绿谷米淘洗干净,再用四方蒿、青叶胆煎液煎熬成稀饭(粥),加入适量蜂蜜,搅拌,调匀服食。每天 1 剂,分 2 次服,连服 7 剂。

《彝医处方集》

方一:火麻根 75 g,红糖 50 g。水煎服。主治乙型肝炎。

方二:两头毛 25 g,细芦苇根 20 g,大黄药 20 g,鱼腥草根 25 g。水煎服。

方三:两头毛 25 g,鸡矢臭藤根 20 g,菟丝子 20 g。水煎服。

方四:两头毛 75 g,红糖 50 g。水煎服。主治乙型肝炎。

方五:金钱草 60 g,满天星 60 g,花斑竹 15 g,苦荞头 30 g,臭草根 30 g,五谷子根 30 g,吊鱼竿 30 g,车前草 150 g,干油菜 60 g,水皂骨 30 g。水煎,分 3 次服。主治急性黄疸性肝炎。

方六:酸酸草 60 g,满天星 60 g,尿珠子根 60 g,水灯蕊 15 g。水煎服。主治急性黄疸性肝炎。

方七:干油菜鲜品 60~120 g。加白糖或者红糖适量,煮服。主治急性黄疸性肝炎。

方八:满天星 120 g,金钱草 120 g,夏枯草 120 g,车前草 120 g。水煎服。主治急、慢性肝炎。

方九:十大功劳根 15 g,甘草 6 g。水煎,每天 1 剂,分 2 次服。主治急性黄疸性肝炎。

《元阳彝文古籍医药书》

方一：鲜马蔺（水菖蒲）全草，田螺蛳。打碎生服汁。主治黄疸性肝炎。

方二：金，银。泡水服。主治黄疸性肝炎。

方三：无根藤，细叶万年青，树兰草。用鲜竹筒煎服。主治黄疸性肝炎。

方四：木蝴蝶树皮，无根草全草，黄姜，刺黄连全草。煎服和清洗。主治黄疸性肝炎。

六、便血

【释义】

血液从肛门排出，粪便颜色呈鲜红、暗红或柏油样（黑便），均称为便血。便血只是一个症状，并非一种疾病。便血多见于下消化道出血，特别是结肠与直肠病变的出血，但亦可见于上消化道出血。便血的颜色取决于消化道出血的部位、出血量与血液在胃肠道停留的时间。

【彝族药方】

《明代彝医书》

方：血余炭 10 g，小猴子肉，煮熟吃。

《启谷署》

方一：樗根白皮 30 g。面包蒸透晒干，研末和蜜为丸，分两次开水煮服。主治肠风便血。

方二：柿蒂 4 个，红糖 200 g。将药用锅煮。连药带汤煮服。主治便血日久（俗名便血痨）。

方三：乌梅 7 个，甘草 50 g，青盐 10 g，防风炭 25 g，当归 50 g，黄花菜 25 g，灶心土 100 g。水煎后空腹服。

方四：柿蒂 7 个。麻油炸焦服。

方五：柿饼 8 个，灶心土 100 g。用灶心土拌柿饼炒熟，早、晚各吃 2 个。主治大便下血，年久不愈者。

方六：生地 20 g，熟地 20 g，川黄连 7.5 g，高丽参 7.5 g，盐黄柏 10 g，地榆炭 20 g，防风

10 g，槐花 15 g，炙甘草 15 g，当归身 30 g，水煎服。主治男女大便时，下血如注不止。

方七：藤黄 2.5 g，炉甘石 10 g，冰片少许，共研末外用。主治痔疮流脓血，红肿疼痛不止及肛门裂口。

方八：黑荆芥 7.5 g，苦参 7.5 g，归身 10 g，黄连 5 g，莲米壳 5 个。水煎服。

《造药治病书》

方一：有白浆的爬地草。水煎服。

方二：灯草根。汤服后，用热玉米饭擦。

方三：烤瘦猪肉（100 g），马樱花（35 g）。炖服（汤渣同服）。

方四：黄药子块根（30 g），满山香全株（15 g），大火草根（20 g），臭灵丹全草（20 g），搬骨尸全草（20 g），仙鹤草全草（30 g）。水煎服。

《医病好药书》

方：猪肚 1 具。煮红糖服。

《彝族验方》

方一：生首乌 30 g，生猪油 20 g。将生首乌碾磨成细粉，用生猪油调匀，置木甑内蒸至熟透食用。每天 1 剂，分 2 次服。

方二：槐米 15 g，猪大肠 1 段。将槐米装入猪大肠内（10～15 cm），扎紧两头，置锅内煮至熟透，服食（吃肠喝汤）。每天 1 剂，分 2 次服。

方三：木贼草根 10 g，马鞭草根 15 g，绿刺果根 10 g，红糖 20 g，生姜 10 g。水煎服。每天 1 剂，分 3 次服。

方四：黄栎树寄生 20 g。水煎服。每天 1 剂，分 2 次服。

七、呕吐

【释义】

呕吐是由于胃失和降、胃气上逆所致的以饮食、痰涎等胃内之物从胃中上涌，自口而出为临床特征的一种病证。本病常伴有恶心厌

食,胸脘痞闷不舒,吞酸嘈杂等症。呕吐多偶然发生,也有反复发作者。

【彝族药方】

《哀牢山彝族医药》

方一:芭蕉花 20 g,清酒 50 g。上诸药共泡服。服药期间忌食羊肉、鱼、蛋和蒜。

方二:鸡蛋壳 1 个,大米适量。鸡蛋壳放米加水,待煮熟后烧焦研粉,内服。

《启谷署》

方:京半夏 25 g,川黄连 40 g,茯苓 15 g,陈皮 10 g,炒香附 15 g,砂仁 10 g,甘草 2.5 g。冷水煎服,每天 3 次。

《医病好药书》

方:猪脑、羊脑各适量。泡酒服。

《哀牢本草》

方一:芦子根 10 g,马蹄防风 10 g,生姜 3 片,甜白酒适量。上诸药共煎服。

方二:黎芦根 3 g,白花细辛 6 g,莲台夏枯草 15 g,生姜 4 片。冷水煎服,每天 3 次。

方三:五灵脂 10 g。开水冲服,白酒为引。

方四:白萝卜叶适量。捣汁,开水送服。

方五:水黄连 10 g,苏叶 15 g。冷水煎服,每天 3 次。

《苏聂诺期》

方:猫屎 3 g。焙黄研末,冲开水服。

《明代彝医书》

方:旱猴屎,黄鼠狼屎。开水泡服。主治因冷饮冷食而呕吐。

第三节　泌尿系统疾病

一、淋证

【释义】

淋证是指因饮食劳倦、湿热侵袭而致的以肾虚,膀胱湿热,气化失司为主要病机,以小便频急,滴沥不尽,尿道涩痛,小腹拘急,痛引腰腹为主要临床表现的一类病证。淋证起病或急或缓,其病程或长或短,长者久淋不已,时作时止,遇劳即发。小便频急者每天小便可达数十次,而每次尿量较少,或伴有发热,小便热赤;或小便排出砂石,排尿时尿流中断,腰腹绞痛难忍;或尿中带血或夹有血块;或小便浑浊如米泔或滑腻如脂膏,种种不一。淋证对应西医多种泌尿系统疾病。

【彝族药方】

《聂苏诺期》

方一:覆盆子(以尖入土者为佳)全草(50 g)。水煎服。主治乳糜尿。

方二:马鞭梢全草(35 g),紫珠根(35 g)。泡酒饮服。主治男性脓血尿。

方三:铁疙瘩根(20 g),黄药全草(30 g),海金沙全草(25 g),红草藓(30 g),过路黄全草(25 g),车前草全草(25 g)。水煎服。主治膀胱结石。

方四:龙胆草根(25 g),白头翁根(30 g),绿竹皮(10 g),马蹄金(25 g)。水煎服。主治尿道感染。

方五:沙柳根(35 g),薏苡仁根(30 g),铁扫帚根(30 g),相思豆根(10 g),水煎服。各取微量研末,尿道口处和耳内各放入微量。主治尿道感染,久治不愈。

方六:半架牛寄生(20 g)。水煎服。

《医病书》

方:松树寄生,水冬瓜树寄生。水煎服。主治小便白浊。

《造药治病书》

方:桑树脂 1 团。用竹签穿,烤黄吃。主治小儿膏淋。

《启谷署》

方一:芡实 500 g(儿童减半)。去芡实子壳放锅中炒熟,随便常吃,分 3 天服完。主治小便白浊。

方二:生大黄 15 g,熟大黄 15 g,炒车前子 15 g。共研为末,猪脊髓油和丸,分 3 次开水送服。主治淋浊。

方三:花椒 100 g,艾叶 100 g,葱须 100 g,头发 100 g。上药用水煎汤,用新白布托洗,小腹出冷汗,觉身爽快,用被盖好脊背勿令风侵。主治体虚淋病身痛。

方四:金银花 15 g,生甘草 10 g,黄土 25 g,小粒黑豆 25 g,炒白矾 10 g。水 2 碗半煎成 1 碗,临睡前温服。

《哀牢山彝族医药》

方一:葱白 20 g。水煎服。主治膀胱炎。

方二:牛尾参根 25 g。清酒泡服。主治膀胱炎。

方三:尖刀草根 30 g。水煎服。主治膀胱炎。

方四:苎麻根 20 g,九里光根 20 g,绿竹皮 20 g。水煎服。主治膀胱炎。

方五:海底石 1 枚。水煎服。主治膀胱炎。

方六:盐 10 g,葱白 30 g。捣拌敷脐。主治膀胱炎。

方七:大黑蜂巢础 30 g。水煎服。主治膀胱炎。

《医病好药书》

方一:猪胃同牛屎货郎。煮服,先煮猪胃,后放牛屎货郎。主治小便带红或乳白色。

方二:红花适量。与猪肉煮服。主治白浊。

方三:桃仁、杏仁、红糖适量,煨水服,再用狗响铃、木通、水草适量,煨水服,两剂药交替服用。主治小便时刺痛。

二、水肿

【释义】

水肿是指因感受外邪,饮食失调,或劳倦过度等,使肺失宣降通调,脾失健运,肾失开合,膀胱气化失常,导致体内水液潴留,泛滥肌肤,以头面、眼睑、四肢、腹背,甚至全身浮肿为临床特征的一类病证。

【彝族药方】

《启谷署》

方一:甘遂、二丑各等量。共为细末。每服 16～20 g,开水冲服。服药后,先下便后下水,量随年龄大小增减。如水未下尽,继服上药。

方二:远志肉 600 g。晒干,不用火烤,研极细末。每次服 7.5 g,开水送下,服后吐泻污水,患者觉困,休息为佳,此方治疗后,见效仍继续服药,防复发。

方三:甘遂 15 g,鲫鱼 300 g。将甘遂在河水内冲洗百次后阴干为细末。将鲫鱼,剖腹去脏腑洗净,将甘遂装入,以白面包住放麦秆火内焙黄后去面壳。去鲫鱼刺,一次吃完,患者上午 10 时服药,下午 4 时见效(水从大便排出),次日患者竟成瘦人觉饥饿,则立服无盐面 1～2 碗,尚欲再吃,7～8 日后,病状全无。百日内禁食盐,防复发。主治水肿至两腿,流黄水不进食。

《医病书》

方一:马桑树寄生。煮水洗身。

方二:樟木树根,茴香根,空心萝卜。水煎服。主治腹部水肿。

方三:蟒蛇肉。煮服。主治周身浮肿。

《医病好药书》

方一:大蓟。煎水服。

方二:凤尾草,马蹄香。煎水服,也可煮水洗。主治腹部水肿。

《哀牢山彝族医药》

方一:荞面(50 g),酸醋(20 g),草果(2枚),胡椒(3 g)。舂捣合拌,在头顶百会穴针刺后,用药揉擦。

方二:草薢(50 g),桃子叶(50 g),杨柳叶(50 g),血满草叶(50 g)。捣烂,擦洗全身,消肿到踝部时针刺放血,将药渣包敷上之后,加干针眼(25 g),同上述 4 味煎服。

三、癃闭

【释义】

癃闭是由于肾和膀胱气化失司导致的以排尿困难,全日总尿量明显减少,小便点滴而出,甚则闭塞不通为临床特征的一种病证。其中以小便不利,点滴而短少,病势较缓者称为"癃";以小便闭塞,点滴全无,病热较急者称为"闭"。癃和闭虽有区别,但都是指排尿困难,只是轻重程度上的不同,因此多合称为癃闭。

【彝族药方】

《明代彝医书》

方一:茶叶适量。开水冲服。

方二:鲜藕、地肤子根、金刚钻树寄生、棉花根各适量。冷水煎服。

方三:橄榄树尖、盐各适量。先捣烂,敷于肚脐。

《启谷署》

方一:萹蓄 15 g,地肤子 25 g,陈皮 15 g,绿升麻 15 g。冷水煎服,每天 3 次。

方二:老葱 1 把,麝香 0.1 g,冰片 1 g。共捣如泥,和匀用布包好,敷于肚脐。

《哀牢山彝族医药》

方一:树洞中长的羊桑咩树(30 g)。水煎服。

方二:青香木树脂(15 g)。水煎服。

方三:花椒树寄生(30 g)。水煎服。

方四:马樱花树脂(15 g)。水煎服。

方五:棕榈树脂(15 g)。水煎服。

方六:芭蕉树脂(15 g)。水煎服。

方七:琥珀(20 g)。水煎服。

《医病好药书》

方:车前草、马樱花各适量。水煎服。

《彝族验方》

方一:土狗 30 g,桂皮 20 g。用新瓦片把土狗焙至色黄,研细粉,再将桂皮拣净,轻轻刮去部分外皮,碾磨成细粉。把两种药材粉混合,充分搅拌,使之均匀。红糖水送服。每天 3 次,每次 8 g。

方二:九里光,狗椒根。水煎服。每天 1 剂,分 3 次服。

方三:桃树寄生,海金沙藤。水煎服。每天 1 剂,分 3 次服。

方四:土连翘,响铃草。水煎服。每天 1 剂,分 3 次服。

方五:狗铃子草 15 g,白木通 15 g,巴巴花根 20 g。水煎服。每天 1 剂,分 3 次服,连服 3 剂。

方六:香花藤根,小木通藤。水煎服。每天 1 剂,分 3 次服。

方七:车前草,红马缨花。水煎服。每天 1 剂,分 3 次服。

第四节 妇科疾病

一、月经不调

【释义】

月经不调是妇科常见疾病,表现为月经周期或出血量的异常,可伴月经前、经期时的腹痛及全身症状,病因可能是器质性病变或是功能失常。包括临床常见的月经先期、月经后期、月经先后无定期、月经过多、月经过少、经期延长及月经期前后出现的某些症状和体征。

【彝族药方】

《聂苏诺期》

方一:打破碗花根(15 g),白粉果根(30 g),益母草全草(15 g),卷柏全草(20 g),五灵脂(20 g),野姜块根(10 g),当归(20 g)。水煎服。主治月经前期。

方二:姜黄(10 g),姜 3 片,胡椒 20 粒,黑芝麻(20 g),紫丹参(20 g)。研末,炖末下蛋母鸡服。主治月经后期。

《造药治病书》

方一:叶下花 100 g。水煎服。

方二:炒艾叶 10 g,阿胶珠 18 g。艾叶煎水,每服 100 mL,阿胶珠研成细粉,兑入艾叶水中服。主治月经过多。

《启谷署》

方一:牡丹根(开红花的)15 g,醪糟 200 g。前药和醪糟煎好后分 2 次服,月经来时服。主治月经不调,或多或少,错前错后,经来时腹痛腰腿疼,多年不孕。

方二:益母草 40 g,红糖 100 g。错前加酒茯苓 15 g,错后加当归 25 g,生姜 10 g 为引。水煎服,每天服 2 次,连服 3 天。主治月经不调。

《哀牢山彝族医药》

方一:刺天茄根(20 g)。水煎服。主治经行腹痛。

方二:小红参(20 g),大叶子珠根(20 g),大叶艾纳香根(20 g)。水煎服。主治经行腹痛。

《哀牢本草》

方一:炒一把抓 10 g,十大功劳 10 g,仙鹤草 30 g。冷水煎服,每天 3 次。主治月经过多。

方二:红丁香 10 g,猪肉 160 g。共切碎,蒸熟分 2 次服完。主治月经过多。

方三:当归 100 g,生地 50 g,白芍 15 g,川芎 10 g,白术 10 g,木香 10 g,黄芩 10 g,焦艾叶 6 g,阿胶 15 g。冷水煎服,每天 3 次。主治月经过多。

《彝族验方》

方一:翻白叶,一朵云根,茜草,清酒,红糖。先把翻白叶、一朵云根、茜草水煎,滗取药液,加清酒、红糖适量,混匀内服。每天 1 剂,分 3 次服。适用于月经量过多者。

方二:野山稗 15 g,仙鹤草 5 g,紫地榆 15 g。水煎服。每天 1 剂,分 3 次服。适用于月经量多、月经先期和经期延长者。

方三:石胆草,瓣子草,小通经,益母草。水煎服。每天 1 剂。适用于月经先后无定期、月经后延和月经量过少者。

方四:草本反背红,阉鸡尾,鸡根,斑鸠窝。水煎,加入红糖适量,内服。每天 1 剂,分 2 次服。适用于月经过少者。

方五:野黄姜 15 g,牛膝 15 g,当归尾 15 g。

水煎,火酒点,内服。每天1剂。分2次服。适用于月经后期者。

方六:一口血15g,马鞭草10g,地蜂子5g。水煎服。每天1剂,分2次服。适用于月经先后无定期者。

方七:细叶紫珠根20g。水煎服。每天1剂,分2次服。适用于月经量多,淋漓不止者。

方八:尖凹叶女贞20g,鸡血藤10g,胡椒3粒。水煎服。每天1剂,分2次服。适用于经期延长者。

方九:乌泡根25g,白茅根15g,金银花15g。水煎服。每天1剂,分2次服。适用于月经先期者。

方十:鸡血藤,对节蓝,叶上花,益母草。水煎,火酒点,内服。每天1剂,分2次服,连服3剂。适用于月经量过少者。

二、不孕症

【释义】

不孕症是指女子婚后夫妇同居2年以上,配偶生殖功能正常,未避孕而未受孕者,或曾孕育过,未避孕又2年以上未再受孕者,称为"不孕症",前者又称为"原发性不孕症",后者又称为"继发性不孕症"。

【彝族药方】

《医病好药书》

方一:雪莲花,虫草,天生华草。水煎服。

方二:朱砂,麝香,蜘蛛,熊掌,海螺。水煎服。

方三:白乌骨鸡,三七。炖服。

方四:马樱花树寄生,松树寄生。水煎服。

方五:锅底盐,青刺尖寄生。水煎服。

方六:猫鼻子花,芹菜。水煎服。

方七:小红参,酸浆草,天麦冬,胡椒,红糖。与头窝鸡蛋一起煮服。此方也可泡酒内服。男性则要用上述方剂外加酸多依粉蒸服。

方八:狗响铃,酸浆草,小红参,金樱子,泥山药花,草果,红糖,胡椒。泡酒内服。服1个月后,再将蛇梅、桃树皮、梨树皮、碎米花树皮、小红果树皮、李子树皮烤焦舂碎,杀鸡去肚杂后装进鸡肚内,再加入樟木树叶煮服,鸡肉及鸡汤均可入药。

方九:马鞭草,叶下花,黑锁梅。泡酒服。

《医病书》

方一:老母猪卵巢2副,鸡腰子5个。煮服。

方二:飞虎肉,火麻秆,向日葵秆心。水煎服。

方三:棕树心,红色山草果。水煎服。

《造药治病书》

方:老鸹。泡煮甜白酒服。主治妇女婚后久不孕。

《聂苏诺期》

方一:红升麻根(25g),地草果块根(15g),棕榈根(20g),桃树寄生全株(10g),鸡血藤寄生全株(10g),金樱子果(10g),红花(5g),向日葵花(10g),川芎(10g)。水煎,以醋为引,内服。

方二:五灵脂(20g),姜黄(20g),茜草(20g),蜂蜜(50g)。泡酒(500mL),睡前服5~10mL。

《启谷署》

方:妇女久不受孕,槟榔100g,干姜、附子、当归尾各50g,共为细末,水拌为丸,每服15g,日服2次,忌生冷腥味。

《彝族验方》

方一:南瓜柄,甜白酒。将南瓜柄拣尽,轻洗,晾干,碾磨成细粉,用甜白酒调,内服。每天1次,每次100g,连续服用7天。于月经干净当日起服用。

方二:对节草,树萝卜,益母草,清酒。将

前 3 味药材用水煎煮,滗取药液,加清酒适量调匀,内服。每天 1 剂,连服 7 天。月经来潮当日起服用。

方三:仙人搭桥,玉带草。水煎服。每天 1 剂,经期前后各服 1 剂。

方四:桃树寄生,鸡矢藤,大血藤,甜白酒,红糖。前 3 味药材水煎,滗取药液,加入甜白酒、红糖适量,内服。每天 1 剂,经期前后各服 1 剂。

方五:小红参,酸浆草,麦冬,胡椒,红糖,鸡蛋。将前 4 味药材水煎,滗取药液,用煎液煮鸡蛋,熟后加入红糖,拌匀服食。每天 1 剂,连服 3 剂。男女同时服用,男性服用时,加入桄榔粉适量。

方六:马缨花树寄生,松树寄生,子母参。水煎服。每天 1 剂,连服 3 剂。

三、闭经

【释义】

女子年逾 18 周岁,月经尚未来潮,或月经来潮后又中断 6 个月以上者,称为"闭经",前者又称原发性闭经,后者又称继发性闭经。妊娠期、哺乳期或更年期的月经停闭属生理现象,不作闭经论,有的少女初潮 2 年内偶尔出现月经停闭现象,可不予治疗。

【彝族药方】

《彝药志》

方:野荞麦 50 g。冷水煎煮,每次服药时加清酒 15～20 mL。

《彝医植物药》

方:牛膝 50 g。冷水煎服,或煎汁兑甜白酒服,每天 3 次。

《彝医动物药》

方一:猪肉 500 g,茜草 30 g。炖服。

方二:蚂蟥 2 g,桃仁 15 g,红花 6 g,丹皮 15 g。冷水煎服,每天 3 次。

方三:猴血适量。研成粉,兑开水服。

《哀牢本草》

方一:一把抓 30 g。冷水煎服,每天 3 次。

方二:墨竹根 30 g。水煎服,每天 3 次。

方三:大红袍 30 g,白牛膝 15 g,当归 20 g,生黄芪 30 g。冷水煎服,每天 3 次。

方四:大红袍 80 g,红糖 50 g。煮服,每天 3 次。

方五:马鞭草根 25 g,鸡血藤 30 g,苏木 15 g,酒、红糖适量。前 3 味药水煎煮,服药时兑入适量白酒,红糖为引。

《哀牢山彝族医药》

方一:卷柏(30 g),松萝(25 g),松树白皮(20 g),石胆草(25 g),红糖(50 g),炒糯米(15 g)。水煎服。

方二:蒿枝寄生(10 g)。水煎服。

方三:小红参(30 g),大蓟(25 g),宿烟根(15 g),马阴茎(20 g),小靛花根(20 g),覆盆子根(25 g),留种的老青菜籽夹(10 g)。水煎服。

方四:紫背天葵(25 g)。水煎服。

《彝族验方》

方一:云南芙蓉,小通经。水煎,红糖水送服。每天 1 剂,连服数剂。适用于原发性闭经。

方二:假荆三棱 15 g,益母草 30 g,铜锤玉带草 20 g。水煎,红糖水送服。每天 1 剂,连服数剂。适用于原发性闭经。

方三:野赤芍 10 g,萱草 20 g,大蓟 20 g,小红参 20 g,鸡血藤 20 g。水煎服。每天 1 剂,分 2 次服。连服 1 周,停 1 周,再服 1 周。适用于气血不和的原发性闭经。

方四:鸡根 20 g,大黑药 20 g,树萝卜 10 g,五气朝阳草 30 g,当归 10 g,红糖 30 g。水煎(红糖后放),内服。每天 1 剂,分 2 次服,连服 1 周。适用于气虚血亏所致的闭经。

四、月经淋漓不尽

【释义】

妇女不在行经期间阴道淋漓下血不断,来势缓,血量少,经期延长达 2 周以上者,本病属常见病。

【彝族药方】

《启谷署》

方一:熟地 15 g,当归 15 g,川芎 5 g,白芍 15 g,棕榈炭 15 g,栀子炭 7.5 g,侧柏叶 10 g,茯苓 15 g,阿胶 20 g,炒艾叶 7.5 g,广三七 2.5 g,白术 10 g,甘草 5 g。水煎服,每天 3 次。

方二:归脾汤内用土炒于术,另加阿胶 25 g,用蒲黄炒珠(但不用蒲黄)。归脾汤:炙黄芪 16 g,党参 15 g,土白术 15 g,当归 15 g,茯神 15 g,远志 5 g,炒枣仁(研末)15 g,龙眼肉 7.5 g,炙甘草 7.5 g,木香 5 g。水煎服。如在诊断时脉浮数,口干善怒等症,去黄芪,加丹皮、栀子。

《医病书》

方一:白鸡肉,棕树心,红糖。水煎服。

方二:仙鹤草,刀口药,向日葵杆心。水煎服。

《医病好药书》

方:向日葵树心泡红糖水,再配入月月红煎服。

《明代彝医书》

方一:芦根,鸡蛋 1 个。水煎服。

方二:熊胆。炖服。

方三:马胎盘。煮服。

方四:刺黄连根。水煎服。

方五:野猪肝。煮服。

《哀牢本草》

方一:炒藕节 30 g,贯众炭 10 g,鸡血藤 10 g。冷水煎服,每天 3 次。

方二:刺齿贯众 15 g,瓦韦 10 g。冷水煎

服,每天 3 次。

五、带下病

【释义】

带下的量、色、质、味发生异常,或伴全身、局部症状者,称为"带下病"。本病可见于西医学的阴道炎、子宫颈炎、盆腔炎、卵巢早衰、闭经、不孕、妇科肿瘤等疾病引起的带下增多或减少。

【彝族药方】

《彝药志》

方:山塔蔗 20 g,白果 30 g,鸡根 20 g,大红袍 20 g。冷水煎服,每天 3 次。

《启谷署》

方一:芡实粉 100 g,白茯苓 100 g,白术 150 g,赤石脂 50 g,煅牡蛎 50 g,炙黄牛角 50 g,禹余粮 50 g。上药共研为细末,加醋拌,令干湿合度为末,打糊为丸,早、晚空腹服 10 g。

方二:石莲子 100 g,煅牡蛎 50 g。上药共研为细末,久病者每服 5 g,新病者每服 2.5 g。开水冲服。

《中国彝族民间医药验方研究》

方一:刺黄柏 30 g,苦参 60 g,蛇床子 30 g,生苡仁 30 g,苍术 15 g。上方加冷水 1 500 mL 煮 30 分钟,然后用 2 层纱布过滤,冲洗阴道,连用 15 天左右。

方二:马蹄香 50 g,肉桂 25 g,公丁香 25 g,冰片 0.5 g。将上药研细,装入缝好的兜肚袋,对准关元、中极穴后系腰上。用药 50 天换药。

方三:乌贼骨 20 g,煅牡蛎 50 g,艾条 20 cm。前两味药共研为细末,令患者仰卧,将药粉填于肚脐眼内和撒在关元穴上,再用艾条熏烤药粉,每穴灸烤 15～20 分钟,使皮肤有温热感。

方四:苦参 30 g,艾叶 15 g,川椒 15 g,雄黄

10 g 打碎。上方共煎取汁 2 000 mL，置于消毒干净痰盂中，患者趁热坐于痰盂之上让热气熏蒸阴部，待温度适宜时，再以纱布蘸药液洗阴部，每天 1 次。

方五：九里光 50 g，桉树叶 50 g，凤尾草 30 g，金银花 30 g，车前草 30 g，野菊花 30 g。煎水外洗阴部，每天 2 次。

方六：苦参、百部、蛇床子、地肤子各 20 g，马齿苋、白鲜皮各 15 g。上药置盆中，加水 3 000 mL，浸泡 10 分钟，然后用火煮沸 5 分钟，先熏后洗。待温后坐浴，每次 20 分钟左右，早、晚各 1 次。每剂药可反复使用 2～3 天，以不酸败变质为度。每次用时需煮沸。

方七：黄柏 30 g，蛇床子 25 g，枯矾 32 g，百鲜皮 32 g。加适量水，用纱布包煎，取药汁洗涤外阴或冲洗阴道，每天 1～2 次。

《哀牢本草》

方一：大胖猪树 20 g，大红袍 30 g。冷水煎服，每天 3 次。

方二：芸香草 30 g，野菊花 20 g，鸡根 20 g，土茯苓 20 g，花椒 6 g。冷水煎服，每天 3 次。

方三：龙胆草 15 g，辫子草 15 g，野菊花 15 g，土茯苓 15 g，金银花 15 g，车前草 15 g。冷水煎服，每天 3 次。

《彝族验方》

方一：鸡冠花，松树节巴。水煎服。每天 1 剂，分 2 次服。

方二：小景天 30 g，升麻 10 g，胡椒 7 粒。水煎服。每天 1 剂，分 3 次服。

方三：白带丹。水煎服。每天 1 剂，分 2 次服。

方四：红椿根 10 g，五叶草 10 g，地蜂子 10 g，甜白酒，红糖。先将前 3 味药材水煎，滗取药液置另锅内，加热至沸，加入已搅拌好的 2 个鸡蛋的蛋清，再加入甜白酒及红糖适量，煮沸约 5 分钟。服食，每天 1 剂，分 2 次服。

方五：红马缨花树寄生 15 g，大红袍 15 g，益母草 15 g，红糖适量。先将前 3 味药材水煎，滗取药液置另锅内，加热至沸，加入已经搅拌好的鸡蛋清（2 个鸡蛋量），调匀，加入红糖适量，煮沸约 5 分钟。服食，每天 1 剂，分 2 次服。

第五节 皮肤科疾病

一、诸疮

【释义】

疮是指皮肤出现红肿、糜烂、溃疡等皮肤破损，皮肤损坏深度可达真皮或真皮以下，临床表现多为红、肿、热、痛。彝族常见的疮有：头疮（尼资莫）、胫疮（豪疵）、腋疮（尼林泻）、胸疮（尼申皮）、腰疮（尼者维）、腿疮（尼豆莫）、关节疮（布疵）等。

【彝族药方】

■ 疖疮：

《医病好药书》

方一：疖疮，月月红花，红糖，三台花，臭壳虫适量。水煎服。

方二：疖疮，青竹标蛇。泡酒内服。

《哀牢山彝族医药》

方一：野高粱（50 g）。舂捣，包敷。主治腹疖。

方二:伏龙肝(50 g)。泡水涂擦。主治腹疖。

方三:锅烟子(30 g)。舂捣,包敷。主治腹疖。

方四:拉攀木尖(20 g),茯苓(20 g),青刺尖(20 g),大蓟(20 g),天地黄瓜(20 g),野猪香(0.1 g)。水煎服。主治腹疖。

方五:蚯蚓(数条),蜂蜜(10 g),葱白(5 g)。舂捣,包敷。主治腹疖。

方六:野王不留行(30 g)。水煎服。主治头疖。

方七:圆金刚(5 g)。水煎服,滴酒为引。主治头疖。

方八:重楼(50 g)。水舂捣,包敷。主治头疖。

方九:小红藤(30 g)。水煎服。主治四肢肋间疖。

方十:地板藤(30 g)。水煎服。主治四肢肋间疖。

方十一:月牙一枝蒿(30 g)。水煎服。主治四肢肋间疖。

《元阳彝文古籍医药书》

方:水松叶,大芭水竹叶(青鸭路草),粘蒿枝(野烟叶)全草,小灯笼草(蜂窝草)全草。捣烂后混合敷在患处。

《明代彝医书》

方一:牛肝。外包。

方二:蛇。泡酒服。主治腹内生疮。

方三:穿山甲壳。水煎服。主治腹内生疮。

方四:苦刺茄。泡酒服。主治腹内生疮。

方五:牛膝根。水煎服。主治腹内生疮。

方六:紫草。泡酒服。主治腹内生疮。

方七:鸡屎藤根。泡酒服。主治腹内生疮。

方八:土连翘、黑刺果根、黄刺果根、苍耳子根各适量。水煎服。

方九:扁豆根。泡酒服。

方十:辣椒树根适量。舂碎外敷或内服。

■ 疮疡:

《明代彝医书》

方一:一支箭,棠栗果,大紫菀叶。舂烂外包。

方二:用各种动物胆煎服。

方三:白敛苗,花椒粉。泡醋外搽。

方四:盐肤木根。加酒煎服。主治关节生疮。

《医病书》

方:甲珠,闹虫草。舂成泥状外包,或煎水内服。主治疮口不敛。

《哀牢山彝族医药》

方一:生鱼1尾,胡椒7粒。泡酒服。

方二:响扬叶根(25 g)。水煎服,甜白酒为引。

方三:臭牡丹根(25 g)。水煎服。

方四:仙人掌(50 g)。泡酒服。

方五:九里光根(50 g)。泡酒服。

方六:莲台夏枯草(50 g)。泡酒服。

方七:白花细辛(50 g)。泡酒服。

方八:红花椒(10 g),生板油(50 g),头发(5 g),松香(10 g),黑骨头根(20 g),大叶子珠根(25 g),真金草根(25 g)。水煎服。

方九:苦菜花(50 g)。水煎服。

方十:酸杨梅汁(5 mL),红花椒(5 g)。泡汁饮并涂擦。

《医病好药书》

方:烟叶、松笔头各适量。煎水服。主治颈部生疮。

■ 疔疮:

《医病好药书》

方一:小马桑叶、映蒿树、水金凤草、小松球适量。泡酒服,每次服1汤匙。

方二：山皮条树、地皮条树各适量。水煎服。

方三：岩芋、生姜各适量。水煎服。

《启谷署》

方：紫花地丁、金银花、杭菊、蒲公英、甘草各15g。水煎服。主治疗毒。

《医病书》

方：甲珠15g，闹虫草30g。捣敷患处，或煨水内服。主治疮口不收。

■ **疥疮：**

《哀牢山彝族医药》

方一：小狗脊（30g）。泡酒服。

方二：小雀肝、肺，肉（30g）。泡酒服。

方三：鸡肉（30g），小雀肉（30g）。泡酒服。

方四：攒骨尸（30g）。泡酒服。

方五：花椒根（20g），粗糠花根（30g）。泡酒服。

方六：南烛（30g）。泡酒服。

《启谷署》

方：金银花15g，生黄芪50g，防风25g，皂刺7.5g，归尾15g，甘草7.5g，赤芍15g，花粉15g，乳香、没药、白芷、薄荷各10g，贝母、陈皮各15g，好酒50g，水煎服。主治湿疥疮。

《彝族验方》

方一：棕树花，黄泡根，花椒树根。水煎服。每天1剂，分2次服，连服3剂。

方二：千针眼，千张纸树皮。各取适量（1∶1）煎水，滗取煎液，微火熬至稠。用鸡羽蘸药液，涂抹疥面，每天多次。

方三：鱼腥草根，重楼。各取适量，晒干，研磨成极细粉，撒布于疥面。每天2次。

二、痈疽

【释义】

痈疽是由于气血为毒邪壅塞，导致皮肉之间产生的急性化脓性疾病。有"内痈"与"外痈"之分。内痈生在脏腑，外痈生在体表，特点是局部光软无头，红肿疼痛（少数初起皮色不变），发病迅速，易肿，易脓，易溃，易敛，多伴有恶寒、发热、口渴等全身症状。

【彝族药方】

《医病好药书》

方一：羊蹄，岩羊油，大蒜，葱。水煎服。

方二：狗辣椒。水煎服。

方三：牛屎壳郎适量。舂碎，外包患处或煨水服。

方四：半夏，生姜，甲珠，牛把草，陈酱，岩羊角。煮服。

方五：甲珠、豪猪刺各适量。泡酒内服。

《明代彝医书》

方一：百草霜、灶心土、花椒寄生各适量。水煎服。

方二：黄刺果根虫适量。水煎服。

方三：水飞蓟适量。水煎服。

方四：熊胆。泡酒服。

方五：大蓟。水煎服。

方六：苦菜根适量。水煎服。

方七：豪猪刺适量。水煎服。

《启谷署》

方一：川椒120粒（去子），生川乌、生草乌各25g，生白附子50g。共研细末，脐以上肿用开水冲服，脐以下肿用酒冲服。病重每次3.5g，病轻每次2.5g。主治阴疽。

方二：归尾15g，赤芍15g，紫河车10g，白芷10g，甜瓜蒌50g，大贝母20g，天花粉15g，穿山甲7.5g，蒲公英15g，连翘15g，制没药10g，乳香10g。水煎服。主治乳痈。

方三：金银花15g，全当归25g，大瓜蒌25g，炒乳香7.5g，炒没药7.5g，蒲公英10g，紫花地丁5g，青皮10g，柴胡10g，玉片5g，地骨皮30g，皂角刺5g，生甘草5g。水煎服。主治乳痈。

《医病书》

方：蕨菜适量。水煎服。主治痈疽化脓。

《哀牢山彝族医药》

方：响杨叶根（30 g），刺五加根（30 g），老鸦花藤根（30 g）。水煎服。主治背痈。

《彝族验方》

方一：响杨柳根 10 g，刺五加根 10 g，老鸦嘴 20 g。水煎服。每天 1 剂，分 2 次服。主治背痈。

方二：金丝桃根 10 g，乳豆根 15 g，拉攀木尖 15 g。水煎服。每天 1 剂，分 2 次服。主治背痈。

方三：马缨花，大葫芦，猪秧秧。各取鲜品适量（3∶4∶3），舂捣成泥。外用，包敷患部，从基底部包起。每天 2 次，早、晚各 1 次。适用于尚未破口，疼痛剧烈的背痈。

方四：毛木树皮，米醋。取鲜品适量舂捣成泥，加米醋数滴，充分拌匀。外用，包敷患部。每天 2 次，早、晚各包敷 1 次。适用于背痈已破溃排脓者。

方五：毛木树皮，响杨柳根。取鲜品各适量（1∶1）舂捣成绒。外用，包敷患部。每天 2 次，早、晚各包敷 1 次。适用于背痈脓已排尽即将收口者。

三、风疹

【释义】

指无原发性皮肤损害，而以瘙痒为主要症状的皮肤感觉异常性皮肤病。本病以自觉皮肤阵发性瘙痒，搔抓后常出现抓痕、血痂、色素沉着和苔藓样变等继发性皮损为临床特征。临床上可分为局限性和泛发性两种。局限性者，以阴部、肛门周围瘙痒最多；泛发性者，则多泛发全身。本病多见于老年及青壮年，好发于冬季，少数也可夏季发病。

【彝族药方】

《聂苏诺期》

方一：黑荨麻根（25 g），刺天茄皮（10 g），一文钱根（20 g）。以甜白酒为引，水煎服。

方二：叶上花髓心（20 g）。入锅文火炒黄，研细，冲酒服。

方三：红藤（30 g），一文钱根（30 g）。泡酒饮服。

方四：白花细辛全草（10 g）。泡酒饮服。

方五：莲台夏枯草全草（30 g）。泡酒饮服。

方六：刺天茄根（20 g），黑荨麻根（20 g），树头菜根（30 g）。水煎服，酒为引。

《哀牢山彝族医药》

方一：穿山甲（5 g）。焙黄，舂服。

方二：洋菊花根（20 g）。水煎服。

方三：生斑鸠血（20 g）。炖服，也可涂搽患处。

方四：刺桐花树根（25 g）。水煎服。

方五：茴香根（25 g）。水煎服。

方六：虾（15 g），螺蛳（20 g），鲫鱼 1 尾。水煎服汁，并用渣舂捣包敷或涂搽患处。

方七：野柿花根（25 g）。水煎服。

方八：苦参根（15 g），覆盆子根（20 g）。水煎服。

《彝族验方》

方一：叶下花根 25 g，晒干，碾磨成细粉；另取猪肉适量，剁碎，加入叶下花根粉，拌匀，置木甑内蒸至熟，服食。每天 1 剂，分 2 次服。

方二：龙须草根 20 g，小苎麻根 15 g，泥鳅串 15 g，毛果算盘子叶 10 g。水煎，红糖调，内服。每天 1 剂，分 2 次服。

方三：山胡椒，九里光。各取适量（1∶1）煎水，外用，洗患部（水温以 30 ℃为宜）。每天 2～3 次。也可熬稠后涂布。

方四：千针眼，清酒，米醋，蜂蜜。先取千针眼适量煎水,滗取煎液,微火熬至稠,再以(5:3:2:1)的比例调和处方各药材,充分振摇。外用,涂擦患部。每天3~4次。

方五:皂荚叶40g。加水煎煮至稠,置凉。外用,敷洗患部。每天2次。

方六:无根藤适量。煎水,外用,洗患部。每天2~3次。

方七:鸡肝散根15g,旱菜根20g,一枝黄花15g,一炷香根15g。水煎服。每天1剂,分3次服。

《彝医处方集》

方一:小绵麻根、紫花地丁、药红母、半夏各适量。加白酒少许,水煎服。

方二:蚕豆叶、香薷、紫花地丁各适量。加酒泡服。

方三:黑锁梅、小绵麻根、李子树根各适量。水煎服。

方四:黑荨麻25g,刺天茄10g,一文钱20g。加甜白酒少许为引,水煎服。

方五:叶上花髓心20g。文火炒黄,研细冲服。

酒服。

方六:白花细辛10g。泡酒饮服。

方七:楼台夏枯草30g。泡酒饮服。

方八:茴香根25g。水煎服。

方九:野柿花根25g。水煎服。

方十:苦参根15g,覆盆子根20g,水煎服。

《明代彝医书》

方一:小绵麻根,紫花地丁,药红母,半夏。加白酒煎服。

方二:马樱花,白花矮佗罗,鱼腥草。泡酒服。

方三:蚕豆叶,香薷,紫花地丁。泡酒服。

方四:黑锁梅,小绵麻根,李子树根。煎水服。

方五:白樱桃皮,石榴皮,麦穗,大白花。煎水服。

方六:银手镯。煎水服。

方七:野樱桃树皮,石榴树皮,麦穗,马樱花。用冷水煨服。

方八:羊血,乌梢蛇骨。煎服。

第六节 儿科疾病

一、小儿麻疹

【释义】

麻疹是儿童最常见的急性呼吸道传染病之一,传染性很强,通过呼吸道分泌物飞沫传播。临床上以发热、上呼吸道炎症、眼结膜炎及皮肤出现红色斑丘疹和颊黏膜上有麻疹黏膜斑,疹退后遗留色素沉着伴糠麸样脱屑为特征。

【彝族药方】

《聂苏诺期》

方一:竹鼠骨(5g)。烤黄研末,冲取。

方二:鹅不食草(15g),鳖甲(5g)。鳖甲烤黄研末,用开水冲于鹅不食草内服。

方三:黑芝麻(15g),公鸡冠血数滴。黑芝麻焙黄研末,冲开水,滴数滴鲜鸡冠血,顿服。

《医病好药书》

方一:紫草,地莲花,野姜根,香菌。煨水服。

方二:车前草,黄果皮,陈猪胆。水煎服。主治麻疹出不透。

《医病书》

方一:紫草根,山薄荷。水煎服。

方二:椿树皮。水煎服。

《启谷署》

方:葛根 15 g,牛蒡子 7.5 g,杏仁 15 g,薄荷 5 g,蝉衣 5 g,钩藤 10 g,桑叶 7.5 g,连翘 7.5 g,桔梗 2.5 g,生甘草 5 g,赤芍 7.5 g。水煎服。

《彝族验方》

方一:板蓝根,狗脊。混合研磨成细粉,内服。每天 1 剂,分 2 次服。

方二:白花蛇舌草,地耳草,马蹄叶,重楼。水煎服。每天 1 剂,分 3 次服。

方三:假细升麻,芫荽,香椿树皮。水煎内服。每天 1 剂,分 3 次服。适用于透疹。

方四:小苎麻根,蟛蜞菊。水煎内服。每天 1 剂,分 3 次服。

二、小儿惊风

【释义】

小儿惊风,又称"惊厥"或"抽风"。临床多以抽痉或伴神昏为其特征。年龄越小发病率越高,七岁以上则逐渐减少。此方为彝族治疗小儿惊风的经验多用于发热所致的惊风。

【彝族药方】

《医病好药书》

方一:杨柳树中的虫、蜘蛛。水煎服。

方二:用蓟麻尖放在农村烧柴的子母灰中,取出春细兑奶煨服。

《明代彝医书》

方一:真金草根。水煎服。

方二:青菜籽,耗貂香。开水泡服。

《哀牢山彝族医药》

方一:真金草根(25 g)。水煎服。

方二:萝卜(50 g)。生服。

方三:草鞋虫(5 g)。捣烂,泡开水服。

方四:山槟榔根(20 g)。泡开水服。

《造药治病书》

方:用竹叶包裹鸡蛋煮熟后滚擦痛处,如此两天剖蛋观察,如有一黑线贯穿蛋白、蛋黄则证明毒已取出。适用于小儿惊风,发热,症较轻者。

《彝族验方》

方一:岩羊胆,野薄荷。将野薄荷水煎,滗取汁液,送服岩羊胆粉末。每天 1 剂,连服 3 天。

方二:鹿心血,岩羊角。先将岩羊角切片,碾磨成细粉;再把鹿心血用温开水溶化,用鹿心血水溶液送服岩羊角粉。每天 1 剂,连服 3 天。

方三:水牛角。先将水牛角切成薄片,用开水浸泡,然后取浸泡液用微火煎熬成稠膏,内服。每天 1 剂,分 4 次服。

方四:耶哈哈尼 10 g。水煎内服。每天 1 剂,分 3 次服。

方五:大羊蹄 20 g,马蹄香 2 g。水煎服。每天 1 剂,分 3 次服。

方六:蚊子草,酒药草,乱头发,小茜草,马蜂巢础。水煎服。每天 1 剂,分 3 次服。

三、消化不良

【释义】

消化不良是由胃动力障碍所引起的疾病,主要临床表现有上腹痛,进食后不久即有饱腹感、腹胀、嗳气,进食减少等。

【彝族药方】

《启谷署》

方:神曲、山楂、麦芽、蝉蜕各 100 g,柴胡 75 g,槟榔 100 g,鸡肝、鸡心各 15 副(另加鳖甲 100 g、陈皮 25 g 共炒)。上药共为细末,与鸡肝、鸡心共捣如泥,面裹烤干,研末服。3~5岁,每天15 g。6~10岁,每天20 g,早、晚各1次,温开水送服。主治消化不良、腹中痞块、午后发热、身体消瘦。

《医病好药书》

方一:何首乌。炮制后研粉吞服。

方二:脱去衣服,按摩脊柱,拉耳朵、揉肚子。

《元阳彝文古籍彝药书》

方:川芎,葱叶,生姜,小野苦果。①小女孩患病,找另一家生男孩的母乳,再加川芎汤和小女孩母乳混合服。②小女孩患病,取葱叶7截、生姜7小片、小野苦果花7朵与母乳煎服。渣敷肚脐。③小男孩患病,取葱叶9截、生姜9小片、小野苦果花9朵与母乳煎服。主治嗝奶(小儿吃奶消化不良)。

第七节 杂 病

一、痹证

【释义】

痹证是指人体机表、经络因感受风、寒、湿、热等引起的以肢体关节及肌肉酸痛、麻木、重着、屈伸不利,甚或关节肿大、灼热等为主症的一类病证。临床上有渐进性或反复发作性的特点。主要病机是气血痹阻不通,筋脉关节失于濡养所致。

【彝族药方】

《哀牢山彝族医药》

方一:仙鹤草(25 g)。泡酒服。主治关节疼痛。

方二:野棉花根(25 g),透骨香(20 g),车前草(20 g),小苎麻根(20 g),白花响铃根(20 g),兰花狗响铃根(25 g),杜仲(30 g),灯笼草根(20 g),百合(20 g)。水煎服。主治浑身酸疼。

《聂苏诺期》

方一:雷公藤根(10 g),草血竭根(30 g),透骨草全草(30 g),芦子叶(10 g),石菖蒲全草(10 g)。水煎服。主治风湿性关节炎。

方二:大黑蜂尿(2 mL)。入酒或开水内饮服。主治风湿性关节炎。

《启谷署》

方一:金毛狗脊、牛夕(酒炒)、海风藤、空木瓜、青桑枝、活松节、续断(酒炒)、杜仲(盐炒)、秦艽、大生地、嫩桂枝、当归身各20 g。水煎服(亦可泡酒内服)。药煎好后,入适量甜酒同服,连服4~5剂。主治四肢麻木。

方二:木耳、桃仁、蜂蜜各200 g。用开水把木耳泡涨,洗去尘土与桃仁和蜜共捣如泥,放锅内蒸热。分4天内服,孕妇忌服。主治四肢麻木。

方三:初伏时的豆夹筋10 g,黑糖(含红糖)、白糖各25 g。将药炒焦煎服。主治四肢麻木。

方四:天仙藤15 g,白术15 g,白芷15 g,羌活15 g,法半夏25 g,片姜黄30 g。冷水煎服,每天3次,服药时以黄酒为引。主治肩背手臂疼痛。

方五:防风、羌活、苍术、细辛、桔梗、川芎、当归、赤芍、川乌、首乌、甘草、麻黄、荆芥、白芷各2.5 g。上诸药共为细末,加酒250 mL;蜂蜜100 mL,熬成膏服用。主治风湿性关节炎,脊背转动不便,四肢关节疼痛。服药后要严避风寒。

《造药治病书》

方一:戴铜手镯、铜戒指,可治手腕关节痛。

方二:四肢麻木,可服用岩蜂蜜或用鸡油擦。

方三:大蒜捣碎贴于膝关节上,然后用麝香火草烧烤。治疗膝关节痛。

《明代彝医书》

方:花椒根、金竹根、臭牡丹根、马樱花根、金竹叶、牛嗓管子各适量。以酒为引,水煎服。主治关节疼痛。

《医病书》

方一:香附,铁线草根。煎水服。主治下肢关节疼痛。

方二:胡椒,生姜。泡酒服。主治全身关节、肌肉酸疼。

方三:大黑蜂盘,狗骨,虾,桃树脂。泡酒服。

方四:桃寄生,梨树寄生。泡酒服。主治肩关节疼痛。

《医病好药书》

方一:大蓟、桑树根、金锁梅根、伸筋草根、蓟麻根、小羊膻根各适量。水煎服。

方二:树上藤。水煎服。

方三:酸浆草、岩桑树皮、地柿花、白泡果、莆草、山药、草乌各适量。泡酒外擦。

方四:母猪油,腌肉。水拌,外擦。主治关节疼痛。

方五:壁虱,臭壳虫,地丁,牛肝菌。水煎服。

方六:花椒叶,五甲树叶,大麻子叶,苦蒿叶,马蹄香。舂细,以酒为引,外包敷用。主治手背肿痛。

方七:向日葵秆心、猪肉煮服,或老鸦鹅肉泡酒服。主治关节疼痛。

方八:猪胃1具,包痛处一天一夜后,再用大蓟、大蓟麻根,水煎洗。主治头痛、手痛。

方九:鸡矢藤适量。水煎服。主治关节疼痛。

《彝医处方集》

方一:接骨木皮和叶适量。捣烂,加热后外敷。主治四肢疼痛,腰痛。

方二:花蛇1条。泡酒外擦。主治风湿病。

方三:麝香适量。兑水外洗。主治四肢麻木,关节痛。孕妇忌用。

二、耳鸣

【释义】

耳鸣是一种听觉异常的症状。以患者自觉耳内鸣响,如闻潮,或细或暴,妨碍听觉的称耳鸣;听力减弱,妨碍交谈,甚至听觉丧失,不闻外声,影响日常生活的称为耳聋,症状轻者称为重听。

【彝族药方】

《哀牢山彝族医药》

方一:野苡仁(30 g),糯米(50 g),香米(50 g)。文火煮粥服。

方二:狸胆(0.1 g),狸嘴皮(5 g),绵羊胆(0.1 g)。上研细末,温开水送服。

方三:鸡蛋适量(数枚)。将蛋清、蛋黄敲出放碗内,用有汗帽子或头巾罩碗,倒过碗口在腹部蘸打。

方四:狸嘴皮(5 g),孵不出的鹅蛋(1 枚),半夏(15 g)。水煎服。

三、虚劳

【释义】

虚劳又称虚损,是由于禀赋薄弱、后天失养及外感内伤等多种原因引起的,以脏腑功能衰退,气血亏损,日久不复为主要病机,以五脏虚证为主要临床表现的多种慢性虚弱症候的总称。

【彝族药方】

《聂苏诺期》

方：猪肚子适量（1个），胡椒适量（10 g）。猪肚洗净，放入胡椒炖服。

《明代彝医书》

方：猪肚，草果，胡椒。猪肚洗净，放入胡椒、草果炖服。

《造药治病书》

方一：党参 100 g，猪肉 500 g，虫草 10 g，母鸡 1 只。以上诸药炖鸡服。

方二：当归 100 g，怀牛膝 100 g，天麻 30 g，母鸡 1 只。以上诸药炖鸡服。

《哀牢山彝族医药》

方一：鹿茸（10 g），米酒（500 mL）。泡酒 30 天后，每次服 15 mL，每天服 2 次。

方二：墨鱼（200 g），茯苓（150 g）。炖服。

方三：野百合（50 g），猪肉（100 g）。炖服。

方四：小红参（50 g），胡萝卜（30 g），大蓟根（30 g）。上诸药冷水煎服，每天分 3 次服。

四、汗出过多

【释义】

汗出过多是一种病态现象，正常情况下，人体都会有汗液排出，但量多与周围环境、机体活动、口服退热药物及情绪相关，汗量不会太多。汗出过多会出现白天活动后汗流浃背或者是夜间睡觉时汗出沾湿衣被等情况。

【彝族药方】

《医病好药书》

方一：地石榴根，杨柳根，野坝蒿根，秧草籽，石膏，仙鹤草，木通。水煎服。

方二：坝黄花。水煎服。

《彝药志》

方：褶叶萱草 30 g，沙参 20 g，麦冬 15 g，五味子 10 g，玉竹 10 g，甘草 5 g。冷水煎服，每天分 3 次服。

《哀牢本草》

方一：蒿枝鲜草 30 g。冷水煎服，每天 3 次。

方二：糯米 60 g，生薏苡仁 28 g，枸杞 20 g，小红参 30 g，鸡肝 1 个。上诸药文火共煮，每天分 3 次服。

《中国彝族民间医药验方研究》

方一：木耳、红枣各 30 g，冰糖 40 g。将上药置于瓦煲中，加水一碗半，煎至大半碗，分 3 次服完。

方二：五倍子 25 g，五味子 15 g，浮小麦 20 g。将上药共研为细末，调水使之成糊状，敷于肚脐中，盖以纱布，胶布固定，每天 1 次，连用 7 次，上方剂量为 7 天剂量，可分为 7 次用。

方三：薄荷 10 g，细辛 10 g，40 度饮用酒 20 mL。将薄荷、细辛研末，放入已盛酒容具，振荡混匀后喷洒足底和出汗部位。

方四：牡蛎 90 g，蛤粉 30 g。先将牡蛎研粉，再入蛤粉和匀，用纱布包裹，扑出汗部位。

《彝族验方》

方一：缬草根，益母草，赤芍，清酒。将前 3 味药材略加粉碎（或切段切片），用清酒浸泡（酒过药面），1 周后，滗取药液，摇匀滤过，内服。每天 2 次，每次 5 mL。

方二：麂子草，小扁草。水煎服。每天 1 剂，分 3 次服。连服 7 剂。

方三：韭菜根 40 g，夜关门 15 g。水煎服。每天 1 剂，分 2 次服。

方四：磨盘草 15 g，银柴胡 15 g。水煎服。每天 1 剂，连服数天。

方五：地石榴根，杨柳根，野坝蒿根，秧草籽，仙鹤草，木通，生石膏。水煎服。每天 1 剂，分 3 次服。

《彝医处方集》

方一:坝黄花。水煎服。

方二:仙人掌鲜品30～50g,红糖适量。鲜仙人掌煮糯米稀饭,红糖调服。

五、遗精

【释义】

遗精是指不因性生活而精液遗泄的病证,多因劳欲过度、饮食不节、恣情纵欲等引起。

【彝族药方】

《启谷署》

方一:淫羊藿40g,地骨皮15g,黄精40g,金樱子15g,菟丝子15g,胡桃仁7枚,黑枣7枚。冷水煎服,每天3次。主治肾虚遗精。

方二:五倍子50g,青盐10g,茯苓50g。上诸药研细为粉,炼蜜为丸,早、晚各服10g。

方三:空蚕茧3个。烧灰存性,温开水一次服。

《哀牢本草》

方一:七月泡果实30～50g。冷水煎服,每天3次。

方二:大叶黄泡树皮、果实各20g。冷水煎服,每天3次。

方三:红山茶树寄生40g。冷水煎服,每天3次。

方四:蛤蚧1对,蟋蟀6个,土狗6个。焙干研细,每天5g,蒸鸡蛋吃。

《民族民间方剂选》

方一:双龙参20g,凤尾参10g,鸡骨参15g,银丝杜仲10g,金丝杜仲10g,白九股牛6g,血满草根10g,菟丝子10g,狗鞭1具。冷水煎服,每天3次。狗鞭焙干研细,每次服药时兑入5g。

方二:小红参30g,藤杜仲15g,千针万线草15g,竹叶双肾参20g,枸杞15g,千斤拔15g,露水草10g,枣皮10g,金樱子10g。冷水煎服,每天3次。

方三:黄精20g,鹿仙草20g,金雀花根15g,大红袍15g,山羊肾1对,跳八丈15g,小五香血藤15g,对对参25g,巴戟20g。文火炖,每天分3次服。

《彝族验方》

方一:巴巴花根,白胡椒,黄花地丁,红糖。前3味药材水煎,滗取煎液,加入适量红糖,充分搅拌,内服。每天1剂,分2次服,连服7剂。

方二:黑钩藤30g,猪水泡(膀胱)1具。将黑钩藤断碎,猪水泡洗净切块,混合用微火炖至细烂,服食(喝汤吃肉)。每3天1剂,连续服食3剂。

方三:无根草20g。水煎服。每天1剂,分2次服,连服7剂。

方四:香椿树根皮10g,玉带草15g,缬草根10g。水煎服。每天1剂,分2次服。

六、阳痿

【释义】

阳痿又名"勃起功能障碍",是指过去3个月中,阴茎持续不能达到和维持足够的勃起以进行满意的性交。阳痿是男性最常见的性功能障碍之一,尽管阳痿不是一种危及生命的疾病,但与患者的生活质量、性伴侣关系、家庭稳定密切相关,也是许多躯体疾病的早期预警信号。

【彝族药方】

《启谷署》

方一:熟地40g,山药20g,枣皮20g,茯苓15g,丹皮15g,泽泻15g,枸杞20g,覆盆子20g,菟丝子15g,五味子7.5g,胡芦巴15g,淫羊藿15g。冷水煎服,每天3次。

方二:菟丝子10g,五味子10g,蛇床子10g,枸杞10g,制附片5g,炒杜仲10g,补骨脂

7.5 g,巴戟天 10 g,锁阳 10 g。冷水煎服,每天 3 次。

《哀牢本草》

方一:七月泡果实 50 g。冷水煎服,每天 3 次。

方二:牛膝 30 g,鸡血藤 40 g。冷水煎服,每天 3 次。

方三:马鹿护心血 3 g,马鹿鞭 45 g。马鹿护心血为风干的备用品,马鹿鞭也为风干的备用品。二者加工成细末,装入胶囊内,每次 4 g,每天 3 次,用肉汤或温开水送服。

方四:山羊鞭 1 具,土狗 6 个,蟋蟀 6 个。以上诸药焙干,共研为细末,每次 15 g,每天 2 次,温开水送服。

方五:驴鞭 1 具。焙干研粉,每次 5 g,白酒送服,每天 1 次。

方六:蜻蜓、蟋蟀各 30 g。上药焙黄,研细末,每次 3 g,温开水送服。

《彝族验方》

方一:云南茜草 5 g,韭菜 5 g,黄精 10 g,回心草 15 g。水煎服。每天 1 剂,分 2 次服,连服 7 剂。

方二:肉苁蓉,玉带草,鹿尾。断碎,混合煮至熟透,内服。每天 1 剂,睡前半小时服,连服 3 剂。

方三:山韭菜籽 15 g,阉鸡尾 20 g。水煎,火盐涮,内服。每天 1 剂,分 2 次服。连服 3~7 剂。

方四:青竹标 100 g,清酒 500 mL。取鲜品断碎,用清酒浸泡 3 天后,滗出药液,滤过内服(服用前充分振摇)。每天 2 次,每次 20 mL。

方五:无根藤 20 g,泡头草根 15 g,蜂蜜适量。取前两味药材断碎、水煎,滗取药液,加

入蜂蜜,搅拌均匀,内服。每天 1 剂,分 2 次服。

七、水激病

【释义】

水激病是指暑天人体大汗淋漓时,暴饮冷水或冷水冲凉而得的病,其主要表现全身不适、寒战、腹部疼痛,或上吐下泻,或关节疼痛,或全身关节酸痛乏力等,故有的彝族地区又称之为"泥鳅痧"或"水激伤寒"等。

【彝族药方】

《医病好药书》

方一:水草花。煎服。

方二:水菖蒲根。煎服。

《哀牢山彝族医药》

方一:莲台夏枯草(25 g),白花细辛(25 g),红革薜(25 g),酸菜水(10 mL)。水煎服。

方二:豆豉(20 g),野响杨叶(25 g),金龟子(数只),枸皮树浆(5 mL)。水煎服。

方三:野烟(20 g),石榴树根(30 g),紫背天葵(20 g)。水煎服。

方四:红尾巴鱼(数尾)。舂捣,包敷肚脐。

方五:熊胆(0.1 g)。涂擦肚脐。

方六:臭牡丹叶(50 g),马蹄香根(50 g)。舂捣,包敷肚脐。

方七:花椒叶(30 g),马蹄草(30 g)。舂捣,包敷肚脐。

方八:狐胆(0.2 g),黄栗树脂(5 g)。配酒调汁,涂擦肚脐。

方九:腌柿花(数枚),灰尊麻(30 g),狗蝇(花蝇)(数只)。舂捣,包敷肚脐,对时即可病愈。

第八节 伤科及中毒

一、跌打损伤

【释义】

跌打损伤包括刀枪、跌仆、殴打、闪挫、刺伤、擦伤、运动损伤等,伤处多有疼痛、肿胀、出血或骨折、脱臼等,也包括一些内脏损伤。在此主要以软组织损伤为主。

【彝族药方】

《彝族医药伤科治方研究》

方一:叶上花、叶下花各 15 g。泡酒 100 mL,分次服。

方二:铁海棠 30 g,米酒 90 mL。将铁海棠去刺筋,捣烂后加米酒炖热,用药汁反复擦伤处,擦至伤处皮肤发热为好,连续 3 次,亦可内服。

方三:叶上花、五爪金龙各 20 g,米酒 150 mL。泡酒 3 天后分次服用。

方四:鲜大接骨丹根 30 g,珠子参 30 g,叶下花 20 g,鹿仙草 20 g。水煎服。

方五:绿葡萄 500 g,大接骨丹叶 400 g,小接骨丹 400 g,叶上花根 300 g,香石藤 300 g,败酱草 150 g,五爪金龙 500 g,金丝杜仲 500 g,飞龙掌血 200 g。共研细粉备用。用时取适量加开水、酒(6∶4)调成糊状,涂于纱布外包患处。

方六:黑骨头、绿葡萄、金丝杜仲、叶上花、刺五加、大接骨丹、香石藤、钩藤根、岩陀各适量。共研细末备用。用时适量酒水调匀,加温,包于患处。

方七:矮陀陀根 30 g,飞龙掌血 20 g,绿葡萄 30 g,茜草 20 g,细木通 20 g,香石藤 30 g。泡酒 1 000 mL,浸泡 6 天,每次 15 mL,每天服 2 次。

方八:大接骨丹 120 g,马蹄香 35 g,小被单草 35 g,五叶草 35 g,生草乌 20 g,刺五加 30 g,续断 60 g,茜草 30 g,五爪金龙 35 g,没药 20 g,金毛狗脊 20 g,叶上花 40 g,龙骨 50 g。共研细末备用。用时酒加热调药适量包于患处。每 3 天换药 1 次。

方九:五爪金龙、刺参、玉带草、土三七、岩陀、粘藤各适量。共研细末备用。用时加适量开水、酒(6∶4)调成糊状,涂在纱布上敷于患处。

方十:香石藤、五爪金龙、蜜桶花、叶下花、绿葡萄各等量。共研细粉,酒水拌均匀,敷于患处。

方十一:苎麻根、土牛膝、刺老包、鞭打绣球各适量。共捣茸,拌糯米稀饭,敷于患处。

方十二:鸡血藤 20 g,闹羊花叶 7 片,金丝矮陀 20 g,五爪金龙 25 g,黄皮杜仲 25 g,茯苓 25 g,白花矮陀 20 g。泡酒 1 000 mL,每次 10 mL,每天 3 次。

方十三:山皮条、白花矮陀各 25 g,大报春花根 30 g,大五爪金龙 30 g,扁竹参 35 g。泡酒 600 mL,每次 10 mL,每天 2 次,内服。

方十四:白牛膝 20 g,续断 15 g,桂花矮陀 20 g,大黑药 20 g,透骨草 15 g。水煎服,每天 3 次。

方十五:黑骨头、豆瓣绿各适量。捣烂,用酒调,敷患处。每天 2 次。

方十六:土三七 25 g,金铁锁 30 g,玉带草

30 g,常青藤 20 g,过山龙(香石藤)25 g,小血藤(血参)20 g,杏叶防风 15 g,血当归 25 g。泡酒1000 mL,浸泡 8 天,早、晚各服 1 次,每次10 mL。

《彝族验方》

方一:散血丹,三七,清酒。混合浸泡 7 天后,滗取药液,振摇,滤过。内服(服前充分振摇)。每天 2 次,每次 10 mL。

方二:青风藤,草薢,土细辛,清酒。混合浸泡 7 天后,滗出药液,振摇,滤过。内服(服前充分振摇)。每天 2～3 次,每次 10 mL。

方三:泽兰(鲜嫩尖)3 个。将新鲜泽兰嫩尖轻洗后,晾去水分,切碎,用鸡蛋调匀,微火炒至熟。食用。每天 2～3 次,连服 2～3 天。

方四:响铃草根,清酒。取适量鲜响铃草根,捣绒,加入少许清酒,点燃,至自灭。外用。温度适宜时包敷在肿痛部位。每天 2 次,早、晚包敷。

方五:三七,紫丹参,猫胡子花,叶下花,土细辛,清酒。混合浸泡 7 天后,滗取药液,滤过。内服(服前充分振摇)。每天 2 次,每次10 mL。

方六:石胡荽,大黑蜂巢础,牛油。取石胡荽、大黑蜂巢础春捣成泥,用牛油(炼过)炒至热(约 60 ℃)外用。温度适宜时,敷于肿痛部位。每天 1 次。

方七:水冬瓜树寄生,鹿啃木,清酒。将两味药材断碎,用清酒浸泡 7 天后,滗取药酒,滤过。内服。每天 2 次,每次 10 mL。

《医病好药书》

方一:新鲜仙人掌适量。仙人掌放在火塘中烧后去表皮,泡酒内服。治疗跌打损伤。

方二:麝香,熊胆。泡酒服。治疗跌打损伤。

方三:草乌,野花椒,黑骨头,野姜,野荞花,叶下花,小铜锤,酸浆草,翻白叶。春成泥状,外包。治疗跌打损伤。

方四:马樱花树寄生。煎服。治疗跌打损伤。

方五:小马桑叶,地丁,牛筋树,老鸦果,小红参,松笔头,杨梅根,野坝蒿,野荞根。煎水内服。治疗跌打劳伤。

方六:一把香。捣碎,敷伤口上。治疗刀伤。

方七:象牙,瓜然,拔脓叶,锅底盐,倒推车,鼠血。春细,外包和煎服。治疗枪伤。

方八:小铜锤,山薄荷。捣成泥状,外敷。治疗刀伤。

方九:马桑树皮。春细,外敷,籽壳更好。治疗刀伤。

方十:接骨丹,小雏鸡,蜈蚣草,被单草,甜荞。春成泥,外包。治疗外伤骨折。

方十一:地龙,蜈蚣草,被单草。泡酒服,或春碎外包伤口处。治疗外伤筋断。

方十二:刺头包寄生。春细,外包。治疗骨折肉腐。

《明代彝医书》

方一:苏木,黑豆根。水煎服。治疗跌打损伤,瘀血内停。忌吃猪肉。

方二:泽兰,蒿枝根,黑刺果根,苦茶树皮。红糖煎服。治疗跌打损伤,瘀血内停。忌吃猪肉。

方三:秧草根,水煎服;或弓腰劳、赤地榆,水煎服。治疗跌打损伤,瘀血内停。忌吃猪肉。

方四:马樱花。水煎服。治疗跌打损伤,瘀血内停。忌吃猪肉。

方五:土连翘树包,王不留行。水煎服。治疗跌打损伤,瘀血内停。忌吃猪肉。

方六:野坝蒿。水煎服。治疗跌打损伤,瘀血内停。忌吃猪肉。

方七:三七。研粉,内服和撒在伤口上,或调成糊状敷在伤口上。治疗枪伤。

方八:豆豉,外擦;或蝙蝠油,外擦。治疗皮肤刺伤。

方九:瓜蒌根。研粉,拌糯米饭外包,用夹板固定。治疗手脚骨折。

方十:石榴叶。捣成泥状,加蜂蜜调和,包患处。治疗手脚骨折。

方十一:七叶莲,活雏鸡1只。捣成泥状,包患处。治疗手脚骨折。

方十二:五加皮,五爪金龙。捣成泥状,包患处,若出血不止,则将香橼叶、花椒研粉外包,上述药也可合包。治疗手脚骨折。

《启谷署》

方一:酒当归25g,红花10g,苏木10g,乳香10g(制),没药10g(制),煅自然铜100g,童便适量,续断10g,川芎10g,桂枝5g,川牛膝10g。水煎服。

方二:当归25g,泽兰25g,川芎15g,红花15g,桃仁15g,丹皮15g,好苏木15g。酒水各一碗煎服。如牙关不开者,用半夏在两腮边擦。或先用热酒冲白糖二三两灌入,如不能饮酒者,开水冲服亦可。饮多更好,无论轻重伤,服之可免瘀血攻心,不可忽视,然后再服前方加减:头伤加藁本5g,手伤加桂枝5g,腰伤加杜仲5g,肋伤加白芥子5g,膝伤加牛膝5g。

方三:全当归20g,杭芍、苏土元、嫩桂枝、广陈皮、枸杞、制乳香、制没药、制虎骨、白及、茴香各15g,木香、三七粉(冲粉吞服)、甘草各10g。用高粱酒50g,兑3碗水煎服。

方四:象皮、象牙、自然铜、土鳖、没药、续断、乳香各25g,地龙、儿茶各20g,土瓜15g,麝香30g。共为细末,用鸡蛋清调敷伤口患处。主治骨折。

二、毒蛇咬伤

【释义】

被毒蛇咬伤时,毒液从其腺体内排出,沿毒牙的小管或沟进入伤口,引起中毒。临床出现患部肿胀、出血;肢体麻木微痛、吞咽不利、视物模糊、牙关紧闭、呼吸微弱,甚则死亡。

【彝族药方】

《造药治病书》

方:用人尿泡伤口。

《聂苏诺期》

方一:橄榄嫩叶(30g)。捣烂,包敷患处。

方二:密蒙花根(30g)。水煎服,以酒为引。泡酒服,并用药酒涂擦患处。

方三:绵羊胆(1g)。泡汁,涂擦患部。

方四:蛇须草全草(30g)。捣碎,包敷患部。

方五:灵蛇胆(0.5g),竹胆(5g)。用刀剃开头顶心,两味相拌,用手揉擦透皮内。

《哀牢山彝族医药》

方一:重楼根(50g)。捣细,包患处,并研末吞服。

方二:白花蛇舌草(25g)。水煎服。

方三:狸胆(0.5g),黄鼠狼嘴皮(10g)。水煎服。

方四:病灶要针刺放血后,野荞(25g),水煎服。

方五:黑牛胆(0.5g),绵羊胆(0.5g)。泡开水服。

方六:鸡蛋清(数枚),用布包裹,反复蘸打伤口,而后包敷。

《彝医处方集》

方:独活10~20g。水煎服。

《明代彝医书》

方一:鸡蛋清。内服外擦。

方二:酸浆草根。煎服。

方三:骨碎补。舂烂外包,也可内服。

方四:臭菊花根,野荞叶。煎水服。

方五:把生鸡蛋敲开一小孔,罩在伤口上,用布包扎固定。

《医病好药书》

方：水金凤，雄黄，续断。水煎服或洗伤口。

三、蜈蚣咬伤

【释义】

蜈蚣头部有一对毒牙，与毒腺相连，可分泌含有类似蜂毒的有毒成分，被蜈蚣咬伤后，其毒腺分泌出大量毒汁，可出现局部红肿、疼痛、皮疹等现象，严重时有发热、头晕、头痛、恶心、呕吐、呼吸加快、呼吸麻痹、出汗、痉挛、全身麻木，甚至昏迷，偶有过敏性休克，甚至死亡。

【彝族药方】

《聂苏诺期》

方一：虾子花嫩叶（30 g）。捣碎之后包敷患部。

方二：耳屎（0.5 g）。红肿处用耳屎涂擦 1个月。

方三：白鸡 1 只。清炖，吃其肉，喝其汤，烫鸡毛水洗患部，鸡屎包敷患部。

《哀牢山彝族医药》

方一：鸡胆（0.5 g）。涂擦伤口。

方二：耳屎（0.5 g）。涂擦伤口。

方三：草乌捣汁（1 g）。涂擦伤口。

方四：鹧鸪屎（2 g）。包伤口。

四、食菌中毒

【释义】

食用有毒物野生菌导致的急性疾病，患者可出现恶心、呕吐、腹痛、腹泻等胃肠道症状，有的患者出现一些精神症状，表现为头晕、情绪烦躁、谵妄，甚至于出现幻觉。中毒严重者有可能引发急性肾功能衰竭、肝功能衰竭、休克等。

【彝族药方】

《哀牢山彝族医药》

方一：羊油（20 g），羊肉（20 g），羊骨（20 g），胡椒（10 g），甜白酒（30 mL），水酒（30 mL）。泡饮

方二：干人粪（5 g）。烤黄存性，泡饮。

方三：毛芋头叶脉（15 g）。泡饮。

方四：松灵芝（15 g），松白生（15 g）。泡饮。

方五：茯苓（20 g）。去皮留心，煎服。

《明代彝医书》

方一：羊血。生服。

方二：麂胎。煮服。

方三：泥浆水。过滤后内服。

五、酒精中毒

【释义】

急性酒精中毒多见于一次饮酒过多，即酗酒，或饮用工业酒精兑制假酒，临床表现大致分为三期：兴奋期出现情绪奔放、健谈高歌、言语幼稚，有时粗鲁无礼，情绪极端不稳定，面色则表现为苍白或潮红，眼结膜充血；共济失调期表现为步履蹒跚、动作笨拙、语无伦次、言语不清；昏睡期出现不分场合、时间、地点，患者进入昏睡状态，皮肤湿冷，呼吸缓慢，唤不醒，此时如对患者进行体格检查会发现血压下降、呼吸衰竭，重者瞳孔散大、抽搐、休克甚至昏迷，如未进行及时抢救可能导致患者死亡。

【彝族药方】

《医病书》

方：葛花，小鱼数条，煨水服。主治饮酒过量出现寒颤。

《药名书》

方一：续断 50 g，葛根 30 g，生姜 30 g，红糖 30 g，酒娘子适量。用 3 碗酒泡服。

方二:树灵芝60g,石榴树根60g,酒娘子1碗。煨水服。

《明代彝医书》

方:泥鳅、草果、胡椒适量。用土锅煮食。主治饮酒过量,不思饮食。

《医病好药书》

方一:大白芸豆根,火麻根,甘草。茶叶水煎服。

方二:川芎,腌菜,干杨梅,葛花。泡水服。

方三:乳鼠数只,黄栗树水(鲜黄栗树,一端让火烧,另一端出水取用)。两味共服。

《哀牢山彝族医药》

方一:铁线草(30g),橄榄树根(30g)。泡水服。

方二:野高粱根(50g)。泡水服。

方三:地盘松尖(数枚)。水煎服。

六、烧伤

【释义】

一般指热力,包括热液、蒸气、高温气体、火焰等所引起的组织损害。

【彝族药方】

《哀牢山彝族医药》

方一:芦荟(50g)。捣汁涂擦。

方二:鸡血(20mL)。涂擦伤口。

方三:野靛汁(20g)。涂擦伤口。

方四:鸡蛋清数枚。涂擦伤口。

方五:牛胆(0.5g),狗胆(0.5g),羊胆(0.5g)。配伍涂擦伤口。治疗期间忌吃辣子,否则会缩筋或伤口愈合不好。

《元阳彝文古籍医药书》

方:鹅油。泡酒外擦。

第八章

彝医药的外治法

彝医药外治法是在彝医生命时空理论指导下，徒手或用工具，以体表为作用点，对疾病进行治疗的技术，在彝族地区应用广泛，具有内容丰富、疗效独特、操作便捷、历史悠久的特点。其内容主要记载于诊治类和病症用药类彝医药古籍之中。从目前所发掘的222种彝医药古籍来看，诊治类有9种，病症用药类有52种。这些记载不仅叙述了具体的治疗技术与方法，同时亦反映了彝医药理论的基本观念、医学原理和认知方式，体现了彝族人民特色的治疗方式。

外治法有外包、外敷、烧火、熏蒸、放血等，主要用于外伤病和皮肤病，也适用于某些内科疾病。

第一节　彝医敷贴疗法

一、彝医水膏药疗法

彝医水膏药疗法是彝族医药外用中的一种，根据患者病情或伤势、病变部位而灵活采用相应的彝族药细粉或鲜品药，用水（溶剂）将药物调制成糊状，涂在棉纸或纱布的一面，从而达到治愈疾病的目的。该疗法简便廉验，疗效持续时间较长，便于携带，已被列入国家级非物质文化遗产名录。

（一）适应证

适用于风湿性腰腿疼、骨性关节炎、类风湿关节炎、跌打损伤及软组织损伤后遗症、各种原因引起的头痛、颈椎病、腰椎病、腹痛、疮痈疔疖等。

（二）治疗方法

（1）需调制药物时，将药末倒入器皿中，根据病情需要，选择适宜的溶剂（常用溶剂有冰雪水、井中凉水、地表长流水、温水、烟筒水、草药液等）调制成糊状。

（2）根据敷药面积，取大小合适的棉纸或薄胶纸，用竹片等适宜工具将所需药物均匀地平摊于棉纸上，厚薄适中。

（3）将摊好水膏药的棉纸四周反折后敷于患处，加盖敷料或棉垫，以胶布或绷带固定。

（4）若为肿疡,敷药面积应超过肿势范围,一是防止毒邪扩散,起箍毒作用;二是通过药物作用以束毒邪,提脓拔毒。

（5）疗程:2～3 天换药 1 次,3～7 次为 1 个疗程。

（三）应用举例

（1）治疗肝火上冲头痛如裂,暑热头昏头痛。

药物:岩芎 20 g,紫金龙 10 g,芒硝 30 g,真金草 20 g。

用法:上药研细粉,加深井中凉水调拌成膏糊状,滩涂于两块 5 cm×5 cm 的棉布上,敷贴在左右太阳穴。

（2）治疗关节扭伤肿胀疼痛,风湿肿痛。

药物:小铜锤 20 g,滑藤 30 g,见肿消 30 g,生草乌 10 g,五爪金龙 20 g。

用法:上药共研细粉,加温水调拌成膏糊状,外敷于伤痛处,包扎固定。

（3）治疗无名肿毒,蛇虫咬伤,疮疡初起红肿热痛。

药物:重楼 20 g,五爪金龙 15 g,大黄花 10 g,蜈蚣 2 条,拔毒散叶 20 g。

用法:上药共研细粉,取适量加陈烟筒水调拌成膏糊状,敷贴于患处。

（四）注意事项

（1）敷药的摊制厚薄要均匀,太薄,药力不够,效果差;太厚,则浪费药物,且受热后易溢出,污染衣被。

（2）敷药过程中出现水膏药干结,可根据医嘱加水、油、酒等进行湿润。

（3）患者出现痒、痛、起疱等不适,应及时去除膏药,到医院就诊。

二、彝医鲜药外敷疗法

彝医鲜药外敷疗法是指将新鲜草药如见肿清、血当归、韭菜、柳树皮等,切碎、捣烂,敷于患处或穴位的方法称敷药法。具有舒筋活络、祛瘀生新、消肿止痛、清热解毒、拔毒等功效。该疗法廉便效验,适应证多,易于推广;还可减缓药物毒性和不良反应,弥补内治法疗效的不足。

（一）适应证

适用于内、外、妇、儿、五官、皮肤科等多种病症。

（二）治疗方法

（1）物品准备:治疗盘、治疗碗内盛调制好的药物、油膏刀、棉垫或纱布块、棉纸、胶布、绷带。调制新鲜中草药需准备切刀、切板、药臼。

（2）敷药局部做清洁处理。

（3）新鲜中草药须切碎、捣烂,平摊于棉垫上,并在药物上面加一大小相等的棉纸或纱布。

（4）将药物敷于患处,用胶布或绷带固定。

（三）应用举例

（1）治疗跌打损伤,骨折肿痛。

药物:鲜果上叶 100 g,鲜黑妈七 100 g,鲜石斛 100 g,鲜九股牛 100 g。

用法:骨折复位后,诸药共捣烂,外敷患处,夹板固定。

（2）治疗跌打损伤,骨折,脱臼,肿胀疼痛。

药物:鲜接骨丹 50 g,鲜五爪金龙 35 g,鲜水杨梅 30 g,鸡肶 3 个,紫糯米饭适量。

用法:骨折复位后,先在伤处肿胀部位涂搽竹鼠油,再用诸药捣烂外敷。

（3）治疗跌打伤骨折,脱臼,肿胀疼痛。

药物:鲜接骨丹 20 g,鲜被单草 30 g,鲜蜈蚣草 30 g,甜荞 30 g,小雏鸡 1 只。

用法:共捣烂如泥,骨折复位后将药泥敷于患处,固定。

（4）治疗跌打损伤,肿胀疼痛。

药物:鲜黑骨藤 100 g,鲜叶下花 100 g。

用法:共捣烂,加酒调敷。

（四）注意事项

（1）在敷药过程中,让患者采取适当的体位。

（2）应对敷药部位进行清洁。

（3）敷药后,包扎固定好,以免药物流撒别处。

（4）小儿皮肤娇嫩,不宜使用刺激性强的药物,用药时间不宜过长,加强护理,防止小儿将所敷药物抓脱。

（5）有过敏反应者及时对症处理。

（6）如局部出现水疱,应用消过毒的针刺破,外用消毒药物,防止皮肤继发感染。

（7）敷药疗法虽然相对安全,但对一些特殊患者,如患有严重高血压、心脏病者,要密切注意其敷药后的反应,如有不适感应及时中止治疗,并采取相应的处理措施。

（8）有些病证不能单纯依靠敷药疗法,应配合其他方法治疗,以免耽误病情。

（9）敷药疗法为辅助疗法,应作为临床明确诊断及遵医嘱治疗的补充。

（10）妇女孕期禁用有堕胎及致畸作用的药物;皮肤破损处禁用刺激性药物;严禁内服。

三、彝医冷敷疗法

彝医冷敷疗法是用浸泡过草药如红半夏、五香血藤、重楼（扭拍勒）、草乌等的冷毛巾类物体作为用具,放置在身体的某个部位上,使局部的毛细血管收缩,起到散热、降温、止血、止痛及预防肿胀等作用的一种疗法。

（一）适应证

适用于跌打外伤急性期、热证、血证等。

（二）治疗方法

治疗时,患者取合适的体位（既能暴露需要冷敷的部位,又能舒适地保持一段时间）,将预先准备好的冷敷用具放置在患处,每次冷敷大约20分钟。如果使用冷巾、冷袋者,6~10分钟更换1次,以保证冷敷效果,可延长冷敷时间约至30分钟。冷敷完毕后,用干毛巾将冷敷部位的皮肤擦干。

（三）注意事项

（1）作冷敷时,要了解患者的感觉,观察患处皮肤的反应,如果有感到不适或疼痛,皮肤发灰,出现紫斑或水疱时,应立即停止冷敷。

（2）每次冷敷时间不宜过长,一般以20分钟为好。如果需要长时间冷敷时,应在每次冷敷20分钟后,停敷1小时左右再冷敷,使局部皮肤有恢复的时间。

（3）对老年人、幼儿、身体极虚弱者,或失去知觉,或瘫痪患者要特别小心。

（4）一般冷敷不在肢体的末端进行,以免引起循环障碍,发生组织缺血缺氧。

（5）对有伤口或手术后及眼部冷敷时,冷敷用具一定要严格消毒使用,以防止污染,引起交叉感染。

（6）感染病灶局部区域、炎症的后期、已有水肿者,不能做冷敷。

（7）禁止在心前区（即左锁骨中线,第五肋间隙处）附近做冷敷,以避免引起冠状动脉痉挛而发生危险。

（8）眼病患者,角膜发炎时,冷敷会加重病情,故不宜用冷敷疗法。

四、彝医湿敷疗法

彝医湿敷疗法是将无菌纱布用草药如五香血藤、樟脑、草乌、火把花、贯众（乌卯那）、红藤（乃牛）等煎煮药液浸透,敷于局部,以达到疏通腠理、清热解毒、消肿散结等目的的一种外治方法。

（一）适应证

适用于疮、痈、疔、疖,跌打损伤,静脉炎等。

（二）治疗方法

（1）物品准备:治疗盘、治疗药液、敷布数块(无菌纱布制成)、凡士林、镊子、弯盘、橡胶单、中单、纱布等。

（2）取合理体位,暴露湿敷部位,注意保暖。

（3）将药液倒入弯盘内,将敷布放入药液中浸湿后取出,敷于治疗部位。

（4）用无菌镊子尖端夹取纱布浸药后淋药液于敷布上,保持敷部湿润。

（5）操作完毕,取下敷布,擦干局部药液,整理用物。

（三）注意事项

（1）治疗前要注意观察患者皮肤是否适宜治疗。

（2）首次治疗时,应向患者说明治疗目的、方法及可能出现的不良反应。

（3）治疗过程中观察局部皮肤反应,如出现苍白、红斑、水疱、痒痛或破溃等症状时,立即停止治疗,并酌情处理。

（4）疮疡脓肿迅速扩散者不宜湿敷。

五、彝医湿热敷疗法

彝医湿热敷疗法是用被草药蒸煮过的热毛巾作为用具,放置在患者治疗部位以治疗疾病的一种治疗方法。温热使局部的毛细血管扩张,改善局部血液循环,促进局部代谢,配以草药祛风除湿,散寒止痛,舒经通络等。

（一）适应证

适用于风寒湿痹证、腰痛、头痛、痿证、胃脘痛、痛经、跌打外伤后期、癥瘕积聚等。

（二）治疗方法

根据患者病情,将配好的草药装入布袋内与毛巾一起放进蒸锅中,用清水浸泡30分钟后煮沸10分钟,取出毛巾放在上层蒸笼中备用。治疗时根据病情,协助患者选取舒适的治疗体位,暴露病变治疗部位,并向患者解释敷疗作用及相关注意事项,局部皮肤涂上院内制剂血竭外用药酒(苏格带泽者清),注意涂药范围不小于热敷面积,取出蒸笼中的热毛巾拧至半干抖开,用手腕掌测试温度,以不烫手为宜,折叠后敷于治疗部位,使用红外线灯照射,以维护温度。如患者感到烫热,可揭开敷布的一角散热,每4～8分钟更换1次敷布,治疗时间为15～20分钟。湿热敷完毕后,用干毛巾将治疗部位的皮肤擦干。

（三）注意事项

（1）根据病情选择正确的敷疗部位。

（2）每次敷疗后都应观察敷疗部位的皮肤情况,有无红肿痛痒、皮肤变色发硬及皮疹,以便及时发现烫伤、组织变性及过敏等不适情况。

（3）要严格控制毛巾温度,太低则疗效不佳,太高则易烫伤皮肤。

（4）热敷部位行封闭疗法后,应停止热敷1天,以防止针眼处感染;除此之外,封闭药物多含有麻醉剂,可掩盖患者对热痛的感觉,易引起烫伤,进行敷疗时应特别注意。

若在湿热敷治疗过程中,患者有不适反应,当立即停止治疗,并及时处理。

（5）敷疗部位皮肤破损者、急性软组织损伤3天内、糖尿病患者禁用。

六、彝医贴疗法

彝医贴疗法是将药物贴于患处,使用时将所需药物研成粉,加适量附型剂,制成糊状敷贴患处,具有通经活络、清热解毒、活血化瘀、消肿止痛等作用。分为冷贴法和热贴法两种。

（一）适应证

适用于外科的疖、痈、疽、疔疮、流注、跌打损伤、肠痈等病。内科的哮喘、肺痈、高血压等病也适用此法。

（二）治疗方法

（1）冷贴法:是将乳香等有黏性的药材作基质,加入其他药材细料,然后按使用目的贴于相关部位。如头风痛,剪直径约 2.5 cm,材料厚实的两片圆形布片,将乳香、麝香混匀后,涂于布片的光面,用力将涂有药物的一面贴在眼外眦部约0.5 cm处,两侧同时贴。关节痛或背项痛时也可以用此法治疗,只是贴的部位和贴布的大小根据痛点位置而异。

(2)热贴法:就是将已按处方配伍的药材制备成膏药,在火上燎烤后趁热迅速贴于患处。彝药中著名的品种是江川县(今玉溪市江川区)和新兴州(今玉溪市红塔区)的黑膏药。

(三)注意事项

(1)若为肿疡,敷药面积应超过肿势范围,一是防止毒邪扩散,起箍毒作用;二是通过药物作用以束毒邪,提脓拔毒。

(2)敷药前,注意观察局部情况,若出现红疹、瘙痒、水疱等过敏现象,应暂停使用,且酌情对症处理。

(3)敷药的摊制厚薄要均匀,太薄,药力不够,效果差;太厚,则浪费药物,且受热后易溢出,污染衣被。

(4)对初起有头或成脓阶段的肿疡,以中间留空隙,围敷四周为宜,不宜完全涂布,以免阻止脓毒外泄。特殊部位如乳痈敷药时,可在敷料上剪孔或剪一缺口,使乳头露出。

(5)固定松紧适中,松则不固,过紧则影响血液循环。

(6)儿童需在监护人看护下才能实施治疗。

(7)夏天以蜂蜜、饴糖作赋型剂时,宜现配现用或冷藏保存。

第二节 彝医按摩疗法

一、彝医拍打疗法

彝医拍打疗法主要用于肌肉酸痛、强直、困胀等症候的治疗,是按照不同部位不同症候用不同手法技巧和力度进行治疗的传统方法。

(一)适应证

适用于肌肉酸痛、强直、困胀,良性关节炎,肩周炎等。

(二)治疗方法

所谓"拍",是用手掌着力拍击,适用于肌肉组织比较松软的部位;所谓"打",是用手握成拳撞击,适用于肌肉组织比较丰厚结实的部位。拍打部位的选择、拍打者指尖的朝向、力度的强弱、时间的长短,视患者体态和病情决定。彝医在拍打当中还常常用一些事先配好的药酒或药膏擦拭在病痛处后进行拍打,必要时可反复涂药拍打。有些彝医视病情在病变部位针刺放血后进行拍打,使用的方法较灵活,以达到治疗病痛为目的。

(三)注意事项

(1)强调辨病与辨证相结合,手法治疗必须分清补泻。

(2)操作时让患者感到舒适,避免生硬、疼痛,要做到"法之所施,使患者不知其苦"。

(3)腹部与背部同时施治,腹、背部的俞募穴是脏腑经气输注及结聚的腧穴,不同的腧穴与相应的脏腑在生理、功能、病理变化等方面有密切联系。

(4)以"手动"调节人体各脏腑功能运动,以达治疗疾病的目的,腹部彝医按摩治病不是简单的机械刺激所致,而是通过神经体液、内分泌、递质及免疫功能反应性提高等因素所致。

二、彝医按压疗法

彝医按压疗法即为用手掌对治疗部位垂直施加压力以促进气血运行,达到松弛肌肉、解除疲困疫痛、增强肌力的一种治疗方法。在古代,按压术也常用于垂危患者的救治。因其简便易行,无需器械辅助,成为彝医的一绝。部位、手法则各有千秋,在师承的基础上,各人自己心领神会,悟出真谛,施行时才会得心应手,很难用文字详细表述。

(一)适应证

适用于肌肉酸痛、风湿骨痛及头风痛、失眠、困倦等症候。按和压由于所施部位症候的不同,有着明确的区别。

(二)治疗方法

(1)按:是用以治疗头部、脊椎、四肢关节的疾病为主,用右手大拇指第一节着力按压的一种治疗方法,它的作用力呈点状。彝医常用于治疗头风疼、头昏、头晕、失眠等症,习用的按压部位为眉弓间、眼外眦部凹窝,以及从眉弓间到后项的头顶线(只能从前往后按,禁忌从后往前按)。也用于腰椎间盘脱出和肢体关节疲劳性酸痛,手法要有节奏,力量务求均匀,一般是先重后轻,先快后慢,在"暴风骤雨"中开始,在"和风细雨"中结束。

(2)压:是用以治疗粗壮、丰厚的肌肉附着处如肩部、背部、腰部、大腿、小腿部位非化脓性的酸痛、强直、肌无力等为主,它的作用呈片状,常用的方法是右手掌置于患者的治疗部位,左手掌置于右手掌背上,从上至下,由轻到重,反复施压,力度以患者自觉舒适为宜。

三、彝医理筋疗法

彝医理筋疗法主要治疗筋出槽,是指用彝医按摩手法,将突然痉挛或僵硬的肌肉按回原处的一种治疗手法。具有行气活血化瘀、消肿止痛解痉、舒筋活络、滑利关节、理筋顺络、整复错位、驱邪蠲痹、温经散寒等作用。

(一)适应证

适用于身体肌肉痉挛,大、小关节紊乱,各种筋伤疾病、骨痹病等。

(二)治疗方法

(1)点按法:是指用操作者的指端或肘尖,用力点戳或按压患处。注意:操作者要根据不同的患者和部位掌握好不同的力度。

(2)弹拨法:弹法和拨法的合称。弹法用拇指和示指指腹相对提捏肌肉或肌腱,再迅速放开使其弹回的一种手法。注意一定要使肌肉或肌腱提起来才有效。拨法用指端置于肌肉或肌腱的一侧,用力做与其走形方向垂直的滑动。注意:滑动要带动肌肉或肌腱,不能停留在皮肤。

(3)揉法:用大鱼际或指腹贴附在操作部位,不停地轻柔旋转。注意不要损伤皮肤。

(4)推法:用拇指或示、中二指指腹在患部沿同一个方向运动。注意:要带动肌肉或肌腱,不能只停留在皮肤。

(5)摇晃法:依据被摇晃的部位,持拿肢体远端,相对固定肢体近端,以关节为轴,使肢体做被动的回旋、环转及屈伸活动。

(6)牵抖法:用双手或单手持握肢体远端,轻轻向远端做牵拉,然后发力快速上下抖动,使肢体产生小幅度上下连续颤抖。

(7)扳动法:用双手向同一方向或相反方向用力,使关节被动伸展或旋转至极限,然后再突然用巧力,使关节产生一关节声弹响。扳法主要用于颈、腰、胸椎及关节筋伤,手法技巧性极高,使用不慎可能出现意外,故须慎用,严格掌握方法。

(8)捋顺法:用双手或单手贴放在肢体上,

沿肢体长轴方向来回推动,用力宜均匀,动作要连续。常是治疗的结束手法。

（三）注意事项

（1）在临床使用时常需两种或两种以上手法混合使用,起到治疗的综合作用。

（2）注意操作时,要让患者全身放松。

（3）根据病情,交替熟练运用不同的手法。

（4）辨清病症,其他疾病引起的肌肉痉挛和僵硬不宜使用。

（5）年老体弱、伴有严重器质性疾病者,急性筋伤伴较大血肿或开放损伤出血者,外伤、骨折、脱位的急性筋伤等均需慎用。

（6）重度骨质疏松患者禁用。

（7）局部有较严重的皮肤病、皮肤损伤或炎症(如蜂窝组织炎、丹毒、脓肿、骨痈等)患者禁用。

（8）恶性肿瘤患者,骨、关节化脓性感染、结核等感染性疾患,内伤属脏腑损伤者,凝血机制障碍或血管脆性增加者禁用。

四、彝医提筋疗法

彝医提筋疗法是指术者用拇指和屈曲的示指,或者是屈曲的示指和中指,张开如钳形,蘸取温热的草药药液后,夹持肌肤反复扭提至局部出现紫红色为度,主要沿人体脊柱两旁的椎间穴,向着一个方向(或上或下)边提边翻,以治疗疾病的一种疗法。常施用于眉心、颈项腰背、胸腹等处。

（一）适应证

适用于内、妇、儿各科的疾病,尤其适用于消化内科及儿科病症,如小儿疳积、食积、便秘、呕吐、泄泻等。

（二）治疗方法

（1）协助患者选择舒适并适合术者操作的体位,一般为坐位或俯卧位,同时暴露治疗部位。

（2）术者用拇指和屈曲的示指,或者是屈曲的示指和中指,张开如钳形,蘸取温热的彝药液后,主要沿人体浊气第一条路两旁的 31 椎间穴,向着一个方向边提边翻,每侧 5～10 次为佳。

（3）翻提完毕,在肩胛骨下边两肋间寻找突起的幅筋,用食指和中指夹住猛提掐 2～3 次。

（4）操作完成后,嘱患者穿好衣服,避免受凉。

（三）注意事项

（1）此法不宜在饱食后或饥饿时进行,最好在餐后 2 小时进行。

（2）操作环境温度要适宜,避免受凉。

（3）体质较差的小儿,每天提捏的次数和时间不宜太长。

（4）要诊断清楚疾病的虚实,实证方向主要向下,虚证方向主要向上,当灵活运用,不能一成不变。

（5）对于老年人,一次操作的时间不能太长。

（6）呼吸困难患者慎用。

（7）注意把握好操作力度,轻盈柔和,勿使皮肤受损。

（8）孕妇、高热患者、有心脏病或出血倾向患者不宜使用。

（9）背部皮肤受损,或有疖肿,或伴皮肤病者不宜使用。

五、彝医擦疗法

彝医擦疗法是根据病情需要,将草药制成不同剂型,用手掌蘸取药物(或先将彝药制剂涂在治疗部位),手掌紧贴患者皮肤表面,稍用力下压,并做上下方向或左右方向的直线往返摩擦运动,以治疗疾病的一种疗法。该法具有药物和按摩的双重作用。分冷擦法和热擦法。具有健脾和胃、温阳益气、温肾壮阳、祛风活血、消瘀止痛之功。

（一）适应证

适用于体虚乏力、脘腹胀痛、月经不调、腰背风湿痹痛、鬼剃头、酒渣鼻、风火牙痛、皮肤疾病等。

（二）治疗方法

（1）上肢放松，腕关节自然伸直，用全掌、大鱼际或小鱼际为着力点，作用于治疗部位，以上臂的主动运动，带动手做上下向或左右向的直线往返摩擦移动，不得歪斜，更不能以身体的起伏摆动去带动手的运动。

（2）摩擦时往返距离要拉得长，而且动作要连续不断，如拉锯状，不能有间歇停顿。如果往返距离太短，则容易擦破皮肤；当动作有间歇停顿，就会影响到热能的产生和渗透，从而影响治疗效果。

（3）压力要均匀而适中，以摩擦时不使皮肤起皱褶为宜。

（4）施法时不能操之过急，呼吸要调匀，千万莫屏气，以伤气机。

（5）摩擦频率一般每分钟 100 次左右。

（三）应用举例

（1）风湿痛

药物制备：取芥末 20 g，斑庄 5 g，樟脑 20 g，生蒜头 1 个，好醋 250 g，彝药酒 500 g。将上药共泡 1 周后，滤去渣备用。

用法：凡四肢风湿痛者，均可用药酒擦之。每天 2～3 次。

注意：擦后避免受凉。此方对外风湿效果更佳，对内入经络的风湿疗效次之。

（2）酒渣鼻

药物制备：取水银 5 g，大枫子（去皮）、樟脑、胡桃仁各 10 g，共捣如泥，油纸包好备用。

用法：先用温水将患处洗净揩干，用药泥每天擦 3 次，至愈为止。

（3）风火牙痛

药物制备：草乌、细辛各等份。共为细末，

备用。

用法：先用冷水漱口，用手背粘药擦牙床及牙齿，吐出涎沫即愈。

（四）注意事项

（1）根据病情，掌握好擦法的力度。

（2）辨证用药是关键，可与多种疗法配合使用。

（3）对于有创口的地方，慎用有毒药物。

（4）皮肤对所用药物过敏者不宜使用。

（5）对于有剧毒药物，严禁口服。

六、彝医火酒摩搽法

彝医火酒摩搽法具有温经通络、活血止痛的功能。

（一）适应证

适用于因感受风、寒、湿毒邪而产生的肩背寒痛，四肢关节肌肉疼痛，腰痛，肌肉韧带扭拉伤，陈旧性外伤肿痛等。

（二）治疗方法

将千叶芪、见血封喉、五处叶、肉桂、四块瓦等浸泡于 50 度至 60 度白酒中，1 个月后滤出药酒备用。施治时患者暴露病位，术者将药酒倾于碗中，点燃后迅速用手取药酒，连酒带火快速反复涂擦病位，直至病位皮肤灼热潮红。

（三）注意事项

（1）摩搽操作要稳、准、快，力度适中，严禁将药酒倒在患处再搽。

（2）注意避开大血管及重要脏器，肌肉薄弱部位应当慎用。

（3）操作过程中，要严密观察患者有无不良反应，以便及时处理。

（4）火酒摩搽后应对患者做好医嘱，如皮肤出现潮红、瘙痒，为治疗后正常现象，症状数小时后会自行缓解，不需要做特殊处理。

（5）操作者要熟练掌握该技术，再对患者进行治疗。

第三节 彝医针灸疗法

一、彝医火针疗法

彝医火针疗法是指将针尖用火烧红后迅速刺入人体表，以治疗疾病的一种方法。

(一) 适应证

适用于各种寒证、瘀证、虚证、痹证等，如疮、痈、疔、疖、跌打肿痛、胃脘痛、腰痛、阳痿、遗精、阴挺、咳嗽、喘病、癥瘕积聚等。

(二) 治疗方法

(1) 针具选择：火针、针灸针、三棱针、缝衣针等，针体较粗，质地较坚硬即可。

(2) 穴位选择：根据病情辨证选穴或阿是穴。

(3) 操作步骤：①取患者舒适且便于术者操作的体位。②75％乙醇消毒针刺部位。③烧针、进针：医生用手消液消毒双手后，用握笔式手法握住针身或针柄，距针尖3～4 cm，将针尖1 cm的长度放于酒精灯外焰上烧。④待针尖通红或微红时，迅速准确地将针刺入治疗穴位或部位，后迅速将针拔出。⑤出针后用干棉球或棉签按压针孔片刻。

(三) 注意事项

(1) 注意避开大血管及重要脏器，肌肉薄弱部位应当慎用或浅刺。

(2) 若需要放血或排脓者，待血或脓出以后，用75％乙醇拭干针刺部位。

(3) 严密观察治疗过程中患者的反应，火针操作要稳、准、快，深度适中，严禁深刺。

(4) 针刺后应对患者做好医嘱，如针刺后针孔出现红点且瘙痒，为针刺后正常现象，不能搔抓，症状数天后会自行缓解，不需要做特殊处理。

(5) 嘱患者1天内不能碰水，以防感染。

(6) 嘱患者衣着宽松，避免摩擦或挤压到治疗部位。

(7) 孕妇、婴幼儿、年老体弱者、严重心脏病、重度高血压、急性传染病、糖尿病及有出血倾向者的患者禁用。

(8) 精神过于紧张，饥饿、劳累，以及醉酒之人禁用火针。

(9) 火针治疗后当天禁止沐浴，防止感染。

二、彝医穴位注射疗法

彝医穴位注射疗法是用注射器的针头代为针具刺入穴位，在得气后将小剂量中草药药液注入穴位以治疗疾病的一种治疗方法。

(一) 适应证

适应证广，凡是针灸的适应证大部分都可用本法治疗，如痹证、中风、痿证、扭挫伤、面瘫、三叉神经痛、坐骨神经痛、头痛、失眠、感冒、咳嗽、哮喘、胃痛、腹痛、乳痈、风疹、痤疮、目赤肿痛、咽喉肿痛、痛经、月经不调、崩漏、带下、小儿麻痹后遗症等。

(二) 治疗方法

(1) 用具及常用药液：①用具使用消毒的注射器和针头。根据药物的剂量大小和针刺的深度选用不同的注射器和针头。常用的注射器规格为1 mL、2 mL、5 mL、10 mL、20 mL；

常用的针头为5～7号普通注射针头,牙科用5号长针头,以及封闭用的长针头。②常用药物。彝药制剂,如大黄藤注射液等。中彝药制剂,如柴胡(阿日)注射液、红花注射液、复方当归注射液、天麻注射液、祖师麻注射液、骨肽注射液、银黄注射液等。

(2)穴位的选择:一般可根据针灸治疗时的处方原则辨证取穴;也可结合经络、穴位的触诊法选取阳性反应点进行治疗;软组织损伤者先取最明显的压痛点。选穴宜精练,以2～4个穴位为佳,并宜选用肌肉丰满的部位进行穴位注射。

(3)操作方法:①操作程序。根据所选穴位处方选取舒适、持久的体位,按注射药量的不同选用注射器和针头。局部皮肤常规消毒后,用无痛快速进针法将针刺入皮下组织,然后慢慢推进或上下提插,探得酸胀等"得气"感应后,回抽一下,如无回血,即可将药物注入。一般疾病用中等速度推入药液;慢性病或体弱者用轻刺激,将药液缓慢推入;急性病或体强者,可用强刺激,快速推入药液。如需注入药液较多时,可由深至浅,边推药液边退针,或将注射针头向几个方向刺入注射药液。②注射剂量。穴位注射的用药剂量决定于注射部位及药物的性质和浓度。作小剂量注射时,可用原药物常规剂量的1/5～1/2。一般以穴位部位来分,头面部可注射0.3～0.5 mL,耳穴可注射0.1 mL,四肢部可注射0.5～2 mL,胸背部可注射0.5～1 mL,腰臀部可注射2～5 mL或5%～10%葡萄糖注射液10～20 mL。③疗程。急症,每天1～2次;慢性病,一般每天或隔天1次,6～10次为1个疗程;反应强烈者,可隔2～3天1次,穴位可左右交替使用。每疗程间可休息3～5天。

(三)注意事项

(1)治疗时应对患者说明治疗的特点和注射后的正常反应以消除患者顾虑,如注射后局部可能有酸胀感,24小时内局部有轻度不适,有时持续时间较长,但一般不超过1天。如因消毒不严而引起局部红肿、发热等,应及时处理。

(2)注意药物的性能、药理作用、剂量、配伍禁忌、副作用、过敏反应、药物的有效期、药物有无沉淀变质等情况。凡能引起过敏反应的药物,如青霉素、链霉素、普鲁卡因等,必须做皮试,阳性反应者不可应用此药。副作用较大的药物,使用亦当谨慎。

(3)应注意穴位注射法避开神经干,以免损伤神经,年老、体弱者,选穴宜少,药液剂量应酌减。

(4)颈项、胸背部注射时不宜过深,防止刺伤内脏。

(5)下腹部注射时,宜令患者先排尿,以免刺伤膀胱。

(6)严格无菌操作,防止感染。

(7)药液不宜注入关节腔、脊髓腔和血管内。

(8)孕妇的下腹部、腰骶部和三阴交、合谷等穴不宜用穴位注射,以免引起流产。

(9)穴位局部感染或有较严重的皮肤病者,该部位不宜穴位注射。

三、隔彝药灸疗法

隔彝药灸疗法是将所选彝药放置于治疗部位上,将纯净的艾绒用手指搓捏成圆锥状,小者如麦粒大,中者如半截枣核大,大者高约1 cm,炷底直径约0.8 cm,间接置于穴位上施灸的一种疗法。此法利用温热及药物的作用,通过经络传导来温经通络、调和气血、消肿散结、祛湿散寒、回阳救逆,从而达到防病保健、治病强身的目的。

(一)适应证

适用于各种虚寒性病症及痹证、瘀证,如

胃脘痛、腹痛、泄泻、风寒痹证、阳痿、早泄、疮疡久溃不愈等症。

（二）治疗方法

（1）用物准备：治疗盘、艾炷、火柴、凡士林、棉签、镊子、弯盘，酌情备浴巾、屏风等。备姜片、蒜片或附子饼等。

（2）操作步骤举例

隔姜灸：将鲜生姜切成直径 2～3 cm、厚0.2～0.3 cm 的薄片，中间用针刺数孔，然后将姜片置于应灸腧穴部位或患处，再将艾炷放姜片上面点燃施灸。当艾炷燃尽，再易炷施灸。灸完规定的壮数，以使皮肤潮红而不起泡为度。常用于因寒而致的呕吐、腹痛、腹泻及风寒痹痛等。

隔蒜灸：将鲜大蒜头切成厚 0.2～0.3 cm 的薄片，中间用针刺数孔（捣蒜如泥亦可），置于应灸腧穴或患处，然后将艾炷放在蒜片上点燃施灸。待艾炷燃尽，易炷再灸，直至灸完规定的壮数。此法多用于治疗瘰疬、肺痨及初起的肿疡等症。

隔盐灸：用纯净的食盐填敷于脐部，或于盐上再置一薄姜片，上置大艾炷施灸，可防止食盐受火爆起而伤人。一般灸 3～7 壮。此法有回阳、救逆、固脱之功，但需连续施灸，不拘壮数，以待脉起、肤温、证候改善。临床上常用于治疗急性寒性腹痛、吐泻、痢疾、淋病、中风脱证等。

隔附子饼灸：将附子研成粉末，以黄酒调和，做成直径约3 cm、厚约0.8 cm 的附子饼，中间留一小孔或用针刺数孔，将艾炷置于附子饼上，放在应灸腧穴或患处，点燃施灸。由于附子辛温大热，有温肾补阳的作用，故多用于治疗命门火衰而致的阳痿、早泄、遗精或疮疡久溃不敛等症。

（三）注意事项

（1）艾炷燃烧时，应认真观察，防止艾灰脱落，以免灼伤皮肤或烧坏衣物等。

（2）艾绒团必须捻紧，防止艾灰脱落烫伤皮肤或烧坏衣物。

（3）施灸后局部皮肤出现微红灼热，属于正常现象。如灸后出现小水疱，无需处理，可自行吸收。如水疱较大，可用无菌注射器抽去疱内液体，覆盖消毒纱布，保持干燥，防止感染。

（4）熄灭后的艾炷，应装入小口瓶内，以防复燃，发生火灾。

（5）凡实证、热证、阴虚发热及面部大血管附近，孕妇胸腹部和腰骶部，均不宜施灸。

四、彝医天灸疗法

彝药天灸疗法又称药物灸、发疱灸，是将一些具有刺激性的草药涂敷于穴位或患处，使局部充血潮红，甚至起疱的治疗方法。所用药物多是单味彝药，也有用彝药复方者。常用的天灸法有蒜泥灸、细辛灸、天南星、紫金龙（松农牛）、毛膏菜灸等数十种。

（一）适应证

适用于咯血、衄血、喉痹、哮病、喘病、痹证、中风后遗症等。

（二）治疗方法

（1）蒜泥灸：将大蒜捣烂如泥，取 3～5 g 贴敷于穴位上，敷灸 1～3 小时，以局部皮肤发痒发红起疱为度。如敷涌泉穴治疗咯血、衄血，敷合谷治疗扁桃体炎，敷鱼际穴治疗喉痹等。

（2）细辛灸：取细辛适量，研为细末，加醋少许调和成糊状，敷于穴位上，外覆油纸，胶布固定。如敷涌泉或神阙穴治小儿口腔炎等。

（3）天南星灸：取天南星适量，研为细末，用生姜汁调和成糊状，敷于穴位上，外覆油纸，胶布固定。如敷于颊车、颧髎穴治疗面神经麻痹等。

（4）白芥子灸：将白芥子适量研成细末，用水调和成糊状，敷贴于腧穴或患处，外覆以油纸,胶布固定。一般可用于治疗关节痹痛、口眼㖞斜,或配合其他药物治疗哮喘等证。

(三)注意事项

(1)施灸的先后顺序:先灸阳经,后灸阴经;先灸上部,后灸下部;就壮数而言,先灸少而后灸多;就大小而言,先灸艾炷小者而后灸大者。但上述施灸的顺序是指一般的规律,临床上需结合病情灵活应用,不能拘泥不变。如脱肛的灸治,应先灸长强以收肛,后灸百会以举陷,便是先灸下而后灸上。此外,施灸应注意在通风环境中进行。

(2)施灸的补泻方法:指出灸法的补泻亦需根据辨证施治的原则,虚证用补法,而实证则用泻法。

(3)施灸过量,时间过长,局部出现水疱,只要不擦破,可任其自然吸收,如水疱较大,可用消毒毫针刺破水疱,放出水液,然后再涂以甲紫。

(4)瘢痕灸者,在灸疮化脓期间,1个月内慎做重体力劳动,疮面局部勿用手搔,以保护痂皮,并保持清洁,防止感染。

(5)灸的部位不宜过多,1~3处即可。

(6)面部穴位、乳头、大血管等处均不宜使用直接灸,以免烫伤形成瘢痕。关节活动部位亦不适宜化脓灸,以免化脓溃破,不易愈合,甚至影响功能活动。

(7)一般空腹、过饱、极度疲劳和对灸法恐惧者,应慎施灸。对于体弱患者,灸治时一次用量不宜过多,时间不宜过长,刺激量不可过强,以防"晕灸"及皮肤损伤。一旦发生晕灸,应及时处理。

(8)孕妇的腹部和腰骶部也不宜施灸。

第四节　彝医出痧疗法

一、彝医刮痧疗法

彝医刮痧疗法是应用边缘钝滑的器具,如铜板、牛角刮板、瓷匙等物,循人体清浊六条路,用治疗器具蘸取草药药液在患者体表一定部位反复刮动,使局部皮下出现痧斑的一种疗法。此法可疏通腠理,使脏腑秽浊之气通达于外,促使周身气血流畅,逐邪外出,达到治疗的目的。

(一)适应证

适用于各种痧证、中暑、霍乱、痢疾、感冒、心悸、胸痹、头痛及各种风寒湿瘀证等。

(二)治疗方法

(1)用物准备:治疗盘、刮具(铜板、牛角刮板、瓷匙、镍币等),治疗碗内盛少量清水或彝药液或其他润滑剂,必要时备浴巾、屏风等。

(2)常用药液及润滑剂:姜汁、橄榄油、紫草油、青刺果油等;或根据病情选择彝药组方,浓煎备用。

(3)操作程序:①备齐用物,携至床旁,做好解释,取得患者配合。②协助患者取合适体位,暴露刮痧部位,冬季注意保暖。③根据病情,确定刮痧部位。常用部位有头颈部、背部、胸部及四肢。④检查刮具边缘是否光滑、有无缺损,以免划破皮肤。⑤手持刮具,蘸水或药液,寻人体清浊六路,在选定的部位,从上至下刮擦皮肤,要向单一方向,不要来回刮。用力要均匀,禁用暴力。⑥如刮背部,应在脊椎两侧沿肋间隙呈弧线由内向外刮,每次刮8~10

条,每条长 6～15 cm。⑦刮动数次后,当刮具干涩时,需及时蘸湿再刮,直至皮下呈现红色或紫红色为度,一般每一部位刮 20 次左右。⑧刮治过程中,随时询问患者有无不适,观察病情及局部皮肤颜色变化,及时调节手法力度。⑨刮痧完毕,清洁局部皮肤,协助患者衣着。

（三）注意事项

（1）操作中用力要均匀,勿损伤皮肤。

（2）刮痧后嘱患者保持情绪稳定,饮食要清淡,忌生冷油腻之品。

（3）患者体形过于消瘦、有皮肤病变、凝血功能障碍、出血倾向者均不宜用刮痧疗法。

二、彝医撮痧疗法

彝医撮痧疗法是指用手指或手掌,借助橄榄油、清凉油、红花油、紫草油或草药药液等介质,在患者体表特定部位,通过撮、拧、扯、提、推、抓、挤等手法,使皮肤出现紫红色痧斑的一种治疗方法。

（一）适应证

适用于头痛、头晕、感冒、腹痛、呕吐、泄泻、喉痹等。

（二）治疗方法

（1）常用介质:①红花油、紫草油、橄榄油、清凉油、菜籽油、猪油等油剂。②凡士林、雪花膏等膏剂。③清水或根据病情煎制的草药(如姜汁、伸筋草、桑枝等)药液。

（2）常用撮痧部位:①头颈部。印堂、太阳;廉泉、天突、大椎;以及分布于人体浊气第一条通路的 5 对椎上穴等。②肩背部。人体后正中线及其分布于浊气第一条通路两旁的 31 对椎间穴。③胸腹部。人体前正中线及旁开 2 寸或 4 寸的地方。

（3）常用手法

拧痧法:操作者五指屈曲,用大拇指与示指对准撮痧部位,用力夹紧并提起皮肤至最高处时,两指同被夹紧的皮肤一同适度旋转,然后松开,使皮肤恢复原状。如此反复进行,同一部位可连续操作 10～30 次,至皮肤部位出现紫红色或暗红色痧斑为度。注意:此法操作时不能带动肌肉,多适用于颈部。

扯痧法:操作者五指屈曲,将中指和示指弯曲如钩,并用这两指的第二指节(或用大拇指和食指第二指节)对准撮痧部位,把皮肤与肌肉夹起,用力向外滑动,然后松开。如此反复,以有"叭叭"声响为佳,在同一部位可连续操作 10～30 次,至撮痧部位出现紫红色或暗红色痧斑为度。注意:此法操作要带动皮下肌肉,多适用于鼻根、前额及颈背部等肌肉薄弱处。

挤痧法:操作者用两手拇指指腹,或两手(或单手)示指、拇指指腹相对用力,有规律的相互挤压,至皮肤出现紫红色痧斑为度。此法多适用于头面部、颈部、肩背部等皮肤薄弱处。

抓痧法:操作者以拇、示、中三指用力或五指并用,在撮痧部位将肌肉迅速抓紧提起后自然松开,手指依次在患者体表移动,并交替、持续、均匀地提起撮痧部位,反复操作至皮肤出现痧痕斑为度。此法多适用于背部和腹部。

推痧法:操作者用拇指指腹、大鱼际、小鱼际或手掌跟紧贴撮痧部位,以适当的压力在皮肤上进行单方向的直线移动,反复推按 20～30 次,至皮肤充血出现痧痕为度。此法主要适用于腰背部。

（4）疾病治疗举例:头痛病的治疗操作。

撮头部:患者取仰靠坐位,充分暴露颈前部,术者用挤痧法或扯痧法作用于前额印堂和双侧太阳穴,每个穴位各 10～20 次,至皮肤出现紫色痧斑为度。

撮后颈部:患者取俯伏位,充分暴露颈后部,术者首先用推痧法推大椎与后发际正中之连线,从上往下推 20～30 次;再沿枕骨粗隆从凤池向乳突方向挤压推按,然后用扯痧法或挤痧法,撮挤风池、大椎穴各 10～20 次,至皮肤出现紫红色瘀斑为度。

(三)注意事项

(1)操作时,手法要轻重适宜,以能耐受为度,以能挤出紫红色瘀斑为宜。注意不要捏破撮痧部位皮肤。

(2)撮痧操作时要注意保暖,勿使受凉。

(3)撮痧过程中,患者如出现其他不适或不良反应,应停止治疗,并及时处理。

(4)撮痧结束后,宜嘱患者卧床休息,适量饮用温开水或姜汤,禁止食用生冷油腻食物。

(5)撮痧治疗 3 天内不能洗澡碰水,以防感染。

(6)咽喉严重感染者、孕妇及妇女月经期不宜使用。

(7)有出血倾向或凝血功能障碍者,血管瘤部位、不明原因肿块部位,痈疡、皮肤溃烂或损伤部位禁用。

三、彝医药水拔罐疗法

彝医药水拔罐疗法是以草药透骨草(借麦凶)、伸筋草、麻黄、独活、羌活、叶上花、叶下花、茜草等煮沸浸泡过的竹罐为工具,利用草药煮沸热力,排出罐内空气形成负压,使罐吸附在皮肤穴位上,造成局部瘀血现象的一种疗法。此法具有温通经络、驱风散寒、消肿止痛、吸毒排脓等作用。适用于风、寒、湿、瘀的痛证。

(一)适应证

适用于上呼吸道感染、感冒、急慢性支气管炎、肺炎、慢性阻塞性肺疾病、颈椎病、肩周炎、腰椎间盘突出、腹痛、腹泻、退行性关节病变、面瘫等辨证属风、寒、湿、瘀的证候。

(二)治疗方法

(1)用品准备:电磁炉、煮锅,根据病症配备的草药,竹罐、治疗盘,必要时备毛毯、屏风、垫枕。根据局部情况备镊子、毛巾等。

(2)煮罐:用配备好的专用煮锅,投入根据病症配备的草药饮片,先加入 1 000～2 000 mL 自来水浸泡 30 分钟至 1 小时,将竹罐放入药锅中煮沸 30 分钟以上备用。

(3)起罐:右手扶住罐体,左手以拇指或示指从罐口旁边按压一下,待空气进入罐内即可将罐取下。

(4)也可将煮好的罐用闪火法拔罐。

四、彝医游罐疗法

彝医游罐疗法指的是用杯子、罐子等器具,借助火的热力排空里面的空气,形成负压,吸附于病变部位,然后推动器具在相应部位来回走动,以治疗疾病的一种治疗方法。

(一)适应证

适用于痤疮、粉刺、咳嗽、感冒初期、痹证、周身疼痛等。

(二)治疗方法

(1)协助患者摆好体位,暴露游罐部位,一般在胸背部、大腿、手臂等肌肉丰厚及平坦部位。

(2)在游罐部位涂上润滑剂(如猪油、菜籽油、精油、凡士林,或红花油、紫草油等草药制剂,或用虎杖、伸筋草等草药碾成细粉,调成糊状备用)。根据治疗部位将适宜型号的玻璃罐吸附于患者皮肤,按人体肌筋走行的方向来回游走,走 10 次左右或至皮肤潮红为度。

(3)游罐结束,用纸或纱布擦净患者身上的润滑剂。并整理床单,洗净罐具。

(4)根据病情,游罐不能太频繁,一般每周 1～2 次,3～5 次为 1 个疗程。

(三)注意事项

(1)拔罐时应采取适当体位,选择肌肉较厚的部位。骨骼凹凸和毛发较多处不宜拔罐。

(2)拔罐过程中随时观察检查药罐吸附情

况和皮肤颜色。

（3）防止烫伤。拔罐时动作要稳、准、快，起罐时切勿强拉。如拔罐局部出现较大水疱，可用无菌注射器抽出疱内液体，外涂皮肤消毒液，保持干燥，必要时用无菌纱布覆盖固定。

（4）凡使用过的药罐，均应清洁消毒，擦干后备用。

（5）高热抽搐及凝血机制障碍患者，皮肤过敏、溃疡、水肿及大血管处，孕妇的腹部、腰骶部均不宜拔罐。

第五节 彝医排毒疗法

一、彝医拔吸疗法

彝医拔吸疗法是指用能产生负压的器物所具有的功能来达到"拔毒""吸毒"的目的。彝医常用竹筒、陶罐、牛角等作为用具，用油柴（或热水）在筒、罐、角内腔加热过后，迅速罩在需要拔吸的部位（注意不要烫伤皮肤），拔吸时间的长短，需根据治疗目的和施加拔吸部位体表面积大小而定。

（一）适应证

适用于项背疼痛、关节疼痛、腰腿疼痛、疔疮脓肿、小儿惊风等。

（二）治疗方法

没有破口、没有感染的部位，如项背疼痛、关节疼痛、腰腿疼痛等的治疗，拔的时间可以适当长一些。存有瘀血而没有破口的部位，可先在瘀血明显处针刺至出血后再吸出瘀血，吸的时间相对要短一些，避免出血过多。

（1）拔内疮毒脓法：在手足指（趾）关节处，或者手掌、脚掌上生内疮，甚至生肉内大毒疮疼痛不止时，采用苤菜根（连土带根）和数条蚯蚓，两物合并捣烂，敷于患处，肉内大毒疮脓水在数十小时后会被拔出。

（2）拔砣法：用一块干净红布裹拴铜钱制成，上用红丝绒拴紧。使用时将蜂蜜涂于其上，对准婴儿脐眼拔风。这种疗法常用于医治婴儿外感风寒引起的惊风之类疾病。

（3）拔肉刺法：皮肤不慎被刺并断肉中而无法拔出时，采用地鼠或竹鼠陈板油，擦于患处，肉内的刺自然能退出肉外。

（三）注意事项

（1）拔术一般用于没有破口、没有感染的部位，如项背疼痛、关节疼痛、腰腿疼痛等的治疗，拔的时间可以适当长一些。

（2）吸术用于存有瘀血而没有破口的部位，可先在瘀血明显处针刺至出血后再吸出瘀血，吸的时间相对要短一些，避免出血过多。如疔疮需要吸出其中脓液的，也可以用此术处置。

二、彝医放风疗法

彝医放风疗法指的是用止血带从四肢上部到下部，依次分段捆扎，后在指尖放血，以治疗疾病的一种疗法。

（一）适应证

适用于痹证、头晕、头痛，血热及外感风邪引起的疾病等。

（二）治疗方法

（1）取患者舒适、同时术者便于操作的体位，显露需要治疗的部位。

（2）准备止血带和常规放血用具。

（3）捆扎：用止血带从上肢或下肢的最上部逐次向肢体远端捆扎。捆扎的力度以输液时捆扎的力度相当，每次捆扎持续5秒钟，上一次与下一次的捆扎间隔距离为5 cm，并从上到下依次完成。双上肢或双下肢的捆扎工作必须在5分钟内完成。

（4）放血：双上肢或双下肢的捆扎完成后，在指（趾）尖进行放血。手指的放血部位在十宣，脚趾的放血部位在趾尖。

（5）放血完成后，协助患者穿戴好，避免受凉感寒。

（三）注意事项

（1）每一次止血带捆扎的时间和力度都要掌握好，时间不宜太长或太短，力度不能太轻，也不能太重。

（2）必须严格从上到下单方向操作。

（3）治疗过程中，密切观察患者有无不良反应，以便及时处理。

（4）小儿和孕妇、虚弱患者慎用。

（5）糖尿病末梢循环差及有出血倾向者、上肢或下肢静脉血栓或静脉回流受阻者禁用。

三、彝医放血疗法

彝医放血疗法指的是用刀片、缝衣针、三棱针等锐利器具，根据病情需要刺破身体特定部位或穴位，放出适量血液，以此来治病防病的一种治疗方法。

（一）适应证

主要用于热证、实证及瘀证。如风热感冒、咳嗽、喘病、哮病、不寐、血证、狂病、头痛、眩晕、晕厥、梅核气、中风、耳聋、腰痛、胃脘痛、痹证、痿证、疮、痈、疗、疖、粉刺、蛇串疮、跌打外伤、癥瘕积聚、乳痈、蛇虫咬伤等内外妇儿各科疾病。

（二）治疗方法

（1）根据病情选好放血穴位或部位，并协助患者摆好体位。

（2）用2％碘伏、75％乙醇对放血部位进行严格消毒。

（3）用三棱针或一次性采血针等锐器刺破皮肤浅表血管（一般刺静脉血管），根据需要，可用止血带或用手挤压，以助血液放出。

（4）放血完毕用消毒棉签或纱布按压止血，或根据需要让血流自止。

（三）注意事项

（1）放血操作时尽量避开大血管、动脉及重要脏器。

（2）根据病情，放血量要适中。

（3）严格做好器具、操作者及放血部位的消毒工作，以防放血部位感染。

（4）放血前要与患者做好沟通，消除患者的恐惧心理。放血过程中，密切观察患者有无不适或晕针情况，以便及时处理。

（5）严重糖尿病患者、孕妇、婴幼儿及年老体弱者不宜使用。

（6）贫血或低血糖患者、有出血倾向或血液疾病患者禁用。

（7）颜面部不宜使用放血疗法。

四、彝医割治疗法

彝医割治疗法是用刀在人体的某些穴位，或皮下囊肿、硬块及瘤等处割开一破口，挤出少许皮下组织和脂肪（如鱼卵状积滞物），以此来治疗疾病的一种治疗方法。

（一）适应证

适用于小儿疳积、咳嗽、喘证、哮证、疗、疮、癥积、肿块等。

（二）治疗方法

（1）选择患者舒适的体位，暴露将要割治的穴位。

（2）割治的穴位处用 2％碘伏、75％乙醇消毒。

（3）术者常规洗手，戴灭菌橡胶手套或用手消液消毒双手，用无菌手术刀或三棱针划开穴位，划口不必太深，划开后挑破皮下纤维或挤出如鱼卵状的积滞物即可。

（4）消毒包扎划开的破口。

（三）应用举例

割治法治疗小儿疳积。

（1）割治部位取穴：患儿手掌掌面向上，五指并拢，取大鱼际肌尺侧边缘与示指及中指间的延长线交点，即鱼腹穴，为割治治疗的部位。

（2）操作方法：由助手持患儿的手，常规消毒手掌皮肤，操作者大拇指按住切口旁 1 cm 处，用 11 号手术刀片在鱼腹穴垂直戳入，扩大切口至宽 0.4 cm，深 0.4 cm。用手挤出赤豆大小的筋膜及脂肪组织，剪除后用消毒纱布加压包扎切口，3 天后解除包扎。割治 1 次未见效者，7 天后用同法割治对侧。

（四）注意事项

（1）注意掌握好划口深度，以能取出积滞物为主，不必太深。

（2）嘱患者穴位割治 3 天内不能碰水，防伤口感染。

（3）注意观察患者治疗过程中有无不良反应，以便及时对症处理。

（4）孕妇及严重心脏病患者、糖尿病及凝血异常的患者禁用。

五、彝医取治疗法

彝医取治疗法是彝医借助一些器具或物品，把患者身上的病灶或毒气取出，以治疗或缓解疾病的一种方法，主要有火罐取、蜡纸取、药物取法。

（一）适应证

适用于咳嗽、腹痛、牙痛、头痛、头晕、狂犬病、风证、跌打外伤、蛇虫咬伤等。

（二）治疗方法

（1）火罐取：主要用具是火罐筒，如牛角、竹筒、木筒、烟杆等。操作时，先在火罐筒的底部钻一小孔，周围敷上蜂蜡，操作者用口（若是狂犬病、蛇咬伤等急性传染性疾病，操作者口中要含白酒）或器具将里面的空气吸尽，当火罐筒吸稳时，用蜂蜡封住小孔，留罐 10～15 分钟，拿开小孔上的蜂蜡，取下火罐筒，用缝衣针在拔罐起包处浅刺几针，再次拔罐，吸出毒血即可。主要适用于狂犬病、跌打外伤、蛇虫咬伤、风证等。

（2）蜡纸取：首先准备一方形草纸（20 cm×20 cm 左右），在草纸上点滴蜂蜡，疏密要适中，把滴好蜂蜡的草纸卷成筒，纸筒的一端对准痛处，后在纸筒的另一端点火，燃烧至距离皮肤 5 cm 左右的地方灭火。若此病适合取治疗法，则在残余草纸的部分上面会有一层黄色的灰垢，当在同一部位用相同的方法继续再取，直至残余草纸上没有黄色灰垢为止。此法适合于各种痛证、寒证、风证等。

（3）药物取：方法是把闹洋花籽研末，置一烧红的石板上，加猪油，周围敷上泥土，中间留孔，插上一根竹管，竹管上端接在痛牙处，这样，痛牙里的"小虫"就会寻香气而爬进竹管里。此法主要用于虫牙痛。

（三）注意事项

（1）注意用火的时候不要烧烤到患者及衣物。

（2）对于狂犬病、蛇咬伤等病症，火罐取时建议不用口直接吸气。

（3）火罐取时，要把握好针刺的深度，避开大血管。

六、彝医灌洗肠疗法

彝医灌肠疗法是以草药仙鹤草、芒硝、虎

杖(苗笛哩)、大黄(冻巴)、枳实、厚朴、大黄(冻巴)、芒硝(姆腮志)等单方或组方煎煮制成汤剂直接灌入直肠并保留,由直肠直接吸收药物并作用于局部,使药物直达病所,从而达到行气活血、温通经络、清热利湿、祛瘀解毒目的的一种治疗方法。

(一)适应证

适用于带下病、腹痛、慢性盆腔炎、盆腔瘀血症、慢性结肠炎、泄泻、便秘等。

(二)治疗方法

(1)物品准备:治疗盘、灌肠筒或输液器一套、弯盘内放消毒肛管(14～16 号)、温开水、水温计、石蜡油、橡胶单、治疗巾、棉签、卫生纸、便盆、止血钳、输液架、制备好的药液。

(2)操作程序:①备齐用物携至床前,解释目的、方法。嘱患者排空大便。②测量药液温度,39～41 ℃,倒入一次性灌肠袋内,挂在输液架上,液面距肛门 30～40 cm。③摆好体位,根据病变部位取左侧或右侧卧位,臀下垫胶单和治疗巾,并用小枕抬高臀部 10 cm 左右,暴露肛门,注意保暖。④润滑肛管前端,排气后关闭调节锁,轻轻插入肛门 10～15 cm,用胶布固定,松开调节锁,调节滴速,每分钟 60～80 滴。⑤待药液滴完时,关闭调节锁,拔出肛管放入弯盘。用卫生纸轻揉肛门部。⑥协助患者取舒适卧位,嘱咐患者尽量保留药液 1 小时以上,臀部小枕可 1 小时后再撤去。

(三)注意事项

(1)须告知患者以下情况:①治疗过程中可能出现的腹胀或便意感。②灌肠完毕后卧床休息 1 小时左右。③出现腹痛、心慌、气急及时处理。

(2)嘱患者术前排空大便。

(3)彝药保留灌肠前应先了解病变的部位,以便掌握灌肠时的卧位和肛管插入的深度,灌肠前让患者排空大便,必要时可先行清洁灌肠。

(4)药液温度应保持在 39～41 ℃,过低可使肠蠕动加强,腹痛加剧,过高则引起肠黏膜烫伤或肠管扩张,产生强烈便意,致使药液在肠道内停留时间短、吸收少、效果差等。

(5)速度不能太快,否则影响在肠道内保留的时间。

(6)为使药液能在肠道内尽量多保留一段时间,药液一次不要超过 200 mL,可在晚间睡前灌肠,灌肠后不再下床活动,以提高疗效。

(7)导管闭塞的处理,滴入时如出现闭塞,液体进不去,可转动肛管或将肛管稍拉出一点,或摇动灌肠液以免药液沉渣闭塞导管。

(8)急腹症、消化道出血者、妊娠、严重心血管疾病等不宜灌肠。

第六节　彝医熏洗疗法

一、彝医熏蒸疗法

彝医熏蒸疗法是将根据病情制备的草药煎汤,趁热在患处熏蒸,以达到疏通腠理、祛风除湿、清热解毒等作用的一种治疗方法。此术由于彝族居住地的气温、自然植被、彝医师承经验上的差异,具有三种不同的操作方法。

（一）适应证

适用于骨节疼痛、关节强直、肢体麻木、半身不遂、背项疼痛、体弱多病、消化不良等。

（二）治疗方法

（1）先把土基（一种泥土做的长方形土砖）加热,然后把配好的药材细粉撒在土基上,迅速浇上清洁的冷水,待蒸气腾起时,患者站（或坐）在土基上。也可把药材先煎成药水,浇在烧过的土基上,待产生蒸气后,患者站（或坐）在土基上。此一方法,常用于四肢关节疼痛。至于是坐、是站、是卧,要依治疗肢体贴近药砖为准。

（2）用大锅,内置拉木梗、更乌、接骨丹、陶乌、蒿枝等 10 余种植物药材,然后加水。水（锅）上置一甑底,以大木桶一只置于其上。人坐桶内,锅底烧火,水沸腾蒸汽上升,使药材的药力通过蒸汽发挥作用,以此来治疗疾病。

（3）在温泉周围较为隐蔽处,挖一土坑,然后在土坑内用木柴烧起火,待火候猛烈时,把直径为 10～15 cm 的河石（卵石）置入火坑内,续柴继烧,待火熄灭时,在土坑上面横搭一些木料,料与料间留出 3～5 cm 间隙,再将满山香等新鲜药用植物枝叶铺垫在木料上。患者脱去衣裤躺在木架上,身上覆盖被物（头露在外面）。另一人将从温泉中取来的水徐徐浇入土坑内的河石上,这时河石冒出热气,气体经药用植物达人体,以达到治疗疾病的目的。人体能耐受的温度,是由蒸汽量的多少来决定,蒸汽量的多少,是由浇水人所浇的水量和间隔时间长短来决定,温度以患者感到舒适为度,因此,患者需要随时提示浇水的多少和次数。气浴完毕后,再到温泉泡洗一会,以涤尽身上蒸发出来的视为有毒的体表积垢。

（三）注意事项

（1）熏蒸药温不宜过热,一般为 50～70 ℃,以防烫伤。

（2）在伤口部位不宜使用。

（3）包扎部位熏蒸时,应揭去敷料。熏洗完毕后,更换消毒敷料。

（4）所用物品需清洁消毒,避免交叉感染。

（5）月经期、孕妇、体质显著虚弱者禁用坐浴。

二、彝医熏洗疗法

彝医熏洗疗法是将根据病情制备的彝药煎熬成药液,患者半蹲骑跨于药盆上方,使药水上腾之气对准患处,边熏边洗的一种疗法。趁热在患处熏蒸或浸浴,以起到清热解毒、杀虫止痒等作用的一种治疗方法。

（一）适应证

适用于内外痔疮及妇女阴部疾病。

（二）治疗方法

（1）用物准备:治疗盘、药液、熏洗盆、水温计,必要时备屏风及换药用品等。

（2）操作程序:①备齐用物,携至床旁,做好解释,取得患者配合。②根据熏洗部位协助患者取合适体位,暴露熏洗部位,必要时屏风遮挡,冬季注意保暖。③先将药材煎熬成药液,滤去药渣后,把药液倾倒入清洁洗浴的盆内。④患者脱去内裤,半蹲骑跨于药盆上方,使药水上腾之气对准患处,边熏边洗。⑤将盆置于火上徐徐加热则药效更好,如不可能直接加热,则在水温稍低时,将盆移至火塘三脚架上加热,待沸,立即移至房内,继续熏洗。

（三）注意事项

（1）熏洗药温不宜过热,一般为 50～70 ℃,以防烫伤。

（2）在伤口部位不宜使用。

（3）包扎部位熏洗时,应揭去敷料。熏洗完毕后,更换消毒敷料。

（4）所用物品需清洁消毒,避免交叉感染。

（5）月经期、孕妇、体质显著虚弱者禁用坐浴。

三、彝医泡洗疗法

彝医泡洗疗法是用草药（如以五气朝阳草为主药的五气夜磁散）煎煮取汁泡洗患处的一种保健治疗方法。彝药泡洗是彝族地区传统外治法的一个重要的组成部分，适应证广，操作简单，防病治病有效，颇为患者接受。

（一）适应证

适用于头痛、眩晕、不寐、耳鸣、感冒、咳嗽、哮病、喘病、湿疹、癣病、腰痛、痹证、中风后遗症、痴呆等。

（二）治疗方法

（1）药液准备：将准备好的中药放入2 000 mL冷水中，浸泡1小时后，文火煎煮15分钟，倒入盆中备用。

（2）操作方法：①将患处浸入所制备的药液中，药液以泡过患处或适宜深度即可，并可在浸洗过程中进行局部按摩。②时间：每次浸泡20～30分钟，在晨起或睡前进行较佳，每天1次，7天为1个疗程。

（三）注意要点

（1）泡洗过程中若药液冷却，应加热后再用。

（2）饭后不能立即进行泡洗，以免影响消化。

（3）因为泡洗可加强胃肠蠕动，为保证泡洗的治疗时间，泡洗前应排尽大小便。

（4）泡洗前应对患者说明治疗原理及注意事项。

（5）病室环境宜安静舒适，室温适中，不要直接吹风，最好配以柔和的灯光和音乐，让患者心旷神怡，精神放松。

（6）水温保持温热，太冷易引起感冒等不适，太热会烫伤皮肤，尤其糖尿病患者及感觉减退患者，浸泡水温更不宜太高。

（7）足部皮肤皲裂者水温不宜太高，泡洗后擦干应涂上凡士林等。

（8）冬天应在膝盖上加盖大毛巾保暖，泡洗后立即擦干双脚，冬天注意足部保暖。

（9）泡洗过程中应加强病情观察，注意患者神志、面色、汗出等情况，发现异常应立即停止并处理。

（10）感染性疾病及泡洗处有创口者、对治疗药物过敏者禁用。

（11）发热患者慎用。

四、彝医坐浴疗法

彝医坐浴疗法是指用药物煎水，放至室温，将臀部及外生殖器同时放入药汤中洗浴，通过水温及药液的作用，达到治病防病目的的一种治疗方法。

（一）适应证

适用于癃闭、肛门及外生殖器疾病等。

（二）治疗方法

（1）常用方剂药物组成：①蛇黄洗剂100 mL，加入1 000～2 000 mL温水中，趁热先熏后坐浴，每天1～2次，每次20～30分钟，7天为1个疗程。②蛇床子30 g，地肤子30 g，川楝子20 g，黄柏20 g，秦皮20 g，苦参20 g，川椒15 g。③透骨草，野菊花，蒲公英，飞机草，地母怀胎草，香樟根。上药煎汤，趁热先熏后坐浴，每天1次，每次20～30分钟，7天为1个疗程。

（2）坐浴操作：①备齐用物至床旁，配置坐浴药液，温度以患者舒适为宜，一般为38～40℃。②将坐浴盆放在坐浴椅上，协助患者脱裤至膝，药温适宜后，嘱患者将外阴部浸在药液中20～30分钟，随时加热药液以保持必要的温度。③坐浴后毛巾擦干会阴部，坐浴部伤口按无菌技术处理。④整理用物：协助患者整理衣物，洗手，记录坐浴时间。

（三）注意事项

（1）坐浴溶液的温度不可过高或过低，防止烫伤皮肤或受凉。

（2）坐浴水量不宜过多，一般以坐浴盆1/2满为宜，以免坐浴时外溢。

（3）坐浴前嘱患者先排尿、排便，并向患者说明坐浴方法、目的及注意事项。

（4）坐浴过程中，注意观察患者面色和脉搏，如患者乏力、眩晕或有其他不适，应停止坐浴。

（5）冬天应注意室温及通风，注意保暖。

（6）女性患者在经期、妊娠期、产后2周内，阴道出血和盆腔急性炎症期不宜坐浴。

（7）严重脏器功能不全、血压不稳定及身体显著虚弱者不宜坐浴治疗。

第七节　彝医其他疗法

一、彝医脐疗法

彝药脐疗法是将草药如草血竭（多都莫）、吴茱萸（念拍贝锡）、栀子等直接敷贴或用艾灸、热敷等方法施治于患者脐部，激发经络之气，疏通气血，调理脏腑功能，用以预防和治疗疾病的一种外治疗法。主要方法有药物敷脐、贴脐、填脐、熨脐、熏脐、灸脐等。

（一）适应证

适应证广，可广泛用于内、外、妇、儿、皮肤等疾病。

（二）治疗方法

（1）将所选药物研成极细末，或作散剂用，或作膏剂用。如用新鲜药物，可直接捣如泥，作膏剂用。

（2）将患者脐部洗净擦干，用75％乙醇棉球对脐及周围皮肤常规消毒，以免发生感染，然后将配制好的药粉或药膏置入脐中，再用胶布或纱布覆盖固定。也可用宽布带固定，覆盖于脐部，或将药直接放入布袋内，以防药物脱落。

（3）根据病情需要，或1～2天换药1次，或3～5天换药1次。

（三）注意事项

（1）脐疗前仔细询问患者病史，有皮肤过敏者，不宜采用刺激性较强的药物。特别是小儿肌肤娇嫩，不宜使用剧性药物，贴药时间也不宜过久，3～6小时为宜。

（2）通常用药剂量不宜过大，更不应长期连续用药。特别是久病体弱及有严重心脏病患者，治疗轻症，病愈则去药；慢性病或预防保健宜间断用药，一般1～2天换药一次，需用药3次以上者，每两次用药之间要间歇24小时，每个疗程可休息3～5天。脐疗验方中有一些有毒、峻烈的药物，如巴豆、甘遂等应严格控制用量及时间，并注意观察是否有不良反应。辨证用药方能提高疗效。

（3）脐部皮肤娇嫩，如药物刺激性较强，或隔药灸脐次数较多时，宜在用药或治疗前先在脐部涂一层凡士林，小儿尤应注意。

（4）注意保暖。治疗不要在室外进行，也不要让脐部对准风口。保持室内温暖，适当覆盖衣被。尤其是腹泻、感冒、体质虚弱的患者，以及老年人和小儿更要注意保暖。

（5）向患者说明注意事项，由于脐疗药物吸收较快，故用药开始几天个别患者（尤其用走窜或寒凉药时）会出现腹部轻微不适或隐痛感，一般几天后可自行消失，不必紧张，若有显著不适，则应取下药物，停止治疗。

（6）用药后宜用纱布、宽布带盖脐,外以胶布或绷带及其他布带固封。对胶布等过敏者,不宜用胶布固封。治疗中出现不良反应,如疼痛、过敏反应、病情加重等,应立即取下药物。轻者可自行消退,如发生皮肤水疱者,用消毒针挑破,外搽皮肤消毒液即可。

（7）本法用于小儿时应妥善护理,嘱其不能用手搔抓或擦拭,以防敷药脱落。并嘱监护人注意看护。

（8）如果在操作中遇到需要局部加热,比如艾灸,此时要特别留意皮肤的颜色改变和表面温度,避免温度过高造成烫伤。

（9）有严重心血管疾病、体质特别虚弱者不宜使用。

（10）处在怀孕期、哺乳期的女性忌用。

（11）过敏性皮肤者,特别是腹部皮肤有炎症、破损、溃烂者均不适合进行脐疗。

二、彝医箍围消散疗法

彝药箍围消散法（又称敷贴、围药）,是将草药药粉与液体调制成糊状（随用调制）敷贴于患部,借助药物具有箍集围聚、收束疮毒的作用,从而使初起疮疡轻者消散;重者疮毒结聚,疮形缩小,趋于局限,早日成脓破溃;即使破溃后,余肿未消者,亦可用它来消肿,截其余毒。

（一）适应证

适用于疮、痈、疽、疔、疖、酒皶鼻、粉刺、冻疮等。

（二）治疗方法

（1）药物选择:①根据外疡性质用药。阳证选用性味寒凉、清热消肿、散瘀化痰的药物;阴证选用性味温热、温经活血、散寒化痰之品;半阴半阳证选用药性平和、行气疏风、活血定痛、散瘀消肿的药物。②根据病情性质与阶段的不同选用相应的调制液体。③一般阳证多

用菊花汁、银花露或冷茶汁调制;阴证多以醋、酒调敷;半阴半阳证多用葱、姜、韭菜捣汁或用蜂蜜调制。目前临床上对阳证及半阴半阳证常以凡士林调制成油膏使用。

（2）操作方法及药物组方举例:

酒皶鼻、粉刺

药物制备:颠倒散（大黄、硫黄各等份）研为细末,以茶叶水调成糊状,按箍围药敷贴方法敷患处,每天1次,5次为1个疗程。

功能:疏风清热,解毒活血。

疔疖痈疽

方一:赤小豆围法。

药物制备:赤小豆粉60 g,花粉末60 g,陈醋200 g。上药混匀调和成糊,敷于疮疡四周,留出疮孔。

功能:清热解毒。主治疔疮初起。

方二:蛋清围法。

药物制备:白芷粉60 g,鸡蛋清1个,陈醋6 mL。上药搅匀捏成长条,围于患处周围,将疮孔留出。

功能:清热解毒,活血散瘀。主治痈疽初起,毒势蔓延不收。

方三:箍疗散。

药物制备:槐子（炒黄）、陈石灰石各等份。共为细末,以鸡蛋清调匀,外敷于患处,留疮口令毒外出。

功能:清热解毒。主治疔疮。

冻疮

方:独胜膏。

药物制备:独头大蒜适量。将大蒜捣烂加温敷于患处四周。

功能:温经散寒。

（三）注意事项

（1）凡用于外疡初起或炎性包块者,宜敷满整个病变部位。

（2）若毒已积聚,或溃后余肿未消,宜敷于

患处四周,患处中央不敷药。

（3）敷贴应超过肿势范围,敷药要有一定的厚度,并保持适当的湿度和温度。

（4）凡外疡初起,肿块局限者,一般宜用消散药膏。阳证不能用热性药敷贴,以免助长火毒;阴证不能用寒性药敷贴,以免寒湿痰瘀、凝滞不化,即使是阳证也不可过用寒凉,过凉则毒为寒凝,不得消散,变为阴证。

（5）凡调敷药须多搅,使药稠黏,并不时用原汁润之,借湿以通窍,更好发挥药效。

（6）去敷药后需察看毛孔有否汗出,有汗者为血脉通,热气散,效果好;反之则效果较差。

（7）皮肤对所用药物过敏者禁用。

三、彝医搽法

彝医搽法是根据病情选择相应的草药,把药物研成细末,用水、酒精、植物油或矿物油等溶剂与药末调成洗剂、酊剂、油剂、软膏等不同剂型外涂患处,以治疗疾病的一种疗法。

（一）适应证

适用于外痔、牛皮癣,皮肤局部甚痒、流黄水,喉内肿痛、烂而流脓,秃疮、臁疮、顽固性阴疮等。

（二）治疗方法

（1）外痔:五倍子50g,稻草适量。将五倍子尖开一小孔,将稻草剪碎填满五倍子内,用盐泥封固阴干(如见裂缝,用盐泥涂之)。炭火上煅红,待冷去泥,每5g五倍子加2g梅片,研细末,装瓶备用。

先将痔上洗净,再用冷开水调搽患处(调药勿太稀),每天2次。搽过2次后,用消毒针将痔上刺3～4个孔,再搽即愈。

（2）牛皮癣:取斑蝥7个,白酒50g,泡一天一夜后,擦之有效。

（3）皮肤局部甚痒,流黄水:绿豆150g,硫黄100g。将绿豆置锅内炒,待变成微红色,将

硫黄研制粗末,乘热撒在绿豆上拌匀,继续微火炒黄后,将锅取下,把药倾于干净石板上冷成块,将绿豆研细末备用。用香油将药末拌稀糊状,涂搽患处。

（4）喉内肿痛,烂而流脓:白矾250g,白猪苦胆9个。将白矾为末,装入一个苦胆内,后去苦胆,将白矾装入另一个苦胆内,依次类推,9个即成。取出为末备用。将药末直接搽于患处,勿咽下,15分钟左右吐出,每天3～4次。

（5）秃疮:川乌、草乌各5g,斑蝥、狼毒各2.5g。共为末,醋调搽。每天3次。

（6）鬼剃头(斑秃):①取夏初嫩小有毛的葫芦,每天1个,擦头发脱落处。7日为1个疗程。②取鲜仙人掌,长度3～5寸即可,以切面带汁处擦头发脱落处,擦至无汁时切去1片,则汁出续擦患处,如此反复,每天擦1块。1周为1个疗程。

（三）注意事项

（1）必须严格遵循药物的制备过程。

（2）对于有毒性的药物,孕妇及小儿慎用。

（3）对所用药物过敏者不宜使用。

四、彝医吹治疗法

彝医吹治疗法是将草药研成粉,借助筒管类器具,将药粉吹入官窍内,以治疗疾病的一种方法。常用的有吹鼻疗法、吹耳疗法、吹喉疗法等。

（一）适应证

主要治疗五官科疾病。

（二）治疗方法

（1）将所需药物研细粉备用。

（2）准备好吹药器具,并与患者做好充分的沟通解释。

（3）将备制的药粉放入器具中,术者用口将药吹入官窍内。注意掌握好吹气力度。

（4）鼻内给药:先将一段麦秸秆剪去结节,

在麦秸秆中空处贯注入一定剂量的所需药粉，然后将麦秸秆的一端置入患者鼻内，随即用嘴在麦秸秆的另一端轻轻一吹，药粉就被吹入患者鼻腔内了。目前麦秸秆也已被塑管代替。

（5）吹药过后，嘱患者稍作休息，观察有无不良反应。

（三）应用举例

（1）鼻血不止：取头发烧灰研末，吹入鼻孔内。

（2）中耳炎：五倍子 25 g，冰片 7.5 g，枯矾 2 g。先将五倍子炒枯，合冰片、枯矾为末，吹入耳中。每天 2～3 次。

（四）注意事项

（1）药粉剂量要适中，不能太多。

（2）吹气的力度要适中，不能太大，也不能太小。

（3）老年人、小孩及孕妇慎用。

（4）做好器具消毒，防交叉感染。

（5）注意观察吹药过程中，患者有无不良反应，以便及时处理。

（6）患者对所用药物过敏者严禁使用。

（7）五官感觉功能异常、减弱或丧失者不宜使用。

五、彝医蛋滚疗法

彝医蛋滚疗法指的是用蛋或草药煮过的蛋，按清浊二气六路的循行方式，在患者身体相关部位来回滚动，以治疗疾病的一种疗法。

（一）适应证

适用于痹证、风寒感冒、风寒咳嗽、伤风、风寒外袭导致的腹痛，以及误食食物引起的腹痛、呕吐、泄泻等。

（二）治疗方法

（1）蛋的选择：多选用鸡蛋，也可选用鸭蛋或鸟蛋，蛋以新鲜最佳，不能用变质的蛋。

（2）操作方法

热滚法：准备蛋 2 个，加水煮熟，或根据病情需要，添加相应的草药与蛋同煮。煮熟后，将蛋置于温水或药液中保温备用。取其中煮好的温热蛋一个，趁热在患者头部、额部、颈部、胸部、背部、四肢和手足心依次反复滚动热熨。蛋凉后放入热水或药液中加热，换取另一个蛋继续，直至患者微汗出然后让患者盖被静卧即可。

冷滚法：取用生蛋反复滚动，操作基本方法同热滚法。

（三）应用举例

（1）风寒感冒、风寒咳嗽：取生姜、艾叶、葱白等适量，与 2 个蛋同煮，取热滚法，在患者额头、太阳穴、颈项等部位来回滚动。

（2）关节疼痛：取蛋 2 枚，加杜仲、羌活、桑枝等同煮，取热滚法，在疼痛关节处反复滚动。每天 3 次以上，1 个月为 1 个疗程。

（3）小儿高热：取路路通、艾叶各 20 g，与 2 个蛋同煮，蛋熟后去皮，趁热在患儿额部、两侧太阳穴、后颈、背部两侧、前胸、脐部、肘窝、腘窝等处，用热滚法来回滚动，至汗出热退。

（4）小儿消化不良：取山楂、鸡内金、神曲等，与蛋同煮，用热滚法，主要在患者胸腹部来回滚动。

（5）皮肤红肿热痛：用 2 枚鸡蛋，取冷滚法，在患处及周围阿是穴处来回滚动。

（四）注意事项

（1）运用热滚法时，结合推拿治疗，效果会更好。

（2）运用热滚法时，要注意蛋的温度，以患者能耐受为度，避免烫伤，操作完成后，避免受凉。

（3）运用冷滚法时，应将蛋用冷水冲洗干净。

（4）皮肤溃疡、疮疡已溃烂化脓部位禁用，感染性疾病慎用。

六、彝医接骨疗法

彝医接骨疗法是医治骨折和骨关节错位的特色疗法。彝医十分重视受伤者对称肢体的比较,方法是用线测法来测定肢体受伤后的长短、粗细变化,以鉴别骨折和错位的情况,以及伤势的轻重。在正骨手法上采用按、摩、揉、摇、推、拉、旋、搓等进行正骨和复位。以听、摸、测等方法判断所折之骨和错位之关节恢复到原位与否,彝医注重观察骨折部位的牢固固定和邻近关节的相对活动。

(一) 适应证

骨折、脱位。

(二) 治疗方法

(1) 用物准备。①外敷药:乳香、没药、自然铜、土鳖虫、续断、杜仲、儿茶、地龙等各适量,研细末,用鸡蛋清或其他溶剂调成糊状备用;或用彝药鲜品捣细备用。②必备用品:柳枝、树枝,也可用医院通用夹板、纱布、布条或绷带。彝医常取芭蕉或香蕉茎皮做夹板使用,一方面是就地取材,大小长短可按需调整;另一方面是芭蕉或香蕉茎可保持所敷药材的湿度,以利所敷药材较长时间发挥作用。

(2) 操作方法。①手法复位:用彝医接骨手法,使脱位或骨折断端复位,做到对位对线,可用手摸、眼看、尺测等方法测量。有条件可行 X 片复查确认。②外敷药:将准备好的外敷彝药均匀敷在患处周围,上下各超过 10 cm,用纱布将药包紧。1～2 天换药 1 次,2 周为 1 个疗程。③固定:用柳枝、树枝,或医用夹板将患肢固定(固定方法几乎与西医的夹板固定相同),可减少肢体摆动,以免加重骨折部位损伤。此法有利于良好对位,畅通气血。④内服药物:桃仁、红花、当归、白芍、川芎、熟地、牛膝、丹参、杜仲、续断、延胡索、桑枝、骨碎补等各适量,根据病情组方用药。⑤功能锻炼:在复位、敷药、固定后,要注意患肢功能的锻炼,并密切观察疗效及异常情况。

(三) 注意事项

(1) 用手法复位、固定,只适合单纯性、闭合性骨折。开放型、复杂性骨折,用现代医学方法进行清创和复位后,再配合彝医接骨疗法,效果会更好。

(2) 在手法复位、固定后,要密切观察患肢远端的循环和功能恢复情况。

(3) 所外敷的药物一定要捣细,并均匀铺平。

(4) 固定时,要松紧适中。

(5) 若骨折面有创口,则不宜使用剧毒药物。

(6) 大面积创伤合并严重感染,以及休克患者禁用。

七、彝医换药疗法

彝医换药疗法是对疮疡、跌打损伤、虫咬伤、烫伤、烧伤、痔瘘等疾病的创面进行清洗,用草药处理、包扎等的一种治疗方法。通过换药,药物直达病位,可起到清热解毒、提脓祛腐、生肌收口、镇痛止痒等作用。

(一) 适应证

适用于疮疡、跌打损伤、虫咬伤、烫伤、烧伤、痔瘘等。

(二) 治疗方法

(1) 用物准备:治疗盘、0.5％碘伏、生理盐水、过氧化氢、换药碗、弯盘、镊子、剪刀、探针、纱布、无菌干棉球、油纱条、胶布;备相应药液或各种散、膏、丹等外用药,必要时备药捻;酌情备绷带、橡皮单、治疗巾等。

(2) 操作程序:①备齐用物,携至床旁,做好解释,取得患者配合。②协助患者取合适体位,显露伤口,垫橡皮单、治疗巾,必要时用屏风遮挡。③置弯盘于治疗巾上,揭去外层敷料、用镊子取下内层敷料及引流条。如分泌物干结粘着敷料,可用生理盐水浸润后再揭下,以免损伤肉芽组织和新上皮组织。脓液多时用弯盘接取,然后擦净脓液。④观察疮面,用镊子夹 0.5% 碘伏棉球消毒疮口周围皮肤。⑤用生理盐水棉球清洗疮面,去除脓腐。窦道深的瘘管可用过氧化氢或盐水冲洗;疮面较深者还需用探针试探。疮面要清洁干净,勿损伤新肉芽组织。⑥根据疮面的性质选择用药,覆盖伤口,胶布固定,酌情包扎。⑦一般伤口每天换药 1 次,脓腐较多的伤口每天换药 1~2 次。⑧协助患者取舒适位,适当休息。⑨整理用物。

(三)注意事项

(1)保持换药室的清洁,室内每天消毒。

(2)严格执行无菌技术操作,先处理无菌伤口、再处理感染伤口,防止交叉感染。

(3)药粉需均匀撒在疮面或膏药上,散剂调敷干湿适宜。敷布范围要大于病变部位 1~2 cm。

(4)对汞剂过敏者禁用丹药;眼部、唇部、大血管附近的溃疡及通向内脏的瘘管均不用腐蚀性强的丹药,上丹药时需保护周围血管,不使丹药撒于疮面外。

(5)颜面部的疔疖勿挤压,以防脓毒扩散。

(6)痔瘘(常用麝香痔疮栓)患者每次便后均需清洗肛门并换药。

(7)外敷药必须贴紧疮面,包扎固定要注意松紧适度,固定关节时要注意保持功能位置。

第八节 彝医现代疗法

一、彝医封包疗法

彝医封包疗法是指通过红外线、磁场共同作用,将治疗包中的草药活化物质转化为离子状态,透过皮肤,直接作用于患病部位,或将加工好的药粉加热调成糊状,平摊于纱布上,再加入药袋内,封装好,趁热固定于治疗部位上,发挥活血化瘀、疏经通络、祛风除湿、消肿止痛、强筋壮骨、行气止痛等作用的一种治疗方法。

(一)适应证

适用于痹证、痿证、中风后遗症、寒凝证或血瘀证等,以及现代医学关节炎、肩周炎、颈椎病、腰椎间盘突出症、软组织损伤、脑出血引起的偏瘫等。

(二)治疗方法

(1)常用彝药:白云花、透骨草(借麦凶)、五香血滕、真金草、黄芩、黄连、黄柏、大黄(冻巴)。

(2)操作程序:①备齐用物,携至床旁,向患者说明治疗方法、目的及注意事项。将患者的衣裤整理好,封包外罩一次性清洁套,置封包于患处(隔着患者的衣物),根据不同部位,选用绷力绷带、胶布或沙袋固定(瘦弱患者骨突处尽量不做封包)。②调封包的温度调节器至适宜温度处,告知患者封包约几分钟就会有温热的感觉,稍有药味,勿擅自调节封包温度。③做封包的过程中,经常询问患者感觉,若患者自觉温度过高或不能耐受,及时将封包稍放松或在封包与患处之间再垫一层布,随时观察患者局部皮肤情况。④做完封包治疗,检查患者局部皮肤情况,嘱患者注意保暖,协助患者整理衣物,安置舒适卧位,整理用物。

(三) 注意事项

(1) 注意药包的温度,勿过度烘烤造成患者烫伤。

(2) 若发生烫伤,小水疱可注意保护,不用处理,大水疱予以无菌抽液,换药处理。

(3) 操作前询问过敏史,应注意封包治疗时间勿过长,以 30 分钟为宜。同时,观察病情,发现患者有皮肤发红、瘙痒等现象时及时停止治疗,并予温水擦净患处。

(4) 若用药袋治疗者,如果温度过热,应解开固定,待温度能耐受时再固定治疗。

(5) 固定治疗可持续 24 小时,其间如果出现局部明显瘙痒,需及时松开固定,停止治疗。

(6) 孕妇腹部及腰骶部、有出血倾向、治疗部位有破溃、感染及不明包块者不宜使用。

二、彝药离子导入疗法

彝药离子导入疗法是利用直流电将药物离子通过皮肤或穴位或病灶或黏膜导入人体的一种现代外治法。一般有衬垫法、穴位离子透入法、体腔法、体内电泳法。诸法中操作技术、电流强度、通电持续时间、治疗频度、疗程与直流电疗法大致相同。现选择两种最常用的方法加以介绍。

(一) 适应证

适用于跌打损伤、痹证及各种痛证等各类外治法的病症,尤适合比较浅表或血流瘀滞的病症,如软组织损伤、退行性骨关节病等。

(二) 治疗方法

(1) 衬垫法:将药液浸湿的药物衬垫直接置于治疗部位的皮肤上,在药垫上再放置以常水浸湿的布衬垫、金属电极板等。放置药垫的电极称为主电极,另一极为辅电极。主电极经

导线与治疗机的一个输出端连接(其极性必须与拟导入药物离子的极性相同),辅电极与治疗机的另一输出端相接。亦可将与阳极和阴极相连的衬垫都用药液浸湿,同时分别导入不同极性的药物离子。

(2) 穴位离子透入法:将装有直径为 1～2 cm 铅板的衬垫浸湿药液,放置在一定的穴位,另一极放在颈、腰或其他部位,通上直流电。

(三) 应用举例

卷柏(此低甲)、雷公藤(伍齐诗)、四块瓦(好哩派)为彝医常用药。

(1) 退行性骨关节病

药物制备:卷柏、雷公藤、四块瓦、羌活、当归、赤芍、天南星、桂枝、川芎、乳香、没药、干姜(适当加减)各 100 g。上药研成细粉,加水 3 000 mL,煎煮浓缩至 1 000 mL,滤去药渣,装入安瓿,每支 50 mL,100 ℃灭菌 30 分钟后备用。

药物离子导入部位:取患部或穴位为主。

电极板面积:30～100 cm 极板多块,备用。

极性:药液置于正、负两极板。也可置于正极,隔天置于负极交替应用。

治疗时间:20～30 分钟,每天 1 次,7 次为 1 个疗程。

(2) 风湿关节痛

药物制备:卷柏 25 g,雷公藤 25 g,四块瓦 20 g,桂枝 20 g,秦艽 25 g,威灵仙 25 g,制川乌 20 g,豨莶草 25 g。

药物离子透入方法同上。

(3) 神经衰弱

药物制备:钩藤、远志、酸枣仁各 35 g。共为细末,浸入 1 000 mL 50 度白酒中,1 周后过滤取渣应用。

药物离子导入部位:大椎周围,前额部穴位。

电极板面积:10 cm × 10 cm 置于背部,

3 cm×10 cm 置于额部。

极性:与上面同。

治疗时间:20～30 分钟,隔天 1 次。7 次为 1 个疗程,每疗程间休息 2～5 天。

(4)慢性盆腔炎

药物制备:白花蛇舌草 500 g,乳香 100 g,没药 100 g,血竭 25 g,红花、桂枝各 50 g,香附 100 g,当归尾 500 g,赤芍 75 g,川椒 125 g。水煎去渣,备用。

药物离子导入部位:腹部取关元、中极、子宫、归来,腰骶部取八髎。

电极板面积:腹部 10 cm×15 cm,骶部 15 cm×15 cm。

治疗时间:30 分钟,隔天 1 次。7 次为 1 个疗程,每疗程间休息 2～5 天。

(四)注意事项

(1)使用本法,当购买现成直流导入治疗机;治疗前应备有药液及专用的药物衬垫(以绒布 2～4 层或纱布制成,亦可用滤纸)。

(2)药物浓度:离子导入所用的药液浓度宜高,目前,临床应用的药物浓度一般为 1%～10%(必须弄清楚所用中药有效成分,测定其能否电离及其极性,明确配伍方法)。这是临床应用一般原则。但应注意:剧毒药或刺激性较大的药物,不宜盲目追求高浓度。这类药物导入过量易致严重副作用或造成皮肤损伤;药物的酸碱性太强时,易造成皮肤有化学烧伤,因而药液浓度不能过高;贵重药的浓度也不宜偏高,否则会造成浪费。

(3)通电时间:通电的时间也有一定的限度,通电时间太长,导入的药量并不随时间的增长而增多,相反,还会相对减少。在恒定连续电流条件下,通电时间一般限制在 30 分钟。

(4)浸润草药药液的极板衬垫须洗净、消毒,除去寄生离子,将中草药液均匀地洒在衬垫上。衬垫面积必须大于电极板。

(5)患者取舒适体位,暴露患部,并检查患部有无破损。如有破损,更换治疗部位。

(6)衬垫可取对置法或平置法安置在有关穴位。

(7)检查仪器输出调节旋钮是否在"0"位,正确安置正、负电极。在治疗中,不得改变电极板上的极性。如必须变换时,先将输出强度旋钮退回至"0"位,然后变换极性,再重新调节。

(8)治疗时注意电极板的金属部分不能接触皮肤,以免灼伤皮肤,开启后,缓慢调节电量,以患者能耐受为度,不可有烧灼、疼痛感。

(9)治疗后如皮肤瘙痒,可涂止痒水或甘油,不宜搔抓及用水或肥皂洗。

(10)电极不能跨越胸部连接。

(11)患有皮肤病、各种急性传染病、危重病、严重心脏病者及妊娠妇女,禁用本疗法。

(12)高热、恶病质、心力衰竭、湿疹、有出血倾向者,以及对直流电不能接受者禁用。

第九节　外用药传统剂型及其加工方法

外用药是指用于皮肤、黏膜或创面的局部,而不得内服的一类制剂。彝医的外用药多用于治疗肌肉关节肿痛,骨折损伤,外伤,皮肤疮毒,阴门及肛门脓肿、瘙痒,以及五官疾患。

外用药的分类和加工方法总结如下。

（一）按加工方法区分

根据彝医使用习惯，大体分为泥剂、膏剂、粉剂、水剂、油剂和酒剂。

（1）泥剂：将新鲜采集的药材置入木制臼窝中，用木棒春捣成泥后盛入木盆或木盒中备用。

（2）膏剂：分为软膏和硬膏两种。软膏是将干燥的药材经过碾磨后，用白色粗布包裹在一定容器里抖动，然后收集容器里的药粉，加入适量油脂，置于平整的石面上，用削制好、有韧性的竹片拌和混匀后，装入陶制容器中备用。硬膏又称膏药，第一种制法是把加工好的药粉，加入已经过处理的香油、松香罐内，充分搅拌至有阻力时，摊于硬纸片或芭蕉叶片上，备用；第二种制法是将处方足量药材加水煎熬，弃去药渣后把煎液浓缩至用量，再加入香油、松香及其他物料，充分搅拌至药膏粘吸搅拌用具时，取适量摊于纸片，备用。

（3）粉剂：将干燥药材按配方称足量后，用前述药材加工方法加工成极细粉备用。多用于新鲜创面的止血、祛腐或慢性溃烂创面的治疗，也用于阴门、肛门等处内部病变以及窦道瘘管的治疗，用药时将蘸有药粉的布卷（或棉团）置入，定时更换，或用药棉撒布患部，也可用空心管材将药物吹入。粉剂和内服散剂的区别是粉剂应当更细腻。

（4）水剂：将按配方剂量称足的药材（干、鲜皆可）置入陶瓷罐或瓦罐中煎熬，反复数次，收集煎液，然后将数次煎熬所收集得到的药液合并，置另一陶瓦容器中，备用。

（5）油剂：一般有两种。一种是把牛油或羊油炼透后，用阉鸡尾羽蘸油涂抹疮口，用以治疗砍头疮（长在背部或颈部的疮）；另一种是用生菜籽油浸泡药材（浸泡时间视药材质地和气温而定），然后取菜籽油涂抹患处，这种剂型多用于烧、烫伤及慢性溃疡病灶。也可用于皮癣、手癣、足癣及皮肤皲裂等症。

（6）酒剂：先将足量处方药材置入瓦罐中，然后加入清酒（包谷或荞麦酿制的酒），使之盖过药材层面，在常温下浸泡七天七夜后，将清酒滗出，另器贮备（一般用葫芦）。在药渣罐中再加入等量清酒，再浸泡七天，弃去药渣，过滤。合并两次清酒浸液，充分混匀（必要时进行再次过滤），装入容器，备用。外用酒剂中，药材与清酒的比例与内服酒剂不同。外用酒剂具有一定的刺激性，而且大都具有强烈的毒性，因此需要标上"不得内服"的标志，单独加锁贮藏，防止混用、误用。

（二）按治疗目的和使用方式

可以区分为贴剂、涂剂、搽剂、包剂、熨剂、洗剂、泡剂、熏剂、吹剂和滴剂。近年来，在彝药的研究开发中，彝药制剂吸取了现代药剂学的先进技术，在实践中不断推陈出新，彝药中又增添了许多新的剂型，如内服的胶囊剂、颗粒剂、糖浆剂、片剂、口服液等；外用的喷雾剂、膏剂、栓剂等，使彝药制剂更加丰富多彩。

（1）贴剂：是将药材细粉与乳香或具有黏性的树脂类药材，一起用手拌合均匀，然后摊在较厚的纸片或布片上，备用。使用前需在火上烘烤至软，注意接触皮肤时不要加热，以防烫伤。

（2）涂剂：是将药材细粉加入鸡蛋清或仙人掌肉汁中，搅拌均匀后，涂在患处，使所含的药物逐渐释放而起到治疗作用。

（3）搽剂：即酒剂。大多用于风湿骨痛、肌肉疼痛、四肢麻木或胀困。使用时需先轻后重，从上至下，从里到外搽抹揉搓，直到患者感觉到患部有温热感后停止，一天数次，反复进行。

（4）包剂：即泥剂。把药泥用芭蕉叶等富含水分的无毒鲜材敷住患部，以保持药泥湿润不干固。一般一天或隔天更换一次药泥。多用于闭合性骨折,风湿骨痛,慢性肿胀,疮疡肿毒,镰疮腿以及烧、烫伤和面部神经麻痹的治疗。

（5）含漱剂:彝药含漱剂是根据病症需要,将彝药煎煮后取药水频频含漱,用于治疗牙痛、口腔溃烂、咽喉肿痛等口腔疾病。如治疗口腔溃烂,用野薇根、芒硝煮水含漱;治疗牙痛,用小苦果、花椒煎水含漱;治疗咽喉肿痛,用熊胆放入口中含化等。

（6）洗浴剂:彝医又称"泡洗药",即根据不同的治疗目的,选用不同的彝药加水煮熬后泡洗,其中又分局部泡洗和全身浴洗两种。彝药泡洗剂主要用于治疗风湿病、跌打损伤及皮肤病等。如用透骨草、草乌、四块瓦煎水泡洗,治疗风湿病;用血满草、接骨丹、茜草煎水泡洗,治疗跌打肿痛;用五倍子、九里光、炮掌桐、独立光煎水泡洗,治疗痈疽或梅毒溃烂。

（7）熨剂:将药材按配方组分及用量煎熬成煎剂后,乘热反复熨敷患处。多用于瘀血肿胀、面神经麻痹及非化脓性的肢体麻木疼痛。

（8）喷剂:彝医又称"吹药",是将药物研成细粉,用麦秆或细苇秆把药粉吹于鼻腔或咽部。如治疗鼻阻塞不通,用姜味草、麝香研细粉吹入鼻腔;治疗咽喉肿痛,用熊胆、重楼研细粉吹于咽喉等。

（9）洗剂:即水剂,是指适用于全身或患部的一种洗涤液体。洗涤时把一定量的事先备好的药液倾倒入备好的洁净盆中,按比例加入开水,然后趁热洗涤。多用于清洗全身,治疗内体或体表疾病,如慢性化脓性创面、手脚癣。也常用于阴门及肛门病变的熏洗或冲洗。若药液温度不适宜时,可对药液进行加温,以保持洗剂的温度。

第九章

彝　药

第一节　彝药概况

在彝医理论指导下,在彝族地区使用,或是毕摩、彝族草药医生等彝族人群使用的药物通称为彝药。

《献药经》中记载了药与病的关系:"古时病有九十九,药有百二十。病早一日来,药迟一日至。"这段文字描述说明在彝族人民心中已意识到药物是用来治疾病的,药物是在疾病发生后才被动地产生的。对于药物的作用,彝族人民也有深刻的认识,知道药物只能用来治疗疾病,不能使人永远不生病或者长生不老,如《尼苏夺节》中记载:"地上这层人,治病药有的,长生药没有,不病药没有。月有圆缺时,命有尽头时,药只能治病,人终究要死。"

由于遭受疾病的折磨,彝族先民花费大量的时间和精力为患者四处寻找草药,《献药经》经文中反复讲述彝族先民"采药"的地域之广和跋涉之艰辛,无不反映出这种活动的重大性、迫切性和必要性。例如:"采药采药兮,采药到东方。东方天未明,未闻药苗生,未见药形迹。采药采药兮,采药到西方,西方云十散,不见药生处,未闻药苗生。采药采药兮,采药到北方,北方锁云雾,未闻产药讯,未见药形迹。采药采药兮,采药到南方,南方枝叶缠,未见产药处,未闻药形迹。"采药找遍东西南北,历经河川、山谷、雪山、原野、箐林、天边、大地、云间,吃尽千辛万苦。这正说明彝族认为用药治病,是有效的、宝贵的、必需的。

此外,书中还留下了彝族古时制药的群体记忆,书中记载:"采药女子采,研药青年研,良臼来舂捣,良磨来研磨,铜锅来烹煮,铁勺来调和,煮药场来煮,药沸气腾腾。"这段话记载了彝族古时制药的人员分工、所用器皿、煮药方式和煮药场所,反映了彝族古代制药的场景。

现在已经整理翻译的彝文医药文献记载的彝药有 1 200 多种之多,鉴定清楚基原的有988 种,其中植物药 702 种,动物药 244 种,矿物药 31 种,其他 11 种。而动物药中尚有约

10%的品种,为历代各族本草所未载。如跌打损伤的野鸡胆,止心痛的杉木鱼胆,治麻风初起的麂胆,治烧烫伤的马骨髓,治风疹水痘的黄鼠狼胆、乌梢蛇骨,治湿心痛、消淋巴结肿的岩羊胆等,都是较为新颖独特的药物,充实和丰富了我国这样一个多民族国家的传统医药知识。

20世纪70年代以后,西南各彝族地区在当地政府的领导下,先后三次组织了医药科研、教学、药材生产经营方面的专业人员,对本地的彝族药资源进行了大规模调查。在1970~1972年的中草药调查中,专业人员深入彝家山寨,对彝族药、苗族药进行调查,发现了过去在州内从未有过记载的白云花、小棕包、红泽兰、丽江山慈姑等近百种彝族药,并用彝药生产了一部分彝药制剂。在1978年的彝族医药调查中,楚雄州组织了100多人的专业调查队伍,在全州各地开展彝族医药调查,发掘出一批有关人体生理和内、外、妇、儿等内容的彝医古籍。采集了1013种彝药标本,发掘出很多彝药单方、验方,在此基础上编写出版了我国第一部彝药专著《彝药志》。在1983~1987年的"全国中药资源普查"中,楚雄州将彝族药也纳入普查,全州组织了近200人的专业队伍,进行了历时4年规模空前的药物资源调查,采集标本上万份,调查药物品种1381种,其中大约有50%属彝族习惯用药。这次普查还查到了珍稀的动植物彝族药,如獐子、马鹿、灵猫香、竹鼠、脆蛇、黑熊、竹节参、野生三七、红芽大戟、阴地蕨等。

经过三次民族药资源调查,基本上摸清了彝族药的品种、野生资源蕴藏量、分布和生长环境等情况,以及各地彝医的用药特点,为彝药的研究、彝药资源的合理开发利用、资源保护和制定长远规划等各项工作打下了坚实基础。

在彝药的研发方面,利用多种自然科学的成果,对彝药进行现代研究,是当代彝药学的特点。

新中国成立后医药科研人员在彝药的成分、药理研究中,取得了很大成绩,这些工作为研发新药和提高临床疗效提供了重要的科学依据。很多彝药还被收载入国家药典和地方标准中,例如治疗类风湿关节炎等病的彝药多争唯鲁(昆明山海棠)、毫姆笨(茅膏菜),治疗慢性支气管炎的彝药削诗(芸香草)、迟马宗(石椒草),治疗胃肠炎的彝药散菊夺齐(青木香)、耶喜牛(鸡屎藤),治疗心脑血管病的彝药尼朋诗(回心草)、灯盏花等。

在20世纪70年代各地就研制了一些彝药制剂,如小儿腹痛糖浆、青牛胆腹泻散、复方杨梅根片等,80年代以后,医药科研人员根据彝医用药经验,先后研究开发出20多种新药,如治疗类风湿关节炎等病的昆明山海棠,治疗心脑血管疾病的灯盏花素片(针)、彝心康胶囊,治疗胃肠疾病的养胃解毒胶囊、利胆解毒胶囊、止泻胶囊,治疗颈椎病的紫灯胶囊,治疗呼吸道疾病的果依咳喘胶囊、灵丹草颗粒,排毒延缓衰老的排毒养颜胶囊,治疗风湿跌打损伤的痛舒胶囊、散痛舒胶囊、肿痛消擦剂、蜂毒擦剂等。这些彝药产品临床疗效都很好,经国家批准,已正式生产并投放市场,取得了良好的社会效益和经济效益,为人类的健康做出了较大的贡献。

第二节 彝药的命名和分类

一、彝药的命名

彝医对彝药的命名，是根据彝医在采药治病的实践中对各种彝药的某一特征而命名，或根据药物的多种特性而复合命名。彝药的命名，形象生动，通俗易懂，具有彝医特色。

1. 以药物的形态特点命名 如火把花（昆明山海棠）为蔓生灌木，其圆锥花序在秋天开放，颜色鲜红，如同彝族照明用的火把，故名"火把花"。又如地土蜂（草血竭）挖出土时，其整体形态及茎基残痕、须根共同构成一大土蜂形态，故名"地土蜂"。此外，还有一朵云（阴地蕨）、马缨花（大树杜鹃花）、小棕包（藜芦）、我梅诗（鱼眼草）、罗自更（岩葱）等，都是以药物形态特点而命名的。

2. 以药物的生长特点命名 如麦维诺（红马缨花寄生），其生产特性为该药只寄生于红马缨花树上。撒白（栽秧花），多生长于田边地头，盛花期正当西南彝区的插秧时节。其他如阿巴色（万丈深）、马景牛（无娘藤）、放且卡（岩黄连）、帕培维（叶上花）、帕陶维（叶下花）、水板凳、穿山甲等药名，均与该药的生长特性有关。

3. 以药物的气味命名 如羊皮臭（杏叶防风），因其气味极似羊肉之膻味；鸡屎藤，因其气味无异于鸡屎，故名；地胆（山慈姑），因其味苦如胆汁而命名。以气味命名的还有季敲诗（地苦蒿）、壁虱草（鱼腥草）、香茅草（芸香草）、小姜草（姜味草）、臭屁虫（臭鸽子）等彝药。

4. 以药物的功效作用命名 如嘿柏弄什（喉痛草），因其主治扁桃体炎、咽炎疼痛而名；洪来赊（理肺散果），因其专治咳嗽、肺痨病而名。以功效命名的还有赊扣诗（蛇莓）、矢色阿（回阳草）、你么慌是（心慌藤）、尼朋诗（回心草）、接骨丹（接骨木）等彝药。

5. 以药物的入药部位命名 如植物彝药香橼叶、香橼果、杨梅果、杨梅树皮、杨梅树根，鸡嗦子叶、鸡嗦子果，马缨花，山茶花，地莲花等；动物彝药穿山甲血、穿山甲壳、穿山甲肺，獐毛、獐牙、麝香，马鹿角、鹿茸、鹿心、鹿血、鹿胎、鹿尾、鹿鞭等，都是以同一物种的不同部位而命名入药。

6. 其他 有的彝药因其作用近似某一种中药，则冠以"土"字来命名，如土人参、土当归、土黄芪、土大黄、土藿香、土黄柏、土杜仲、土白芷等。有一部分彝药在各地彝区已有很长的使用历史，但各地名称尚不统一，随着彝汉文化、经济的交流，而逐渐统一采用中药名称呼，如麝香、牛黄、黄芩、升麻、菖蒲、芒硝、石膏等。

二、彝药分类

药物分类法，是人们认识和区分药物，从而掌握药物特性和便于更好地应用药物的一个基本方法。药物分类是历代医药学家将实践中对药物的各种认识，进行系统整理而逐渐形成的。我国的传统药物分类经历了由简单到多样、由低级到高级的漫长历史过程。彝药包括植物药、动物药、矿物药，以植物药占多数。彝族对动、植物的分类,出现于彝族原始社会时期。人类由单个事物的零星认识到许多事物的分类归纳,这是一种明显的进步。彝族先民很早就能够对动物和植物进行原始的分类和简略的归纳,这种最初的分类,出现在彝族史书《勒俄特依》"雪衍十二族"一章中。书中先将"有血"与"无血"分为动物和植物两类,再按照植物的生长环境和动物的生活环境及动物的自然属性再分成 20 种,其中包括了后来医疗实践中发现的一些彝药。例如,在"有血的六种"中,又把每一类动物再分成几种,在蛙类之下,分蛤蟆、田鸡、青蛙 3 种;蛇类之下,分龙、长蛇、红嘴蛇 3 种;鹰类之下,分神鹰、孔雀、雁鹅、岩鹰、白鹰、饿老鹰、山鹞 7 种。这种对动、植物作原始分类的层次和思路同现代生物的分类思想相似。这样的分类法,对于远古时期的彝族先民来说,的确是难得的,它为后来彝族医药的发展,特别是明清时期彝医动、植物药理论的形成产生很大影响,具有深远的历史意义。

由于历史原因,彝族医药理论的形成较中医药理论晚,有关彝药药性功能的论述也不完备。在彝医药古籍中,彝药未作系统的分类,而是采用以病症统药的形式,将数百种彝药的作用相对应地列于各种病症的治疗方法中。例如《齐苏书》中:"小儿惊风,用真金草根煮服,或用青菜子、耗貂香泡开水服。""产后流血不止,用地板藤研粉兑酒服或煮水服。""腹泻,用晒干的麂子血兑酒服。""梅毒病,用鸡屎藤泡酒服。""体虚抽风,用橄榄尖、橄榄根泡酒服;也可用粘连草(鬼针草)根煮水服;或用蚂蚁蛋、大黑蛇骨泡酒服。"又如清《医病好药书》中:"肚腹寒痛,用野坝蒿叶擦身;或煮鹿衔草服。""妇女痨瘵,用小红藤、猪肉煮服。""口舌生疮,用倒挂刺根煮服。"用诸如此类以各种病症统药的形式来介绍每种彝药作用,这种情况普遍见于 10 多部彝医古籍中。彝医以病症统药,实际上是一种原始的彝药功能分类法,对后人认识和应用彝药起着重要作用。

近年来,许多彝族医药学者在研究、整理彝医古籍时,对彝药的分类做了大量工作。在已出版的现代彝药著作中,彝药的分类大致有三种:一种是简单的自然属性分类。即首先区别彝药的不同来源之后,再根据其天然的外部形态对彝药进行归类。例如,把植物药分为全草类、根类、枝叶类、花类、果籽类、寄生类等,把动物药分为胆类、骨类、血类、皮毛类、脏器类、生殖器类等。这种分类是对彝药进行细致的观察辨析后再确定分类位置,属于一种传统的自然属性分类法,具有一定的科学性,比较适用于彝药本草学的分类,在彝药分类学上迈出了重要的一步。第二种是原始的彝药功能分类。一些现代彝药著作对彝药的分类,基本上仍然采用彝医药古籍中以病症统药这种原始的彝药功能分类法。这种以病症统药的分类法虽有不足之处,但它抓住了临床药物学分类的关键,即彝药的主要功效,这对彝药的功效分类和性能分类起到了很大的启发作用。第三种是现代的植(动)物学分类。在现代彝药著作中,也有采用现代植(动)物学分类法,将每种彝药按照其原植(动)物的自然属性分类,分别相应地归入门、纲、目、科、属、种,以种作为分类的基本单位,明确它们在各分类等级中的位置(如《彝医植物药》)。这种分类方法,首先是对各种彝药个体间的异同进行比较研究,把类似的各个体归并为种一级的分类群,编定其学名,同时研究品种间的亲缘关系,确定属、科、目等项大的分类等级,建立反映植(动)物演化趋向的自然分类系统。采用这种方法为彝药分类,其最大的优点是把植(动)物彝药准确分类,这对研究彝药的品种、扩大药源、开发彝药具有重要意义。

第三节　彝药的用量、用法与禁忌

一、彝药的用量

用量即药物的常用剂量,彝医在彝药的用量上有两个特点:一是依据药性、剂型、配方以及患者病情、体质灵活变更用量;二是计量单位多样,计量方法简单。在此将彝药的用量和计量作简要介绍。

(一) 彝药的用量

彝医治病,习惯用单方独味药,用量偏大(除毒性药外),确定用量的主要依据有以下几个方面。

(1) 药物方面:药材质量优良者(彝医称"气足")用量可稍减;质次药力不足者,用量可酌情增大。例如彝药香樟木,树龄长、油润香浓者用量可小;树龄短,无油润、香气淡的用量应大。药材质地坚实的彝药如龙骨、生石膏、动物骨角类,用量宜大;质地轻的花、叶类彝药如臭菊花、山茶花、明睛草、灯心草,用量宜小。药物气味淡、药性温和的彝药如白牛胆、车前草、秧草根,用量可稍重;药物气味浓、药性猛烈的彝药如蜘蛛香、臭屁虫、野花椒,用量宜小。作用平和的彝药如鸡根、野坝蒿、白牛胆,用量稍大无妨;性烈有毒的彝药如草乌、闹羊花、搜山虎,用量宜小,以免中毒。此外,彝医还有用鲜品药的习惯,因各种植物药新鲜时含水分较多,故用量要比干品大 1～2 倍。

(2) 应用方面:无毒的单味药用量较大,而入复方用量较小。例如土茯苓和五气朝阳草,单味煎服,用量可达 100 g,而入复方只须 10～25 g。复方中主药的用量大于配药,而药引子的用量则明显小于配药,但用毒性药作主药时,用量则比配药小。剂型不同,用量也不同,因多数药物作汤剂时,有效成分不能完全溶于水,故用量一般较散剂、酒剂大。含芳香挥发物的彝药如山藿香、芸香草、白云花入汤剂的用量,也比入散剂的用量大。

(3) 患者体质、年龄:小儿发育尚未健全,属"稚阴稚阳"之体,老年人气血虚弱,体质偏衰,他们对药物的耐受性差,用量应小于青壮年。特别是药性峻烈的克伐药,更须小量慎用。体质强壮、体形高大者,用量可重;体质虚弱、体形瘦小者,用量宜轻。

(4) 妇女用药量:妇女平常用量与男性相同,唯在月经期、妊娠期及产后体弱时,用活血顺气、发汗攻下之药用量不能过大。

(5) 病程、病情:一般而言,初病时邪虽盛但正气未伤,用量可重;久病则正虚体弱,用量宜轻。病急病重者,可以用重剂、峻药;若病重药轻,犹杯水车薪,难以控制病势;病缓病轻者,用药当从轻;若病轻药重,攻伐太过则会损伤正气。此外,用药时还要兼顾患者职业和体质偏性,体力劳动者腠理致密,体质壮实,应用发汗及攻伐药的剂量可稍大于脑力劳动者。素体偏热者,用热性药时剂量要小;而素体偏寒者,用寒性药时剂量宜轻。

在确定药物用量时,要根据不同情况,灵活变更,正如宋代寇宗奭所说:"更合论人之虚实,病之渐久,药之多毒少毒斟量之,不可偏为定法。"

（二）彝药的计量

彝药计量较中药落后，在过去很长一段时间里，彝药一直是采用比较原始的计量方法，在彝医古文献中，多数彝药未标明用量，少数彝药虽然标有用量，也是受中药计量的影响。彝医用药，常常是根据患者体质和病情决定药物用量，而计量则习惯用"适量""个数""棵""把""撮""抄"等简单的估量、拟量和数量方法。

（1）估量：估量一般用于散剂和药酒、药水等液体制剂，以及籽实类和细小的药材。彝医估量的器具为用牛角、麂角、牛蹄壳、羊蹄壳等动物角、蹄制成的特殊量具和碗、杯、盏等容器。估量的单位名称则直接采用量具或容器的名称，如"半牛角""两麂角""五羊蹄壳""一碗""三杯"等。此外，估量的计量单位还有"撮""把"。一撮，即以拇、示、中三指并拢所能取的量；一把，即以五指并拢所能握取的量。这种估量法由于量具和容器没有统一标准，因此对药物的估计不很准确，只供参考，应用时还必须结合用药经验进行估量。

（2）拟量：即以实物比拟重量或容积。彝药拟量的标准单位有：米粒大、豌豆大、松子大、核桃大、鸡蛋大、拇指大等。拟量法同样存在不准确性，应用时要加以注意。

（3）数量：数量，即以数目定量。彝药的数量单位有棵、个、根等。如"五棵鱼眼草""两个斑蝥""三根水橄榄"。这种以数计量法，对个体较均匀、形体较大的无毒药材，有其方便之处。但是，由于药材的形状大小很难绝对相同，所以用数量作为计量单位也很难保证剂量的准确性。

1986年以后，按照国家规定，彝药的计量也逐渐统一改为我国法定的计量方法，除边远山区或少数彝药外，已不再采用原始的估量、拟量和数量等计量法。彝药计量单位改为"克""升"之后，避免了因计量混乱和计量模糊所致弊病的产生，使彝药的计量更加准确、规范。

综上所述，不论是用估量单位、拟量单位还是数量单位，都很难保证彝药用量的准确性，特别是毒性药物，若计量不准确很容易导致中毒。所以，彝药的计量一定要采用现行的度量衡标准，估量、拟量、数量等粗略的计量法只能成为过去。

二、彝药的用法

彝医十分注重彝药的应用方法，相关内容在明清时期的彝文文献中都能看到。1938年，民族学家马学良教授深入云南彝区，收集到很多古彝文经典，其中有一部写于明嘉靖十四年（1535年）的《献药经》中，就记述了古代彝医舂捣、研磨、煎煮、调和、浓缩等用药方法，"良曰来舂捣，石磨来研磨，铜锅来煎煮，铁勺来搅动"，待其"沸腾天地间，沸腾又下去"，直至"沸腾至中间"时，才"置于人世间"供患者饮用。1979年发掘的明代彝医文献《齐苏书》中，也记载了很多彝药的简单用法，如："小儿惊风，用真金草根煎服；或用青菜子、耗貂香泡开水服。""体虚抽风，大黑蛇骨泡酒服，也可用粘连草的根煎服。""梅毒病，用刺头菜根，舂烂、布包，加蜂蜜、酒煨服，若不好，又用小土狗烤黄冲细兑酒内服，还可用蝙蝠、穿山甲壳、草果、白脸油煨吃。""鼻腔溃烂，用麂子胎晒干研成粉外擦，移依果冲烂内服并外敷。""羊胡子疮，用鹧鸪叶舂成粉撒在疮上。"仅在上述5种病的治疗中，就有8种用药方法，说明彝药的用法不仅历史远久，而且内容丰富多彩，具有一定的科学性。彝药的用法包括给药途径、剂型、煎煮、服法等，现分别介绍如下。

（一）给药途径

用某种方法把药物引入人体内的途径称作给药途径。一种药物作用于人体，其疗效的好坏与给药途径适当与否有一定关系。因为人体的不同组织器官对药物的吸收利用性能不同，对药物的敏感性和反应性也有一定差别，药物在不同组织中的分布、消除情况也并非一样，给药途径不同，会影响药物吸收的速度、吸收的数量，以及作用的强度。有的药物甚至必须以某种途径给药，才能发挥所需要的作用。彝药的给药途径很广泛，同治一种病，有不同的给药途径，较常见的有口服给药、口鼻吸入给药、皮肤给药和经黏膜给药等。

（1）口服给药：口服给药是彝药用法中最常用的一种，一般而言，口服给药方法简便，不需要特殊器具，口服给药吸收缓慢，故较为安全。彝药口服剂主要有水煨服、酒泡服，其次还有研粉吞服、鲜药咀嚼服、炖肉服、磨水服等，口服后经消化道吸收而产生药效作用。服药期间彝医还提出不能食用酸性食物或一些碱性的豆类食品。据现代研究表明，口服给药除一些水分子物质可直接透过胃肠细胞膜而被迅速吸收外，多数药物均属大分子而以被扩散的方式吸收，吸收的速度示药物的脂溶性大小而定。酸性药物在胃酸中呈脂溶性，可以在胃中吸收，故出现作用较快；碱性药物在胃酸中不呈脂溶性，不易透过胃细胞膜，必须在肠道的碱性环境中才容易吸收，故出现作用较慢。彝药口服方法虽然简便易行，治疗病种广泛，但存在携带不便、口感差，以及小儿患者和昏迷患者则很难配合服药等不足。

（2）吸入给药：彝医的吸入给药法比较简单，有香气吸入和吸烟两种。香气吸入是煎煮一些芳香或气味较浓的彝药，边煎煮边熏吸；亦可将石头烧烫，投入药液、醋中，使其产生蒸汽并熏吸之（此法又名"打醋汤"）；或者根据需要选择芳香彝药制成香包、香袋塞于鼻中或随身佩戴。吸烟法是将所需的彝药舂成粗粉，如同平常吸烟法燃烟吸入；或入不透风之室内，持续少量地燃烧彝药，以熏吸药烟。以上吸入给药法中除随身佩戴香包法用于辟邪防疫和醒脑强身外，其余吸入法均多用于上呼吸道疾病如感冒、鼻炎、哮喘、咳嗽，以及呃逆等。由于呼吸道面积大、毛细血管丰富，所以采用吸入法有利于药物的吸收。

（3）皮肤给药：皮肤为人体之藩篱，气血循行于皮下，外络经穴，内合脏腑，古代医家早已认识到外治法与内治法有"殊途同归"之妙，"内外可以同效"。经皮肤给药属彝医的外治法，其应用有悠久的历史。据彝族史料记载，公元5世纪，洪水泛滥，"毒蛇咬伤思体谷兹的脚，蜜蜂蜇伤了女儿托尼的额"，彝族的祖先笃慕吾派人去给他们治伤，"毒蛇咬伤的，麝香拿来敷，蜂子蜇伤的，尔吾拿来敷"。说明2000多年前彝医就采用皮肤给药来治病疗伤。彝医经皮肤给药的外治法，内容丰富，独具特色。彝医古籍中，彝药外治的内容较多。例如《启谷署》共收单方、验方260首，其中就有100余首是属于经皮肤给药的外治法，治疗的病种达30余种，如骨折脱位、跌打肿痛、蛇虫兽伤、疮疡疔癣、咽喉疼痛、肿块结核、急性乳腺炎及刀枪伤出血等。在《齐苏书》《医病好药书》《聂苏诺期》等彝医古文献里，都可以看到外敷、涂擦、撒粉、泡洗、贴脐、敷足心等经皮肤给药的外治法。彝医认为，皮肤为人之外表，外界的病邪经皮肤传入体内而发病，内脏的病变也会随气血运行而表现于皮肤。皮肤体表用药，药物不但可以在用药部位产生药效，还能让药效传入体内发挥治疗作用。彝药外用于皮肤，毒副反应极小，若用药后一旦感觉不适，可以立即去除药物以消除副反应，比其他给药法更安全。而且，经皮肤施用彝药方法简单，对跌打损伤、风湿疼痛及疮疡癞子等疾病,皮肤给药的疗效常常胜于内服药,所以皮肤给药很受患者欢迎。彝医应用较多的外治法有外敷、外搽、撒粉、泡洗、擦药、兜肚、坐药、熏蒸等。现代研究表明,皮肤是吸收外界物质的一个重要部位,皮肤分表皮、真皮,皮下有脂肪组织,表皮的角质层是皮肤屏障,药物经皮肤吸收,穿透表皮,进入细胞外间质,从细胞外液迅速将药物分子弥散后进入血液循环。药物进入血液循环后,能通过体液-神经作用调节神经、内分泌和免疫系统功能,从而改善各组织器官的功能活动,促进机体恢复正常,达到治疗疾病的目的。同时皮肤的附属器汗腺、毛囊、皮脂腺也是药物吸收的通道。现代研究还发现,脐部皮肤深处没有皮下脂肪,表皮角质层较薄,脐筋膜是腹内筋膜的一部分,脐部外皮与筋膜和腹膜直接相连,脐下两侧有腹壁动脉和静脉,并有丰富的毛细血管网,脐部动脉壁还有特殊结构,脐部的屏障功能最薄弱,敏感度较高。脐部用药后,药物容易穿透皮肤进入腹内,到达病所发挥疗效。此外,皮肤用药除了可通过皮肤吸收部分药物外,还可通过药物对腧穴的刺激,对内脏或全身疾病产生类似针灸的特殊治疗作用。因此,彝医这种经皮肤给药的外治法具有合理性和科学性。

(4)黏膜给药:黏膜给药包括消化道、呼吸道和体腔给药,如口腔、鼻腔、咽喉、眼结膜、阴道、肛门给药。黏膜的吸收能力较强,黏膜给药后药力很容易被吸收而产生药效作用,但黏膜对药物的刺激也比较敏感,故刺激性太强的药物一般不宜黏膜给药。

彝药的黏膜给药主要是采用含漱、吹鼻、塞鼻、喷喉、熏药、洗眼等方法,使药物由黏膜吸收而发挥药效。例如《聂苏诺期》中记载,治疗眼目昏花,用眼鹥草泡开水洗眼;《医病好药书》中治疗子宫脱垂,用陈土壆1个烧红,撒上青松毛、马桑叶,坐其上熏之。彝医还常用小缉麻煎水洗眼治疗火眼红肿,用姜味草、麝香研粉喷鼻治疗鼻息肉、阻塞不通,用花椒泡水含漱治疗牙痛,用熊胆、重楼粉喷喉治疗咽喉肿痛等。黏膜给药除了能治疗用药部位的病症外,还可用彝药塞入鼻孔内治疗头痛、头晕、耳鸣、哮喘等其他部位的病变。现代研究表明,由于鼻腔具有特殊的解剖结构与生理功能,吸收药物的功能较强。鼻腔上部黏膜是吸收药物的主要区域,黏膜下分布着丰富的血管、毛细血管、毛细淋巴管,并互相交织成网状,黏膜上众多的细绒毛又增加了药物吸收的面积,使某些药物经鼻腔给药的生物利用率接近100%。鼻腔黏膜给药后,药物能迅速地从黏膜透入血管,直接进入全身血液循环。鼻腔给药后,部分药物的分子微粒可随呼吸进入气管、肺内,随气体交换进入肺循环,再经心脏血循环送到全身而起治疗作用。因此,鼻腔黏膜给药用药量小,而治疗效果却较好,是内病外治的一条重要给药途径。

(二)彝药的剂型

临床用药应根据剂型特点、药物的特性及病情需要来选择药物的剂型。《神农本草经》云:"药有宜丸者,宜散者,宜水煮者,宜酒渍者,宜膏煎者,亦有一物兼宜者,亦有不可入汤酒者,并随药性,不可违越。"陶弘景云:"病有宜服丸者,服散者,服汤者,服酒者,服膏煎者,亦兼参用,察病之源,以为其制也。"

古代彝医也认识到疾病复杂多变,药物和剂型也必须随病症而改变。明清时期,彝医的临床用药在剂型上已逐渐完备,初步形成了多剂型治疗疾病的特点,仅《启谷署》一书所载,就有汤剂、丸剂、散剂、酒剂、膏剂等类型。其中丸剂有蜜丸、水丸、醋丸、面糊丸,膏剂有水熬膏、蜜熬膏及膏药,洗剂有局部外洗和全身浴洗,散剂分内服散剂和外用散剂。在《齐苏书》等各种彝医古籍中还有涂擦剂、外敷剂、喷剂、熏蒸剂等 10 余种剂型，体现了彝医根据病情多途径、多剂型用药的治疗手段。在后来的医疗实践中，彝医的治疗方法又得到不断的完善，使彝药的剂型更加丰富多彩。现将主要剂型简要介绍如下。

1. 口服剂

（1）汤剂：彝医又称"汤药"，是用水或酒煨煮而成的液体。汤药在体内比丸剂、散剂吸收快、奏效速、疗效高。汤药煎煮方法简单，处方灵活，可随患者体质和病情变化加减药物。汤药口服后可直接被胃肠黏膜吸收入血液中，没有崩解、分散等过程，故吸收快、奏效速。汤药在煎煮过程中，各种成分还能进行极其复杂的化学反应，各种微妙而复杂的化学变化能使疗效提高，或使毒副作用降低，这对临床用药更有利；但有的变化也可能会使药效降低，或毒副作用增强。汤药的缺点是不能久贮，天热时容易变质，儿童服用困难。在彝药剂型中，汤药最多，大多数彝药方，都是以汤剂的形式应用，疗效很好。

（2）酒剂：彝医又称"药酒"。彝族历来都有饮酒习惯，彝药"药酒"就是采用上好的荞麦酒浸泡药物，经过一定时间后使用。"药酒"又分内服药酒和外用药酒。内服药酒因酒能温通气血、促进机体吸收，故药酒内服后吸收更快，奏效更速。药酒具有服量小、吸收快、疗效高、制法简单、久贮不坏、便于长期服用等优点。但不饮酒或不宜饮酒的患者则不能应用。外用药酒中常加入一些性烈有毒的彝药共同浸泡，故从浸泡到临床应用全过程都要谨慎，以免发生中毒。药酒在彝族地区很受患者欢迎，彝医常常将补养药、风湿药、跌打损伤药浸泡成药酒应用。

（3）散剂：彝医又称"药粉"或"面子药"。药粉是用一种或数种彝药研磨而成的粉末状药，其中又分内服药粉和外用药粉（见外用剂）。内服药粉又有生服药粉和煮服药粉。内服药粉口服后容易分散、溶解，其吸收、奏效比丸剂快速。药粉的优点是制作简单，便于贮存和随时服用，还可以预先制成单味药粉，使用时根据病情增减药物，应用比较灵活。有些药粉口服后对胃黏膜还有物理保护作用，比较适合于胃溃疡患者服用。煮服药粉是将彝药先制成粗粉，再加水短时煎煮后去渣取汁服用。煮服药粉实际上是汤剂的一种应用形式，不同的是因药材已成粗粉，有效成分容易溶出，药材利用比汤剂充分，可减少用量，节省煎煮时间。对药方中含芳香挥发性有效成分而不宜久煎者，最适合采用煮服药粉。

（4）丸剂：彝医又称"圆子药"或"丸药"，是彝医常用的一种剂型，早在清代的《启谷署》中就有"丸药"的记载。彝药的"圆子药"是将药材研磨成细粉后，按需要与不同的赋形剂混合制成。彝药的圆子药主要有蜜丸、水丸、醋丸、面糊丸。因圆子药口服后需经胃内崩解、分散、溶解后才能通过生物膜而被吸收，溶解是影响吸收速度的重要环节，故圆子药的吸收比汤药、面子药、药酒缓慢，见效也较慢。圆子药具有药力缓慢平和、药效持续时间长、方便服用、可以预制备用等优点，适宜慢性病患者服用。此外，毒性药和对胃肠道有刺激的彝药制成圆子药服用，还可延缓吸收以减轻不良反应。

（5）茶剂：茶剂彝医又称"药茶"。彝族的药茶是用不含茶叶的彝药制成，或采摘植物药的嫩叶和芽苞晾干而成，用时以沸水浸泡或煮汁饮服。药茶制法简单，服用方便。彝族常服的药茶如清火解毒的银花茶、菊花茶、梁王茶，解渴醒酒的葛花甜叶茶，消食的糊米茶等。

（6）鲜汁剂：彝药鲜汁剂是根据病情需要，采集鲜药洗净后捣烂榨取汁液加温开水冲服，或鲜药洗净捣烂加温开水搅拌,滤取药水服用。鲜汁剂大多采用含水分多的茎叶及花类彝药制成,如水芭蕉汁、水金凤汁、贯仲汁、粗黄草汁、山茶花汁等。鲜汁的优点是保持了彝药的天然特性,体现出植物药的原汁原味,最大限度地保留了药物的生物活性,减少了药物在干燥、浸泡、炮制、煎煮过程中有效成分的流失和破坏,完整地保留了药物的有效成分,从而提高药效。但鲜汁剂受保鲜条件的限制,难以在广大地区推广应用。

(7)炖服剂:彝药炖服剂是根据体质和病症需要,采用鲜品或干品彝药与动物内脏或肉用文火炖煮而成。炖服剂在彝族地区广为应用,比较适合体质虚弱、气血亏损患者,以及风湿病患者服用。常用的炖服剂如草乌炖猪肉、银杏炖猪尿脬、回心草炖猪心、泡参炖猪肚、野当归炖羊肉、鸡根炖猪肾、菊花参炖鸡、脱骨参炖猪肉等。

彝药口服剂除上述外,还有膏剂、磨汁服、咀嚼服等。

2. 外用剂　彝药外用制剂以外用为主,起局部治疗作用,有的亦具有全身治疗作用。彝药外用剂多达10余种,这里简要介绍5种。

(1)外敷剂:外敷剂彝医又称"外包药",其中又分调敷药和捣敷药两种。调敷药是将彝药研成细粉,用时取适量加酒和蜂蜜调敷,或加醋与水调敷。外用药粉一般是预先根据不同的治疗范围,采用不同的药物配制而成。例如《医病好药书》中"治癫痫头,将皮哨子果树根研成粉与鸡蛋炒香外敷"。《启谷署》中"治疗乳房红肿,用蒲公英、土三七、金银花捣细,酒或水调敷,肿痛立止"。捣敷药是依据病症需要,采用鲜品彝药洗净后趁鲜捣烂外敷。例如《齐苏书》中"治疗脚手骨折重症,用七叶莲、活雏鸡共捣成泥状包患处;或将五爪金龙、五加皮捣成泥状包患处"。"梅毒病用真金草春成泥状包疮口上"。

(2)涂搽剂:涂搽剂彝医又称"外搽药",其中又分酒剂和油剂两种。酒剂是根据不同的治疗范围采用不同的彝药加酒浸泡而成。例如《医病好药书》中"治骨节痛,用酸浆草、岩桑树皮、地柿花、白泡果、蒲草、山药、草乌泡酒外搽"。油剂是将药物浸泡于香油中或将药物研成细粉,用时以香油调敷,前者如治疗肿毒的"蜈蚣油",后者如治疗疥疮的"硫黄膏"。

(3)含漱剂:彝药含漱剂是根据病症需要,将彝药煎煮后取药水频频含漱,用于治疗牙痛、口腔溃烂、咽喉肿痛等口腔疾病。如治疗口腔溃烂,用野蔷薇根、芒硝煮水含漱;治疗牙痛,用小苦果、花椒煎水含漱;治疗咽喉肿痛,用熊胆放入口中含化等。

(4)喷剂:彝医又称"吹药"。是将药物研成细粉,用麦秆或细苇秆把药粉吹于鼻腔或咽部。如治疗鼻息肉之阻塞不通,用姜味草、麝香研细粉吹入鼻腔;治疗咽喉肿痛,用熊胆、重楼研细粉吹于咽喉等。

(5)洗浴剂:彝医又称"泡洗药",即根据不同的治疗目的,选用不同的彝药加水煮熬后泡洗,其中又分局部泡洗和全身浴洗两种。彝药泡洗剂主要用于治疗风湿病、跌打损伤及皮肤病等。如用透骨草、草乌、四块瓦煎水泡洗,治疗风湿病;用血满草、接骨丹、茜草煎水泡洗,治疗跌打肿痛;又如《医病好药书》中"用五倍子、九里光、炮掌桐、独立光煎水泡洗,治疗痈疽或梅毒溃疡"。据现代研究,在药物洗浴过程中,存在着水温刺激、化学刺激及药物的协同作用,药液中的有效成分通过皮肤、黏膜、经脉进入人体内发挥作用。合理的药物配方及药浴,可以治疗风湿、肥胖症、银屑病、瘙痒症等多种疾病。通过浸泡洗浴,还可以使皮肤毛孔通畅,皮肤的代谢能力和抗病能力增强,促进机体血液循环,改善周身组织器官的营养状况,降低肌张力,有利于消除疲劳,促进睡眠,对正常人的养生保健和患病机体的治疗康复都具有良好的作用。

近年来,在彝药的研究开发中,彝药制剂吸取了现代药剂学的先进技术,在实践中不断推陈出新,彝药中又增添了许多新的剂型,如口服的胶囊剂、颗粒剂、糖浆剂、片剂、口服液等,外用的喷雾剂、膏剂、栓剂等,使彝药制剂更加丰富多彩。

(三) 彝药的煎煮与服用

汤药是彝药中比较古老的、最简单、最常用的剂型。彝族习惯将"煎药"称作"煨药"。彝医很注重煎煮汤药所用的火,认为煎煮汤药不宜直接用柴火,特别是不能用马桑木、断肠草、闹羊花树等有毒的柴草作燃料,以防有毒物质入药中造成中毒,煎药应用木炭作燃料。最好是将药罐下半部埋于子母火灰中煨煮,故称"煨药"。煨药的器具应采用砂罐、土锅,这类容器传热慢,保温性能较好,性质稳定,不会与药物发生毒性反应。

服药方面,因彝族嗜好白酒,彝医也很重视酒的治疗作用。故服药时,常常在汤药中加入适量白酒,或在煨药时就加少量酒,特别是用于治疗跌打损伤、风湿疼痛等病症的活血通络、杀寒止痛药中,加酒兑服最为常见。

服药时间方面,彝医认为在睡前服药,有利于服药后避免吹风和触水,以及"忌嘴"等,这样能减少某些药物的不良反应,让药效缓慢发挥;而消食药和对胃肠有刺激的药,应在饭后服,使药物与食物充分混合而发挥药效。此外,服用杀寒药或发表药提倡趁热服下,并于服药后静卧盖厚棉被"捂汗",常常汗后病愈。

三、用药禁忌

临床用药应做到安全和有效,而安全则涉及用药禁忌。禁忌,是禁、忌、慎的泛称,三者在程度上有一定区别。禁,即禁止或不允许之意,程度最重;忌,即畏惧或忌讳、顾忌之意,其程度次于禁;慎,即慎重、谨慎之意,其程度最轻。彝医的用药禁忌主要有病症用药禁忌、孕妇用药禁忌、服药食忌等。

(一) 病症用药禁忌

病症用药禁忌与彝药的药性有密切关系,用药治病时,若不注意病症用药禁忌,药不对症,药性与病情相悖,则可使病情加重,甚至产生严重后果。所以,一般而言,感冒未愈者忌用补养药,体虚出汗者忌用发表药,湿毒下痢者忌用收涩药,虚寒腹痛者忌用清火药,实火及虚火者忌用杀寒药,月经过多及其他出血而无瘀滞者忌用破血药,脾胃虚弱、痰湿不化者忌用滋腻的补养药等。

(二) 妊娠禁忌

部分彝药在妇女妊娠期属禁忌药。彝医认为,属于妊娠期禁忌的药若误用则会有以下危害:①会引起堕胎;②损伤母体气血;③影响胎儿生长;④可导致难产。列为妊娠禁忌的彝药大多是有一定毒性和破气破血或烈性泻利药,以及芳香走窜药,如草乌、苦葛、小棕包、岩芋、土牛膝、蜈蚣、斑蝥、桃仁、水蛭、打鼓子、山萝卜、芒硝、牵牛子、麝香、臭屁虫。有的彝医还将川芎、大木通、虎杖、接骨丹、搜山虎、马鞭草、滑藤列入妊娠禁忌药。这些妊娠禁忌药虽然并非属于绝对禁忌,但因其可能会对妊娠产生危害,故应加以重视,如无特殊需要,应尽量不用,以免发生事故。

(三) 服药食忌

服药食忌,指在服药期间对某些食物的禁忌,彝医通常称其为"忌嘴"。彝医对生病服药期间的食忌很重视,"吃药不忌嘴,跑断太医腿"即为民间的两句顺口溜。彝医认为生病服药不忌嘴可能产生的危害是:①能诱发药物的不良反应。例如服草乌、附片要忌吃酸、冷食物,忌触冷水,忌吹风受寒等,否则会产生毒副反应。②影响药物的治疗效果。如服活血通络的跌打药要忌吃酸、冷食物,豆类、血类食物,否则药效会被解除。③会加剧病情或使疾病缠绵难愈。如热证服用清火药时忌吃香甜食物和辛辣食物;疮疹皮肤病患者服用清热解毒药时忌吃鱼、虾、牛肉、葱、韭菜、酱等腥味刺激性食物;感冒未愈,服药期间忌吃狗肉、羊肉等补品。

此外,彝医还有一些食忌,如食葱忌蜂蜜,食鱼忌甘草,食绿豆忌狗肉,食草乌忌烟尘,以及胃病忌饮酒,腹泻忌食猪肉,风证忌食公鸡肉,孕妇忌食母猪肉、母羊肉、花椒等。

第四节 常用的彝药

紫草

彝药名 · 呆乃诗。

来源 · 为紫草科植物滇紫草 *Onosma paniculatum* Bur. et Franch. 的根。

植物形态 · 多年生草本,高 30～90 cm,全株密被淡黄色直立刚毛和较短的白色柔毛。根直生,圆柱形,长可达 30 cm,直径 5～25 mm,外皮紫红色,干后呈片状剥落。茎直立,单一,不分枝,圆柱形。基生叶簇生,无柄;披针形或长圆形,长 10～20 cm,宽 2～4 cm,先端渐尖,基部楔形下延,全缘,触之粗糙;茎叶互生,形同基生叶,渐上渐小,上面的叶长 2～6 cm,宽 6～8 mm。夏季开花,圆锥花序式蝎尾状聚伞花序,顶生;苞片叶状,小苞片卵圆形;小花梗长约 0.5～1.2 cm;萼筒 5 深裂,裂片线形至披针形,长 7～10 mm,内面被白色平贴长柔毛;花冠筒状,紫蓝色,直径 8～10 mm,顶端 5 浅裂,裂片三角形,花期反卷,外面密被短柔毛,内面无毛或疏被短毛;雄蕊 5 枚,着生于花冠筒上,包围花柱,花丝被白色柔毛;雌蕊 1 枚,子房上位,深 4 裂,花柱出自裂隙中,伸出花冠之外,被有白色柔毛,渐上渐少,以致秃净,柱头浅裂。小坚果卵形,淡褐色。花期初夏。

分布生境 · 分布于金沙江流域、云南中部、滇东南。生长于山野向阳处草坡。

采集加工 · 4～5 月或 9～10 月间挖根,除去残茎及泥土(勿用水洗,以防褪色),切片晒干或微火烘干。

性味归路 · 味苦、涩,性寒。归心、肝路。

功能 · 清火,解毒,凉血。

彝医临床应用 ·

(1) 乳痈未溃:用紫草泡酒服,药渣包患处。《齐苏书》

(2) 小儿出麻疹:用紫草、山薄荷各适量,水煎服。《医病好药书》

(3) 昏厥、不省人事:用紫草配圆金刚寄生、鱼腥草,水煎服。《聂苏诺期》

(4) 出痧子:用紫草 8 钱(24 g),甘草 6 钱(18 g),红糖 6 钱(18 g),水煎服。《洼垤彝医书》

(5) 湿疹、烧烫伤:紫草研细末,香油调搽。(使用于云南西部彝、白族地区)

用法用量 · 内服:水煎服,10～20 g。外用:研细,香油调搽,或鲜品捣敷。

文献选录・

（1）《本经》：“苦，寒。”“主心腹邪气，五疸，补中益气，利九窍，通水道。”

（2）《别录》：“无毒。”“疗腹肿胀满痛。以合膏，疗小儿疮及面皯。”

（3）《纲目》：“甘咸，寒。”“入心包络、肝经血分。”“治斑疹、痘毒，活血凉血，利大肠。”

（4）《本草图经》：“治伤寒时疾，发疮疹不出者，以此作药，使其发出。”

（5）《医林纂要》：“补心，缓肝，散瘀，活血。”

按・紫草，历代本草均有记载，为多种民族医共用药，其用途彝医与中医大致相同，唯彝医多采用根皮入药，认为药效更好。

野坝蒿

彝药名・阿能抛。

来源・为唇形科植物细皱香薷 *Elsholtzia rugulose* Hemsl. 的全草。

植物形态・半灌木，高 0.3～1.5 m。枝四棱形，密被白色微柔毛。叶对生；叶柄长 0.5～2.5 cm，密被白色柔毛；叶片卵形或椭圆状菱形，长 2～7.5 cm，宽 1～3.5 cm，先端急尖或微钝，基部楔形，边缘具钝锯齿，近基部全缘，上具皱纹，被毛，下面密被灰白色茸毛。轮伞花序多花密集成假穗状花序，着生于主茎及侧枝顶部，长 5～15 cm，序轴密被灰白色茸毛；苞片钻形，被灰白色茸毛；花萼钟形，长约 1.5 mm，外面被灰白色茸毛，萼齿 5；花冠淡紫色或白色，长约 4 mm，外面被柔毛，上唇直立，先端微缺，下唇 3 裂，中裂片圆形，边缘啮蚀状，侧裂片短，半圆形；雄蕊 4，前对较长，伸出，花丝略被毛，花药 2 室；子房 4 裂，花柱超出雄蕊，柱头 2 裂。小坚果长圆形，长约 1 mm，淡黄色。花期 9～11 月，果期 10～12 月或翌年 2 月。

分布生境・分布于云南、四川、贵州、广西等地。生长于海拔 1300～2800 m 的山坡、草地、空旷地、路旁、林下或灌丛中。

采集加工・枝叶茂盛时采收，阴干，或切碎阴干。

性味归路・味苦，性寒。归肺、胃、肠路。

功能・发表退热，和胃疏风，消食杀虫。

彝医传统应用・

（1）风寒感冒：用野坝蒿 6 钱（18 g），地石榴根 6 钱（18 g），松笔头 3 钱（9 g），杨柳树枝、秧草、辣椒各 3 钱（9 g），生姜 3 片，水煎服。

（2）蛔虫病：用野坝蒿 1 两（30 g），茶叶 3 钱（9 g），水煎服。

（3）蛇咬伤：用野坝蒿 1 两（30 g），地丁 1 两（30 g），水煎服，适量捣敷患处。

（4）肚腹寒痛：用野坝蒿 1 两（30 g），煨水服。[（1）～（4）方出自《医病好药书》]

（5）跌打损伤、瘀血内停：用野坝蒿根 1 两（30 g），煨水服。

（6）胃痛、膈食：用野坝蒿 5 钱（15 g），白茯苓 1 两（30 g），刘寄奴虫 1 钱（3 g），煨水服。[（5）、（6）方出自《齐苏书》]

（7）心情不舒、伤食：用白泡根 1 两（30 g），野坝蒿 1 两（30 g），杨梅根 1 两（30 g），翻白草根、黄栗树花、青苗枝各 3 钱（9 g），小铜锤 6 钱（18 g），羊食草根 5 钱（15 g），打破碗花 3 钱（9 g），泡酒服。（《药名书》）

（8）四川凉山地区彝医用本品全草治疗蜂毒、肿痛、腹痛、烫伤、腋臭、外伤出血、风寒感冒等症。

用法用量・内服：水煎服，10～30 g；鲜品加倍。外用：鲜品适量，捣烂外敷，或熬水外洗。

文献选录・《全国中草药汇编》：“辛、凉。疏风解表，利湿。主治感冒，头痛，消化不良，急性胃肠炎，痢疾。”

按・本品是彝医常用药，除治疗感冒、胃肠炎、食积、痢疾外，彝医用其治疗蜂毒、烫伤、腋臭及外伤出血之法，尚未见中医收载。另外，在云南、贵州彝、汉民间都习惯于夏季暑热期用野坝蒿煎水作茶饮，有清火解暑、和胃疏风的作用。

水金凤

彝药名 · 矢色噜。

来源 · 为凤仙花科植物滇水金凤 *Impatiens uliginosa* Franch. 的带根全草。

植物形态 · 一年生草本，高 35～70 cm。茎淡绿色，密生细红点。叶互生：叶柄基部有淡红色托叶状的疣状腺体 2 枚；叶片膜质，长椭圆形或椭圆状披针形，长 5～12 cm，宽 1.5～3 cm，先端长尖，基部楔形，边缘有粗锯齿，齿端有疣状刺，上面绿色，下面淡绿色，有时红色。总状花序腋生，总花梗短于叶，具 3～5 朵花；花淡紫色，径约 2.2 cm；尊片 2，淡紫色，斜卵圆形，长不超过 5 mm，旗瓣近圆形，背面中肋有龙骨状突起，翼瓣 2 裂，唇瓣囊状，具紫红色条纹及小点，基部延长成略弯的距；雄蕊 5，花丝扁；雌蕊 1，花柱短。蒴果肉质，圆柱形，两端尖。花期夏秋间。

分布生境 · 分布于云南等地。生长于田间水沟边或山野溪旁湿地。

采集加工 · 夏、秋季采收，洗净，鲜用或晒干。

性味归路 · 味酸、微苦，性寒。归肝路。

功能 · 解毒活血，清火除湿，止痛止痒。

彝医传统应用 ·

（1）生疗疮：水金凤草 1 两（30 g），小马桑叶 1 钱（3 g），映蒿树 5 钱（15 g），小松球 2 两（60 g），泡酒服。（《医病好药书》）

（2）大腿生疮化脓：用水金凤花根适量煎服，或用赤小豆、酸浆草、水金凤花根各适量煎服。（《齐苏书》）

（3）毒蛇咬伤：水金凤 6 钱（18 g），雄黄 3 分（0.09 g），续断 6 钱（18 g），水煎服，也可用药液擦洗伤口。（《医病好药书》）

（4）牙痛：用水金凤花子捣细，点于患牙处。（云南西部彝医用法）

（5）毒蛇咬伤：水金凤 15 g，泡酒分服，或外搽患处。（《云南中草药》）

（6）阴囊湿疹：水金凤冲烂滤汁，外搽患处。（《昆明民间常用草药》）

（7）鸡骨、鱼刺哽喉：每用水金凤种子或根 3～6 g，嚼烂咽下后，用温开水漱口。（《云南中草药》）

用法用量 · 内服：煎汤，9～15 g。外用：适量，煎汤洗，或鲜品捣敷。

文献选录 ·

（1）《滇南本草》："味辛，性寒。洗湿热筋骨疼痛，疥癞癣疮。"

（2）《云南中草药》："辛、微苦，寒，有毒。软坚消积，活血通经，催生，解毒。主治闭经，难产，积块，噎膈，鸡骨、鱼刺哽喉，筋骨疼痛，跌打瘀积肿痛，痈疮，毒蛇咬伤。孕妇忌服。"

（3）《全国中草药汇编》："甘，温。活血调经，舒筋活络。主治月经不调，痛经，跌打损伤，风湿疼痛，阴囊湿疹。"

按 · 本品为彝族地区治疗湿毒的常用药，具有消痈散结、活血解毒、止痒止痛之功，在《明代彝医书》等彝医典籍中均记载了水金凤的用途用法，而在中医本草中很少有记载，是一味具有彝医特色的草药。使用时应注意本品活血下胎，孕妇禁用。

金刚寄生

彝药名 · 额柯清。

来源 · 为大戟科植物金刚纂 *Euphorbia antiquorum* L. 的茎和寄生。

植物形态·灌木,高达 1 m。含白色乳汁;分枝圆柱状或具骨刺。不明显的 3～6 棱;小枝肉质,绿色,扁平或有 3～5 个肥厚的翅,翅的凹陷处有一对利刺。单叶互生;具短柄,托叶皮刺状,坚硬,叶片肉质,倒卵形、卵状长圆形至匙形,长 4～6 cm,宽 1.5～2 cm,先端钝圆有小尖头。基部渐狭,两面光滑无毛。杯状聚伞花序,每 3 枚簇生或单生。总花梗短而粗壮,长约 4 mm;总苞半球形,直径约 1 cm,黄色,5 浅裂,裂片边缘撕裂,雌雄花同生于总苞内;雄花多数,有一具柄雄蕊,鳞片倒披针形,边缘撕裂,中部以下合生;脉体 4 枚,2 唇形,下唇大,宽倒卵形,无花瓣状附属物;雌花无柄,生于总苞中央,仅有一个 3 室的上位子房,花柱分离,基部多少合生,先端 2 裂。蒴果球形,光滑无毛,直径约 1 cm,分果稍压扁。花期 4～5 月。

分布生境·分布于云南、四川、贵州、广西及江南各地区。生长于村舍附近或园地,多栽培作观赏或绿篱。

采集加工·全年均可采收,去皮、刺,鲜用;或切片,晒干,炒成焦黄。

性味归路·味苦,性寒,有毒。归胃、大肠、肝路。

功能·解毒祛风,清火利湿。

彝医传统应用·

(1) 高热惊厥、抽风不省人事:用金刚寄生 5～7 钱(15～21 g),紫草 5 钱(15 g),鱼腥草 10 钱(30 g),水煎服。《聂苏诺期》

(2) 腹痛、腹泻、呕吐:用金刚寄生 3 钱(9 g),石椒草根 8 钱(24 g),红花椒寄生 5 钱(15 g),水煎服。《洼垤彝医书》

(3) 牙痛:用金刚寄生 10 g,花椒树寄生 20 g,水煎含漱并内服。(使用于云南哀牢山彝族地区)

(4) 赤痢:用金刚寄生 5 钱(15 g),青香木寄生 8 钱(24 g),马缨花寄生 7 钱(21 g),红包

谷 3 钱(9 g),沉香 1 钱半(4.5 g),金刚皮 3 分(1 g),水煎服。

(5) 昏厥:用金刚寄生 5 钱(15 g),水煎服。[(4)、(5)方出自《洼垤彝医书》]

(6) 淋证、肠风下血:用金刚寄生 15 g,水煎服。(使用于云南西部彝族地区)

用法用量·内服:炒焦存性,1～3 g,水煎服;或入丸剂。外用:适量,剖开焙热贴,或取汁涂。

文献选录·

(1)《滇南本草》:“味苦,性寒。有小毒。”“不可多服。若生用,性同大黄、芒硝之烈。欲止其毒,双手放在冷水内即解也。用者须审虚实,慎之。”“主治一切丹毒,单腹胀、水气、血肿之症。通大小便,胸中食积,消痞块。”

(2)《本草求原》:“涩,温。”“其汁胶治大小便闭。”

(3)《岭南草药志》:“味苦。性寒,加米共炒焦则性平。”“泻水,拔毒,消肿。加米共炒焦、煎水,反能止霍乱吐泻。”

(4)《福建中草药》:“辛、微甘,有毒。”

(5)《云南中草药》:“苦、温。剧毒。”“截疟。”

按·金刚寄生有毒,多作外用药,治疗疮疡疥癣。亦可内服,治疗高热抽风、胃肠炎、痢疾、淋证、牙痛等,但要掌握好用法和剂量。

马缨花

彝药名·麻唯鲁。

来源· 为杜鹃花科植物马缨杜鹃 *Rhododendron delavayi* Franch. 的花。

植物形态·常绿灌木或小乔木,高 3～12 m。枝条粗坚,直立,初生有丛卷毛。树皮棕色,呈不规则片状剥落。芽卵圆形,芽鳞多数,里面密被白色茸毛。单叶互生;叶柄长 1～2 cm,有腺点;叶片厚革质,簇生枝端,长椭圆状披针

形,长 7~15 cm,宽 2~5 cm,先端钝或短尖,基部楔形,边缘全缘而微波状,上面深绿色,下面淡棕色,密被黄棕色茸毛,中脉和侧脉显著凹下,侧脉 14~18 对。花序多花密集,有花 10~20 朵,簇生于枝端,呈伞形状总状花序,花序轴密被红褐色茸毛;苞片厚,椭圆形,有短尖头;花萼小,长约 2 mm,5 裂,裂片阔三角形,被茸毛和腺毛;花冠钟形,大而美丽,紫红色,长 4~5 cm,直径 3~5 cm,5 裂,裂片先端凹缺,基部里面有 5 个密腺囊;雄蕊 10,长短不一,长 2~4 cm,花丝无毛;雌蕊长 3.5~4.5 cm,子房 1,圆锥形,密被淡黄色至红棕色茸毛。蒴果长圆柱形,长 1.8 cm,有 5 棱,成熟时 5 纵裂,被黄棕色茸毛。花期 4~5 月,果期 9~10 月。

分布生境· 分布于云南、贵州、四川、广西等地。生长于海拔 1 200~3 200 m 的山坡、路旁、村边或灌木丛中。

采集加工· 春季采收,阴干或鲜用。

性味归路· 味苦,性寒,有小毒。归肝、心、肾、胃、肠路。

功能· 止血凉血,止痛消肿,清火解毒。

彝医传统应用·

(1) 鼻血:用马缨花 6 钱(18 g),水煎服。(《洼垤彝医书》)

(2) 崩漏:用马缨花 10~20 g,水煎服。

(3) 外伤出血:用马缨花研粉,外敷伤口。[(2)、(3)方为云南楚雄彝医用法]

(4) 腹泻,便中带血:用马缨花 2 钱(6 g),瘦猪肉 1 两(30 g),炖熟连渣服下。(《聂苏诺期》)

(5) 赤痢:用马缨花 6 钱(18 g),麻栗树疙瘩 8 钱(24 g),羊耳菊 6 钱(18 g),水煎服。

(6) 产后腹痛:用马缨花 6 钱(18 g),大叶紫珠 6 钱(18 g),小红草 8 钱(24 g),水煎服。[(5)、(6)方出自《洼垤彝医书》]

(7) 痢疾:用马缨花 2 钱(6 g),炒山楂 1 两(30 g),水煎服。(《聂苏诺期》)

(8) 胃痛、关节痛、头痛等:用马缨花 3 g,棕树果 3 钱(9 g),小绿雀肉 3 钱(9 g),猪胆汁 0.3 g,羊胆汁 0.3 g,共煮食。

(9) 风疹:用马缨花 5 g,白花矮陀罗 3 钱(9 g),鱼腥草 6 钱(18 g),泡酒服。

(10) 斑疹:用马缨花 2 钱(6 g),水煎服。

(11) 跌打损伤:用马缨花 3 钱(9 g),泡酒服。[(8)~(11)方出自《齐苏书》]

(12) 小便不通:用马缨花 3 钱(9 g),车前草 1 两(30 g),水煎服。(《医病好药书》)

用法用量· 内服:煎汤,9~15 g。外用:焙干研粉,撒布。

文献选录· 《全国中草药汇编》:"苦,凉,有小毒。清热,解毒,止血,调经。治骨髓炎,流感,痢疾,消化道出血,衄血,咯血,月经不调。"

按· 马缨花,西南高山彝族地区盛产,中医文献少见收载,而多种彝医古籍均有记载,彝医用其治疗崩漏、产后腹痛、痢疾、跌打损伤、关节痛、胃痛、腹泻及斑疹等,实为一种独具特色的彝族药。

熊胆

彝药名· 演毛基。

来源· 为熊科动物黑熊 *Selenarctos thibetanus* G. Cuvier 及棕熊 *Ursus arctos* linnaeus. 的胆囊。

植物形态· 黑熊,体形较大,长 1.5~1.7 m,体重 130~250 kg。头部宽圆。吻部短而尖;鼻端裸露,眼小;耳较长且被有长毛,伸出头顶两侧。颈部短粗,两侧毛特别长。胸部有一倒人字形白斑。尾很短。毛较一致。漆黑色,有光泽。四肢粗健,前后足均具 5 趾,前足腕垫宽大与掌垫相连,后足跖垫亦宽大且肥厚,前宽后窄,内侧中部无毛间隔。具爪。除其鼻面部棕色,下颌白色,倒人字的斑外,全身均为黑色并带有光泽。棕熊,体形较小,长约 2 m,重约 200 kg。头阔而圆,吻部较长,鼻也较宽,鼻端裸出,略侧扁。耳小,能动,内外被毛。肩端隆起,腰粗壮,尾短。四肢粗壮,前后足均具 5 趾,前足爪长于后足爪,爪侧扁而弯曲,呈黑褐色。全身为黑棕色,或近黑色以至很淡的银灰色、棕黄色。成体胸无白色斑纹。

分布生境·黑熊分布广泛,东北、华北、华南、西南均有;棕熊分布于东北、陕西、云南、四川、贵州、青海、甘肃、西藏、新疆等地。均喜栖息于混交林或阔叶林中,山中的石洞或大树洞里,多在白天活动,有冬眠习性,视觉差,能直立行走,善爬树和游泳。杂食性,但以植物为主,现多有养殖。

采集加工·

(1) 野生熊胆取出后,将胆囊口扎紧,剥去囊外油脂,用木片夹扁,置通风处阴干。

(2) 家养熊经熊胆囊手术造瘘,定期取胆汁,干燥成粉。

性味归路·味苦,性寒。无毒。归肝、胆、肺、胃路。

功能·解毒清火,明目,止痛定惊。

彝医传统应用·

(1) 肠痛:取熊胆 1 分(0.3 g),煨水服。

(2) 痈疽疮疡:用熊胆半分至 1 分(0.15~0.3 g),泡酒服,或水研涂搽患处。

(3) 水痘:用熊胆半分(0.15 g),煨水服。[(1)~(3)方出自《齐苏书》]

(4) 臁疮腿:取熊胆 1 份,熊油 5 份,调匀涂搽患处。(《老五斗彝医书》)

(5) 丹毒:取熊胆适量泡酒,搽患处。(《洼垤彝医书》)

(6) 无名高热:用熊胆 1 分(0.3 g),麝香 3 厘(0.09 g),猴结适量,泡酒服。(《聂苏诺期》)

(7) 眼病:熊胆点眼。治疗尾椎骨疼痛:用熊胆内服。(《医算书》)

(8) 肝病:取熊胆适量,泡开水服。

(9) 脱肛:取熊胆水研,涂搽患处。[(8)、(9)方出自《洼垤彝医书》]

(10) 水逼伤寒:用熊胆涂搽肚脐。(《老五斗彝医书》)

用法用量·内服:水溶服。泡酒服。0.2~0.5 g 或入丸,散剂。外用:适量研末调敷,或点眼。

文献选录·

(1)《新修本草》:"味苦,寒,无毒。疗时气热盛变为黄疸,暑月久痢,心痛,疰忤。"

(2)《本草纲目》:"手少阴,厥阴,足阳明经药也。退热,清心,平肝明目去翳,杀蛔、蛲虫。"

(3)《广西药用动物》:"入心、肺、肝、胆经。清肝,润肺,健胃,镇痉,镇痛,镇静,解热,解毒。主治心胸痛,腹痛,目赤翳障热病惊痫,小儿惊风,恶疮痈肿,胃痛,胆石疼痛和下痢。"

(4)《医林纂要·药性》:"平肝火,泻心火,坚肾水,镇惊治痫,清心宁神,明目去热,磨汁点眼去赤肿,退翳膜,涂痔瘘脱肛,杀下部虫。"

(5)《中国动物药》:"治热盛神昏,牙痛。"

按·熊胆是彝族地区多见和彝医最常用的动物药,彝医多用于治疗热毒、肠风、水痘、风湿疼痛、肝胆疾病、心脏疾病、胃病、咳嗽、肺痨、眼病、喉疾等疾病。熊为国家二级保护动物,严禁捕猎,近些年熊胆主要由养殖场提供,缓解了供应紧张的状况。

野棉花

彝药名·松罗告。

来源·为毛茛科植物野棉花 *Anemone vitifolia* Buch.-Ham. 的根。

植物形态·多年生草本,高 60~100 cm。根茎斜生,粗 0.8～1.5 cm。基生叶 2～5;叶柄长 25～60 cm,有柔毛;叶片心状卵形或心状宽卵形,长 11～22 cm,宽 12～26 cm,顶端急尖,3～5 浅裂,边缘有小牙齿,上面疏被短糙毛,下面密被白色短茸毛。花葶粗壮直立,有柔毛;聚伞花序长 20～60 cm,二至四回分枝;苞片 3,轮生,叶状,但较小,柄长 1.4～7 cm;花梗长 3.5～5.5 cm,密被短茸毛;花两性,萼片 5,花瓣状,白色或带粉红色,倒卵形,长 1.4～1.8 cm,宽 8～13 mm,外面被白色茸毛;花瓣无;雄蕊多数,长 3.5～4.5 mm;心皮约 400,密被绵毛。聚合果球形,直径约 1.5 cm;瘦果长约 3.5 mm,密被绵毛,果柄细。花期 7～10月,采期 8～11 月。

分布生境 · 分布于云南、贵州、四川、湖南、西藏等地。生长于海拔 1 200～2 700 m 的山地草坡、疏林中或沟边地带。

采集加工 · 全年均可采根,洗净切片,晒干。

性味归路 · 味苦,性寒,有小毒。归胃、肠路。

功能 · 祛风,散瘀,利湿,消食,驱虫。

彝医传统应用 ·

(1)云南彝医用野棉花根治疗风湿骨痛、跌打损伤、蛔虫病、疟疾、胃痛、咳嗽等。

(2)贵州彝医、苗医用野棉花治疗腹痛、腹泻、蛔虫病。

(3)癃闭:用野棉花根、地肤子根、金刚树寄生,水煎服。(《齐苏书》)

(4)膈食腹痛、嗳气吞酸、干噎食臭、不思饮食:用野棉花根,水煎服。

(5)疮疡久溃不愈:用野棉花根适量,捣敷患处。[(4)、(5)方出自《造药治病方》]

(6)全身及关节疼痛:用野棉花根、大蓟、伸筋草根、缉麻根、小羊膛根,水煎服。

(7)中风:用野棉花根、兰根、闹草根、蚊子草根、黄锁梅根、五甲树根、小蜈蚣藤等,水煎服。[(6)、(7)方出自《医病好药书》]

用法用量 · 内服:水煎服,10～15 g;亦可制散剂或泡酒服。外用:鲜品适量,捣敷。

文献选录 ·

(1)《全国中草药汇编》:"祛风,散瘀,利湿,驱虫。主治跌打损伤,风湿关节痛,肠炎,痢疾,虫病,钩虫病;捣烂敷大椎穴治疟疾。"

(2)《湖南药物志》:"清热,截疟,拔脓,杀虫。主治黄疸,伤风感冒,烧伤。"

(3)《滇南本草》:"性寒,味苦,有毒。下气,杀虫,小儿寸白虫、蛔虫犯胃良效。"

(4)《中国药用植物图鉴》:"治痢疾。"

按 · 野棉花为多种民族医共用药,中医用其治疗肠炎、疟疾、蛔虫病、牙痛、风湿痛等疾病,而彝医多用于治疗风湿、跌打损伤、蛔虫病、胃痛、食积、癃闭及疮疡等,此为彝医的应用特点。本品过量服用时,可致头晕、呕吐、四肢麻木等中毒症状,故内服宜慎。

酸模根

彝药名 · 迟柏景。

来源 · 为蓼科植物尼泊尔酸模 *Rumex nepalensis* Spreng. 和羊蹄 *Rumex japonicus* Houtt. 的根。

植物形态 · 尼泊尔酸模,多年生草本,根粗大。茎圆形,有浅棱,高 0.7～1.5 m,直立。单叶互生,叶柄细;茎生叶长椭圆形、卵状长椭圆形至三角状卵形,长 20～40 cm,宽 3～5 cm 或更大,先端短尖,基部心形或圆形,边缘具不规则波状起伏,上部偶有杂于花序中的少数叶。总状花序,花簇之间有距离,花梗中部有明显的节;花被 6,内轮 3 枚扩大为果被,卵圆形,网脉突出而明显,中央有长椭圆形的疣状突起,边缘有针状齿,每侧约 10 枚,齿端成钩状;雄蕊 6;子房三棱形,花柱 3,柱头流苏状。瘦果三角形,有光泽。花期 5～6 月,果期 6～7 月。羊蹄,多年生草本,高 60～100 cm。根粗大,黄色。茎直立,通常不分枝,单叶互生,具柄;叶片长圆形至长圆状披针形,基生叶较大,长16～22 cm,宽 4～9 cm,先端急尖,基部圆形或微心形,边缘微波状皱褶。总状花序顶生,每节花簇略下垂;花两性,花被片 6,淡绿色,外轮 3 片展开,内轮 3 片成果被;果被广卵形,有明显的网纹,背面各具一疣状突起,其表面有细网纹,边缘具不规则的微齿;雄蕊 6,成 3 对;子房具棱,1 室,1 胚珠,花柱 3,柱头细裂。瘦果宽卵形,有 3 棱,先端尖,角棱锐,长约 2 mm,黑褐色,光亮。花期 4 月,果期 5～6 月。

分布生境·尼泊尔酸模分布于我国中部及西南部,羊蹄分布于华北、华中及华南等地。两种在云南、四川、贵州的低山温暖地区的村旁、沟边和湿润的草地上都有生长。

采集加工·秋季采挖,除去茎叶,洗净,鲜用或切片晒干。

性味归路·味苦、微涩,性寒。归心、肝、大肠路。

功能·解毒,清火,凉血止血。

彝医传统应用·

(1) 四川凉山州彝医常用羊蹄根晒干或烤干研末,内服或外敷,治疗野兽抓伤、烧伤烫伤、腹泻、牙痛、生疮等疾病。(《彝医植物药》)

(2) 肺结核咯血、急性肝炎、痢疾、便秘、崩漏、痔疮出血:用酸模根 10～15 g,水煎服。(使用于云南西部彝族地区)

(3) 腹泻:将晒干的酸模根放火中焙烤,舂细粉,水吞服。(《彝医植物药》)

(4) 癫疮方:羊蹄根(酸模根)1 两,石黄 2钱,雄黄 2 钱,枯矾 2 钱,臭菊花 2 钱,花椒 1钱,共研末,真菜油调搽。(《滇南本草》)

用法用量·内服:水煎服 10～20 g;研粉服 2 g。外用:鲜品适量捣敷,或磨汁涂,或煎水泡洗。

文献选录·

(1)《滇南本草》:"味苦,性大寒。治诸热毒,泻六腑实火,泻六经客热,退虚劳发烧,利小便,治热淋,杀虫,搽癣疮、癫疮。""同猫骨髓油拌蒸,搽杨梅结毒,亦能拔皮肤之火,解热生肌。"

(2)《神农本草经》:"味苦、寒。主头秃疥瘙,除热,女子阴蚀。"

(3)《医学入门》:"主喉痹不语,并取根,醋摩敷之。除热,止血,杀虫及小儿疳虫,解诸鱼毒,蛊毒,赤白痢,大便不通,肠风下血,并水煮汁服之。"

(4)《全国中草药汇编》:"清热解毒,止血,通便,杀虫。主治鼻出血,功能性子宫出血,血小板减少性紫癜,慢性肝炎,肛门周围炎,大便秘结;外用治外痔,急性乳腺炎,黄水疮,疖肿皮癣。"

(5)《云南中草药》:"苦、寒。清热解毒,活血祛瘀,消食导滞。治便秘,闭经,消化不良,神经性皮炎,疮癣,外伤出血,烧伤。"

按·酸模根在云、贵、川彝族地区处处皆有,是彝医常用草药。中医谓本品苦寒,有小毒,可清火、通便、利水、止血、杀虫。用于治疗便秘、淋浊、肠风、黄疸、吐血、崩漏、疮疡疥癣、跌打损伤等疾病。而彝医用于治疗野兽抓伤、烧烫伤、牙痛、肺结核咯血、腹泻等则未见中医记载,这是彝医用药之特点。

红椿

彝药名·弄傲。

来源·为楝科植物红椿 *Toona ciliata* Roem. 的嫩芽及树皮。

植物形态·落叶或近常绿乔木,高达 30 m。树皮深绿色至黑褐色;小枝干时红色,具皮孔。偶数羽状复叶,长 30～40 cm,叶柄长 6～10 cm;小叶 6～12 对,对生或近对生,叶柄长

8～12 mm;叶片披针形、卵状或长圆状披针形,先端急渐尖,基部不等,一侧圆,另一侧楔形,上侧稍长,全缘,叶背面沿叶脉处和脉腋内具束毛;侧脉纤细。花两性,圆锥花序与叶近等长,被微柔毛。花白色,具短柄;萼片卵圆形,外面被微柔毛,有缘片;花瓣卵状长圆形或长圆形,边缘具缘毛;雄蕊5,花药比花丝短,无假雄蕊;花柱和子房密被粗毛,花柱短于子房室;子房5室。蒴果椭圆状长圆形,长2～2.5 cm,无皮孔。种子两端具翅,通常上翅比下翅长。花期4～5月,果熟期7月。

分布生境 · 分布于云南、四川、广东、广西、海南等地。生长于海拔560～1550 m的沟谷林内或河旁村边、田园中,多为栽培。

采集加工 · 春、夏季取根部及茎部,刮去外面栓皮,以木槌轻捶之,使皮部与木质部分离,再行剥取,并宜仰面晒干(否则易发霉发黑),切段。嫩芽宜初春摘取,切段,晒干或鲜用。

性味归路 · 味微苦、涩,性寒。归胃、大肠、肾路。

功能 · 发表透疹,清火,收涩燥湿。

彝医传统应用 ·

(1) 麻疹:用红椿树皮6钱(18 g),煨水服。(《医病书》)

(2) 赤白疾:用香椿树皮晒干研粉,每次服3 g,每天服2次。

(3) 漆疮:用椿芽、苦蒿、紫背浮萍各适量,煎水外洗。[(3)、(4)方为贵州彝医用法]

(4) 便血:用红椿树皮1两(30 g),水服。(《启谷署》)

用法用量 · 内服:煎汤,6～15 g;或入丸、散。外用:适量,煎水洗或研末调敷。

文献选录 · 《哀牢本草》:"清热除湿,涩肠止泻。用于水膈食积,久泻久莉,白浊遗精,崩漏带下。"

按 · 红椿为彝医、中医共用药,用途相近。多数彝医认为香椿树皮偏于收敛,嫩芽偏于发表透疹,故多取其嫩芽入药,用于治疗漆疮和麻疹不透,取得较好效果,此为彝医的独特用法。

小儿腹痛草

彝药名 · 阿科卧诺诗。

来源 · 为龙胆科植物斜茎獐牙菜 *Swertia patens* Burk. 的全草。

植物形态 · 多年生草本,高10～15 cm。根黄褐色。茎丛生,铺散,枝斜生,四棱形,有窄翅。叶对生,常对折;基生叶片狭匙形或狭倒披针形,连柄长1.5～6.5 cm,宽约0.5 cm,先端急尖,基部渐狭成柄,仅中脉明显;茎生叶狭匙或狭椭圆形至线形,连柄长1.5～3.8 cm,宽约3 mm,先端钝或急尖,基部渐狭成柄,仅中脉明显突起。花单生枝顶;花梗直立,长1～2.2 cm;花萼绿色,较花冠长约1/2,4深裂,裂片苞叶状,不等大,大的卵状披针形,小的披针形,裂片先端渐尖,基部心形或圆形,背面具不明显的3～7脉;花冠白色,4裂,有紫色条纹,裂片卵状长圆形,先端钝有短尖头,下部有2个杯状腺窝,先端边缘有短流苏;雄蕊4,花丝窄锥形,花药蓝色;子房卵形,无柄,花柱短而明显,柱头头状。花期7～8月。

分布生境 · 分布于四川南部、云南东北部及中部。生长于海拔1100～1500 m的山坡草地。

采集加工 · 夏季采收,洗净,晒干。

性味归路 · 味苦,性热。归胰、胃、肝路。

功能 · 杀寒止痛,健胃消积。

彝医传统应用 ·

(1) 小儿肠痉挛性腹痛:用小儿腹痛草5 g,红糖5 g,水煎服。

(2) 风火牙痛:用小儿腹痛草10 g,水煎服并含漱口。[(1)、(2)方为云南中部彝医用法]

(3) 胃痛、胁痛:用小儿腹痛草10 g,水煎服。

（4）咽喉肿痛：用小儿腹痛草 10 g，水煎取汁，慢咽服用。[（3）、（4）方为云南楚雄彝医用法]

用法用量·内服：煎汤，3～10 g；或研末服。

按·小儿腹痛草，古今中医本草未收载，彝医用其治疗胃痛、胁痛、小儿腹痛、牙痛等疗效很好，是一味疗效独特的彝药。本品彝医多单独服用，很少有复方。

樟木

彝药名·莫捻骚。

来源·为樟科植物樟 *Cinnamomum camphora* (L.) Presl. 的木材和树皮、果实。

植物形态·樟木常绿乔木，高 20～30 m。树皮灰褐色或黄褐色，纵裂；小枝淡褐色，光滑；枝和叶均有樟脑味。叶互生，革质，卵状椭圆形至卵形，长 6～12 cm，宽 3～6 cm，先端渐尖，基部钝或阔楔形，全缘或呈波状，上面深绿色有光泽，下面灰绿色或粉白色，无毛，幼叶淡红色，脉在基部以上三出，脉腋有隆起的腺体；叶柄长 2～3 cm。圆锥花序腋生；花小，绿白色或淡黄色，长约 2 mm；花被 6 裂，椭圆形，长约 2 mm，内面密生细柔毛；雄蕊 9，花药 4 室；子房卵形，光滑无毛，花柱短，柱头头状。核果球形，宽约 1 cm，熟时紫黑色，基部为宿存、扩大的花被管所包围。花期 4～6 月，果期 8～11 月。

分布生境·分布于云南、贵州、四川、广东、台湾、广西、浙江、福建等地。栽培于河边路旁，野生于海拔 1 000～2 500 m 的湿润山林或箐边，或生长于阔叶林中。

采集加工·树干于秋冬季砍取树龄较长的樟树，锯成小段再劈为小块晒干或阴干。树皮于夏季剥取，切成小块晒干或阴干；树果于冬季采摘后晒干。

性味归路·味苦、微辣、麻。性热。无毒。归胰、胃、肠路。

功能·健胰和胃，消食顺气，消肿止痛。

彝医传统应用·

（1）胃痛、消化不良：用樟木树皮煨水服。（《齐苏书》）

（2）腹胀、腹泻：用樟树皮、水橄榄、南木香研细，每次服用 1 g，小儿酌减。（使用于云南哀牢山彝族地区）

（3）跌打伤痛：樟木根皮晒干，泡酒，内服兼外搽。（使用于四川凉山彝族地区）

（4）中暑：用樟树根皮煎水服。

（5）慢性小腿溃烂：用鲜樟树皮切片烤干研粉，洗净溃烂面，撒上药粉，纱布包扎。（使用于云南哀牢山彝族地区）

（6）胃痛：用樟树果 10 g，加木库（木姜子）10 g，铧头草 15 g，水煎服。（《彝医植物药》）

（7）腹内肿块：樟木根皮熬水服，或泡酒服。又方：樟木根皮、钮子七、额可、羊角天麻，泡酒内服。（《彝医植物药》）

（8）胃痛：樟树皮 15 g，大叶南木香 10 g，龙胆草 10 g，心不干 10 g，水煎服。又方：樟树皮 10 g，何首乌 12 g，大叶南木香 12 g，水橄榄根 15 g，心不干 60 g，加酒 1 000 mL 浸泡，每次服 20 mL，每天 2 次。或制服成蜜丸，每丸含生药 2 g，每次 2 丸，每天 3 次。（云南玉溪地区方）

（9）小儿慢性腹泻：樟木 10～15 g，生姜 3 片，白术 6 g，水煎服。（云南玉溪地区方）

用法用量·内服：樟木，水煎服，5～20 g；树皮，水煎服，5～10 g，或研粉服，每次服 1～1.5 g；樟果，水煎服，5～10 g，或研粉服 1～2 g。外用：适量，研粉外敷。

文献选录·

（1）《彝医植物药》：“骨折，伤处发热，红肿:本品树根熬水吃,同时以根皮舂烂外敷伤处。"

（2）《本草拾遗》:"味辛,温,无毒。主心腹痛,霍乱,腹胀,宿食不消,常吐酸臭水,酒煮服之。亦作浴汤治脚气,除疥癣风痒。"

（3）《广西中药志》:"味辛,性温,有小毒。"

（4）《本草纲目》:"霍乱及干霍乱须吐者,以樟木梢煎浓吐之,甚良;又中恶卒死者,以樟木烧烟熏之,待苏乃用药,此物辛烈香窜,能去湿气,辟邪恶故也。"

按·樟木在西南彝族地区分布较多,本品的根、干、枝、叶均可提炼颗粒状樟脑结晶,彝医多以其树心材、树皮和樟果入药,主要用于治疗痧气痛、胃肠道疾病、烫伤和跌打损伤。本品所主疾病中,胃痛指饮食积滞或受寒所导致的腹痛。

野花椒根

彝药名·则告景。

来源·为芸香科植物竹叶椒 *Zanthoxylum armatum* DC. 的根。

植物形态·灌木或小乔木,高可达 4 m。枝暗紫色,有对生的皮刺,老枝上的刺基部木栓化,暗灰褐色。单数羽状复叶,互生;叶轴无毛,具宽翼和皮刺;小叶 3～9,对生,无柄或具极短的柄;小叶片披针形或椭圆状披针形,稀为卵形,长 5～9 cm,先端尖,基部楔形,边缘有小圆齿,纸质,两面无毛而疏生透明腺点,主脉上具针刺,侧脉不明显。聚伞状圆锥花序腋生;花小,青绿色;花被片 6～8,三角形或钻形;雄花具雄蕊 6～8,药隔顶部有腺点 1 颗;雌蕊心皮 2～4,通常 1～2 个发育。蓇葖果 1～2 瓣,稀 3 瓣,红色,表面有突起的腺点,果皮薄。种子黑色,光泽,直径 3～4 mm。花期 3～5 月,果期 6～8 月。

分布生境·分布于华东、中南、西南等地。生长于海拔 2 300 m 以下的山坡及疏林、灌丛中及路旁。

采集加工·全年均可采挖,洗净,剥根皮鲜用,或连根切片,晒干。

性味归路·味苦、麻,性热。归胃路。

功能·祛风杀寒,顺气止痛,杀虫,止痒。

彝医传统应用·

（1）关节疼痛:用花椒根,加金竹根、臭牡丹根、马缨花根、金竹叶、牛嗓管子,加酒煨服。（《齐苏书》）

（2）小儿风邪染疾:用花椒根、生姜各 1 钱半（4.5 g）,小白棕叶 3 钱（9 g）,臭牡丹叶 3 钱（9 g）,加酒,水煎服。（《老五斗彝医书》）

（3）虫积腹痛、胃痛:用野花椒根 10 g,水煎服。（使用于云南西部彝、汉地区）

（4）牙痛、皮肤湿疹:用野花椒根,煎水含漱,外洗。（使用于贵州彝族地区）

用法用量·内服:水煎服,5～15 g。外用:煎水外洗或含漱。

文献选录·

（1）《贵州民间药物》:"杀虫,驱风,止痛。治咳嗽,风湿痛,顽癣,虫牙痛,刀伤出血。"

（2）《浙江民间常用草药》:"活血止痛,消炎。治跌打损伤,胃痛,齿龈炎。"

（3）《江西草药》:"解蛇毒。治毒蛇咬伤,阴囊湿疹,泄泻。"

（4）《湖南药物志》:"治头痛,感冒。"

（5）《广西民族药简编》:"治尿路结石,胃痛,胃下垂,浮肿。"

按·中医用家种花椒的果实入药,主治心腹冷痛、风寒湿痹、咳嗽、呕吐、泻痢、疝气、齿痛、蛔虫病及疮痒等。而彝医除用野生花椒之果实外,还用野花椒之根,并认为其药效较花椒果实好,而且气味容易接受。孕妇禁服。

三棱子草

彝药名·蛊什把。

来源·为黑三棱科植物黑三棱 *Sparganium stoloniferum* Buch.-Ham. 的全草。

植物形态·黑三棱，多年生草本，高 50～100 cm。根茎横走，下生粗而短的块茎。茎直立，圆柱形，光滑。叶丛生，2 列；叶片线形，长 60～95 cm，宽约 2 cm，先端渐尖，基部抱茎，下面具 1 条纵棱。花茎由叶丛中抽出，单一，有时分枝；花单性，雌雄同株，集成头状花序，有叶状苞片；雄花序位于雌花序的上部，直径约 10 mm，通常 2～10 个；雌花序直径 12 mm 以上，通常 1～3 个；雄花花被片 3～4，倒披针形，雄蕊 3；雌花有雌蕊 1，罕为 2，子房纺锤形，花柱长，柱头狭披针形。聚花果直径约 2 cm，核果倒卵状圆锥形，长 6～10 mm，径 4～8 mm，先端有锐尖头，花被宿存。花期 6～7 月，果期 7～8 月。

分布生境·分布于云南、四川、贵州、陕西、宁夏、甘肃、湖北等地。生长于池沼或水沟等处。

采集加工·全年可采，鲜用或切片晒干备用。

性味归路·味苦，性热。归肝、胰、肺路。

功能·活血驱风，强筋健骨，顺气通络，消积止痛。

彝医传统应用·

（1）风湿瘫痪：每次用三棱子草（鲜品）50 g，黄花升麻（鲜品）50 g，红糖适量，水煎服。

（2）小儿高热后下肢瘫痪：每次用三棱子草（鲜品）30 g，黄花升麻（鲜品）20 g，大黑细辛（鲜品）20 g，水煎服。[（1）、（2）方出自《彝药志》]

用法用量·内服：煎汤，干品 5～10 g，鲜品 30～50 g；或入丸、散。

文献选录·

（1）《日华子本草》："味甘、涩，凉。治妇人血脉不调，心腹痛，落胎，消恶血，补劳，通月经，治气胀，消扑损瘀血，产后腹痛，血运，并宿血不下。"

（2）《开宝本草》："味苦，平，无毒。主老癖癥瘕结块。"

（3）《本草品汇精要》："味苦，性平泄。味厚于气，阴中之阳。臭朽。"

（4）《药品化义》："属阴，体重而实，气和，味微苦，性燥，能升能降，性气与味俱轻。"

按·本品为一味以口碑文献记录的彝药，中医亦用三棱，但仅以根入药，且品种较杂，主要功用为破血行气、消积止痛。彝医用全草，主要功效为活血驱风、强筋健骨。

草血竭

彝药名·多都莫。

来源·为蓼科植物草血竭 *Polygonum paleaceum* Wall. 的根茎。

植物形态·多年生草本，高 15～50 cm。根茎肥厚，横生，常弯曲，外面棕黑色，内面粉红色，具多数坚韧须根。茎直立，不分枝，淡绿色，有棱，无毛。基生叶有长柄，长 3～7 cm，有棱；叶片狭长披针形，长 7～12 cm，宽 1.5～2.5 cm，先端渐尖或钝，基部渐狭，呈楔形，稍不对称，且不下延成翅状，边缘有不明显细齿，且常反卷，中脉有时呈红色，网脉明显，尤以边脉显著，两面无毛；茎生叶互生，下部叶有柄，上部的无柄，叶片较基生叶小；托叶鞘膜质，长达 5 cm，棕色，疏被短柔毛，有纵脉多条，先端常 2 裂状。总状花序穗状，单生于茎顶，近直立，长 3～4 cm，直径 5～9 mm，小花粉红色，花梗长约 2 mm，苞片卵状披针形，花被 5 深裂，裂片卵状椭圆形；雄蕊 5，较花被稍长；子房长卵形，花柱极小，2 裂。瘦果扁卵形，红褐色或棕黑色，光亮,包藏于宿存花被内。花期 5～10 月,果期 9～12 月。

分布生境 · 分布于云南、四川、贵州等地。生长于海拔 1 500～2 200 m 的高山草原石间,以向阳山坡为多。

采集加工 · 秋季采挖,去净茎、叶、泥沙,晒干;或洗净,切片晒干。

性味归路 · 味涩、微苦,性寒。归心、肝、肾、胃、肠路。

功能 · 活血止血,顺气消积,解毒敛疮,固涩止泻。

彝医传统应用 ·

(1) 风湿,遇冷关节疼痛,伸屈不利:用草血竭、雷公藤、透骨草、芦子叶,水煎服。(《聂苏诺期》)

(2) 云南哀牢山彝医用草血竭研粉或泡酒服,治疗跌打损伤、瘀滞疼痛、闭经等。

(3) 贵州彝医用草血竭、桑白皮、白茅根、鱼腥草、藕节各 20 g,水煎服或炖肉服,治疗肺痨咳嗽、咯血。

(4) 四川凉山彝族地区用草血竭治疗腹泻、痢疾、外伤出血、食积、腹痛。又用草血竭鲜品煎汁,加盐少许,含漱,治口腔溃疡。

(5) 食积、腹胀、腹痛:用草血竭 10 钱(30 g),大树下蝴蝶数只,舂捣敷腹部,也可泡酒服。(《老五斗彝医书》)

(6) 腹泻:用本品加石榴、红糖、茶叶、虎骨,煨水服。(《齐苏书》)

(7) 男女痞块疼痛,癥瘕积聚:草血竭焙为末,每服 1 钱,砂糖热酒服。气盛者,加槟榔、台乌。(《滇南本草》)

(8) 外伤出血:草血竭研粉,外涂伤口。(《云南中草药选》)

(9) 菌痢:草血竭干粉 3～5 g,吞服,每天 3 次。(《云南中草药选》)

(10) 寒湿气浮肿:草血竭 3 钱,茴香根 3 钱,草果子 2 钱,共为末,同鳅鱼煮吃 3～4 次。(《滇南本草》)

用法用量 · 内服:煎汤,10～20 g;研末,1.5～3 g;或泡酒服。外用:适量,研末调敷。

文献选录 ·

(1)《滇南本草》:"味苦、辛、微涩,性微温。宽中下气,消宿食,消痞块年久坚积板硬,胃气疼,面寒疼,妇人癥瘕。消浮肿,破瘀血,止咳嗽。"

(2)《云南中草药》:"苦、涩,微温。治痢疾,红崩白带,外伤出血。"

(3)《贵州草药》:"性寒,味苦、涩。清热和血,止痢,止血,定惊。"

(4)《四川中药志》1982 年版:"酸、苦、寒。止血散瘀,清热解毒。用于跌打损伤,吐血,衄血,痈肿疮毒,蛇伤及水肿。"

(5)《全国中草药汇编》:"活血散瘀,止血止痛,收敛。治慢性胃炎,胃、十二指肠溃疡,肠炎,月经不调,跌打损伤。"

按 · 草血竭,彝医使用历史较久,彝医古籍《齐苏书》已有记载。云、贵、川彝医主要用其治疗食积、腹痛、腹泻、痢疾、胃痛、跌打损伤、风湿疼痛、外伤出血等病症。其治疗范围大致与中医同,唯治口腔溃疡未见中医文献记载,此为彝医的独特用法。

赤地榆

彝药名 · 左纪齐。

来源 · 为牻牛儿苗科植物紫地榆 *Geranium strictipes* R. Kunth 的根。

植物形态 · 多年生草本,高 15～30 cm。根茎木质化,具数条粗壮的根。茎直立,下部有规则的 2～3 次二叉分枝。基生叶的叶柄长达 16.5 cm;茎生叶对生,叶柄较短;托叶披针形;叶片五角形,直径 2～7 cm,3～5 掌状深裂,裂片菱形,先端具小尖头,边缘具深浅不同的锯齿,上面暗绿色,下面绿白色,叶脉在上面下陷,在下面凸出。聚伞花序顶生或腋生,总花梗长 4.5～14 cm,花柄密被短毛和长腺毛,果时直立;萼片卵状披针形,先端具紫色的长尖头,边缘膜质,有 3～5 脉,沿脉被伸展的长硬毛和长腺毛;花瓣红紫色,宽倒卵形,先端微凹或全缘,基部具长柔毛;花丝钻形,无毛或基部被毛,花药淡黄色,长圆形;雌蕊与子房近等长,密被向上的白色绢毛,柱头无毛。果长达 3 cm,被细短毛。花、果期 6～8 月。

分布生境·分布于云南、四川、贵州、广西等地。生长于海拔 1 500～2 800 m 的向阳山坡、草丛或疏林下。

采集加工·秋末采挖,除去须根,洗净,切片晒干或鲜用。

性味归路·味苦、涩,性寒。归肺、大肠路。

功能·凉血止血,清火解毒,祛风除湿,行瘀止痛。

彝医传统应用·

(1) 刀伤出血:赤地榆根晒干为末,加地蜂子共为末,外敷。

(2) 哺乳妇女血气痛(指产后瘀血未净所致之疼痛):赤地榆根泡酒服,或兑甜酒服。[(1)、(2)方出自《彝医植物药》]

(3) 跌打损伤,瘀血内停:赤地榆加弓腰劳根,煨服。(《齐苏书》)

(4) 风邪染疾所致急性风湿:用赤地榆配茶叶各 3 钱(9 g),开水泡服。(《洼垤彝医书》)

(5) 腹痛:用紫地榆(赤地榆)配红草薢、金线吊葫芦、管仲,秤砣 1 个(烧红入药内渍),水煎服。(《聂苏诺期》)

(6) 止咳:赤地榆新鲜根熬水内服。

(7) 腹泻:赤地榆新鲜根晒干,熬水内服。

(8) 疯狗咬伤:赤地榆全草加苦荞头,煎水服,再加臭牡丹叶捣茸敷伤处。

(9) 虫蛇咬伤:赤地榆根晒干为末,配雄黄粉少许,捣茸,外敷伤口周围。[(6)～(9)方出自《彝医植物药》]

(10) 肠胃积热、大肠经便血或肠风便血、红白痢症:赤地榆 1 两(炒),槐角 3 钱(炒,或花亦可),枳壳 5 钱,黄芩 3 钱,荆芥穗 2 钱,全秦归 5 钱,黄连 2 钱(酒炒),共为细末,合丸桐子大。每服 2 钱,米汤下。

(11) 面寒、背寒、肚腹疼痛:赤地榆 1 钱(为末),热烧酒下。[(11)、(12)方出自《滇南本草》]

(12) 红白痢疾:紫地榆(赤地榆)15 g,搜山虎 1.5 g,水煎服,红糖为引;或用紫地榆(赤地榆)15 g,翻白叶 9 g,水煎服,红糖为引。

(13) 外伤瘀肿:紫地榆(赤地榆)冲烂,或紫地榆(赤地榆)末水调外敷。

(14) 气管炎:紫地榆(赤地榆)15 g,陈皮9 g,兑红糖,水煎服。[(13)、(14)方出自《昆明民间常用草药》]

用法用量·内服:煎汤,9～15 g;或浸酒。外用:适量,鲜品捣烂敷,或研末调敷。

文献选录·

(1)《云南中药志》:"消炎,涩肠。用于便血。"

(2)《云南中草药》:"苦、涩,微寒。消食健胃,止痢止血。主治痢疾,腹泻,内出血,月经过多,胃痛。"

(3)《全国中草药汇编》:"清热利湿,活血止血。主治肠炎,消化不良,慢性胃炎,月经不调,鼻衄;外用治跌打损伤。"

(4)《滇南本草》:"味苦、微涩、酸,性微温。止面寒、背寒、肚腹痛,日久大肠下血,7 天后赤白痢症。"

按·本品为多种民族医共用药,现代本草书多有记述,中医用其治疗腹泻、痢疾、消化不良、胃痛、咳嗽、跌打伤等。彝医使用此药历史久远且应用较广,治疗风湿,虫、蛇咬伤,疯狗咬伤,产妇瘀滞腹痛是彝医的独特用法。

地板藤

彝药名·撒土牛。

来源·为桑科植物地瓜榕 *Ficus tikoua* Bur. 的全草、叶或根。

植物形态·多年生落叶匍匐灌木。全株有乳汁。茎圆柱形或略扁,棕褐色,分枝多,节略膨大,触地生细长不定根。单叶互生;叶柄长 1～2 cm;叶片坚纸质,卵形或倒卵状椭圆形,长 1.6～8 cm,宽 1～4 cm,先端钝尖,基部近圆形或浅心形,边缘有疏浅波状锯齿,上面绿色,被短刺毛,粗糙,下面浅绿色,沿脉被短毛:具三出脉,侧脉 3～4 对。隐头花序,成对或簇生于无叶的短枝上,常埋于土内,球形或卵圆形,直径 1～2 cm,成熟时淡红色;基生苞片 3;雄花及瘿花生于同一花序托内,花被片 2～6,雄蕊 1～3(～6);雌花生于另一花序托内。果为瘦果。花期 4～6 月,果期 6～9 月。

分布生境·分布于云南、四川、贵州、广西、陕西、湖北、西藏等地。生长于低山区的疏林、山坡、沟边或旷野草丛中。

采集加工·9～10 月采集全草,洗净切段,晒干,采摘叶晒干,亦可鲜品入药。冬末初春挖取地下根,洗净切段,鲜用或晒干。

性味归路·味苦、涩,性寒。归肺、肝、肾、膀胱路。

功能·止血活血,清火除湿,益气,解毒透疹,消肿止痛。

彝医传统应用·

(1)产后流血不止:用地板藤根研粉兑酒服或水煎服。(《齐苏书》)

(2)咳嗽咯血:用地板藤 15～20 g,水煎服。(贵州彝医用法)

(3)四肢及肋间痛:用地板藤根 6 钱 (18 g),水煎服。

(4)产后感染:地板藤根 1 两(30 g),刺木通 1 两(30 g),刺桐根 1 两(30 g),敷小腹。

(5)性交惊悸得病:用地板藤根 1 两 (30 g),松杉阴阳树根 1 两(30 g),淡竹叶 1 两 (30 g),水煎服。[(3)～(5)方出自《老五斗彝医书》]

(6)子宫脱出:地板藤根 8 钱(24 g),薏苡仁 6 钱(18 g),洗碗叶根 6 钱(18 g),何首乌根 6 钱(18 g),秧秧草根 5 钱(15 g),水煎服。(《洼垤彝医书》)

(7)烧烫伤:用地板藤叶焙干研粉,麻油调搽。(贵州彝医用法)

(8)荨麻疹:用地板藤 20 g,荆芥 10 g,蜂房 5 g,水煎服;并用本方加量煎水外洗。(云南哀牢山彝族民间用法)

(9)跌打肿痛,刀伤出血:用爬地牛奶(地板藤)鲜叶捣烂外敷。(《广西本草选编》)

(10)地瓜疮(多生于头部、耳朵周围,形似地瓜果):地瓜藤(地板藤),生用一握,捣烂,敷于疮上,留头,随干随换。若已溃烂者,并以棉花树根皮,焙干为细末,撒于疮口上。(《贵州民间药物》)

(11)疥癣、荨麻疹:地板藤叶,煎水洗患处。

(12)蛔虫症:地板藤鲜叶 3～9 g,水煎服,日服 2 次。[(11)、(12)方出自《文山中草药》]

(13)骨折:鲜地石榴(地板藤)全株捣烂,外敷患处。(《云南中草药》)

用法用量·内服:煎汤,15～30 g。外用:适量,鲜品捣敷;或煎水洗,或干品研粉,麻油调搽。

文献选录·

(1)《四川中药志》1960 年版:"性寒,味苦,无毒。利小便,消湿热黄肿,通闭经,止白带,治痔疮出血及牙龈肿痛。"

（2）《湖南药物志》："清肺，解毒，利尿消肿。治水肿，腹水。"

（3）《广西中草药》："性平。健脾利湿，清肺止咳。主治小儿消化不良，湿热黄疸，风热咳嗽，风湿骨痛。"

（4）《云南中草药》："苦、涩。收敛止痢。主治痢疾，腹痛，瘰疬，毒蛇咬伤，骨折。"

（5）《广西本草选编》："消肿止痛。主治跌打肿痛，刀伤出血。"

按 · 本品多种彝医古籍均有记载，现代部分中草药书已将其收录。彝医用其治疗咳嗽咯血、产后流血、产后感染、子宫脱垂、荨麻疹、烧烫伤等则未见中医应用，此为彝医的独特用法。

茯苓

彝药名 · 涛铺。

来源 · 为多孔菌科真菌茯苓 *Poria cocos* (Schw.) Wolf. 的菌核。

植物形态 · 茯苓，球形、卵形、椭圆形至不规则形，长 10～30 cm 或者更长，重量也不等，一般重 500～5 000 g。外面有厚而多皱褶的皮壳，深褐色，新鲜时软，干后变硬；内部白色或淡粉红色，粉粒状。子实体生于菌核表面，全平伏，厚 3～8 cm，白色，肉质，老后或干后变为浅褐色。菌管密，长 2～3 mm，管壁薄，管口圆形、多角形或不规则形，径 0.5～1.5 mm，口缘常裂为齿状。孢子长方形至近圆柱形，平滑，有一歪尖，大小（7.5～9）μm×（3～3.5）μm。

分布生境 · 分布于云南、四川、贵州、广西、湖北、河南、浙江、安徽、福建等地。生长于松树根上，或人工种植。

采集加工 · 通常栽后 8～10 个月茯苓成熟，其成熟标志为苓场地再次出现龟裂纹，扒开观察菌核表皮颜色呈黄褐色，未出现白色裂缝，即可收获。选晴天挖出后去泥沙，堆在室内盖稻草发汗，等水汽干，苓皮起皱后削去外皮，干燥。

性味归路 · 味甜，性微热。归心、胰、肺、肾路。

功能 · 健胃渗湿，顺气止痛，明目，醒酒，止咳化痰。

彝医传统应用 ·

（1）久病体弱：茯苓、墨鱼共煮服。《齐苏书》

（2）产后泻痢疾或泄泻：用杭药 1 两 5 钱（45 g），茯苓 1 两（30 g），当归 1 两 3 钱（39 g），山药 8 钱（24 g），川厚朴 3 钱（9 g），黄芪 8 钱（24 g），泽泻 6 钱（18 g），车前子 5 钱（15 g），红花 3 钱（9 g），山楂 5 钱（15 g），生甘草 2 钱（6 g），生姜 3 片，大枣 5 枚，水煎服。

（3）小儿寒泻：茯苓配大东参 2 钱（6 g），白术 3 钱（9 g），煨肉蔻 2 钱（6 g），山药 3 钱（9 g），炒枳壳 3 钱（9 g），焦神曲 3 钱（9 g），熟附片 2 钱（6 g），炒玉米 5 钱（15 g），生姜 3 片，水煎服。[（2）、（3）方出自《启谷署》]

（4）夜盲症：茯苓配九里光、猪肝，粉蒸服。《医病好药书》

（5）腹痛：用茯苓 6 钱（18 g），青刺尖 6 钱（18 g），大蓟 6 钱（18 g），地黄瓜 6 钱（18 g），野猪香 3 厘（0.1 g），水煎服。《老五斗彝医书》

（6）胃脘痛、消化不良：用茯苓 6 钱（18 g），野坝蒿 3 钱（9 g），刘寄奴虫 2 钱（6 g），煨水服。《齐苏书》

（7）呕吐：用茯苓 5 钱（15 g），半夏 8 钱（24 g），川黄连 3 钱（9 g），广陈皮 3 钱（9 g），炒香附 5 钱（15 g），砂仁 3 钱（9 g），粉甘草 2 钱（6 g），水煎服。《启谷署》

（8）酒醉不省人事：用茯苓 6 钱（18 g）去皮留心，水煎服。《老五斗彝医书》

（9）感冒咳嗽：用茯苓 6 钱（18 g），金银花 5 钱（15 g），草果 3 钱（9 g），紫苏 3 钱（9 g），荆

芥 3 钱(9 g),杏仁 3 钱(9 g),桑白皮 3 钱(9 g),百部 3 钱(9 g),水煎服。(《洼垤彝医书》)

（10）感冒：用茯苓 6 钱(18 g)，续断 5 钱(15 g)，金竹叶 5 钱(15 g)，煨水服。(《齐苏书》)

用法用量 · 内服：煎汤，20 ～ 30 g；或入丸、散剂。

文献选录 ·

（1）《别录》："止消渴，好睡，大腹，淋沥，膈中痰水，水肿淋结。开胸腑，调脏气，伐肾邪，长阴，益气力，保神守中。"

（2）《药性论》："开胃，止呕逆，善安心神，主肺痿痰壅。治小儿惊痫，疗心腹胀满、妇人热淋。"

（3）《日华子本草》："补五劳七伤，安胎，暖腰膝，开心益智，止健忘。"

（4）《本经》："主胸胁逆气，忧志恚邪，恐悸，心下结痛，寒热烦满，咳逆，口焦舌干，利小便。久服安魂养神，不饥延年。"

（5）《伤寒明理论》："渗水缓脾。"

按 · 茯苓为多种民族医共用药，中医多用于健脾利湿，治疗水肿、泄泻、咳喘、胃痛等多种疾病。治疗酒醉不醒、夜盲症是彝医应用之独特之处。云南是茯苓的主产地，且质量较好，故称"云苓"，而云南姚安、大姚、永仁一带的野生茯苓质量更优，其个圆、皮紧、质坚，为茯苓之上乘者，故自古就有"姚苓"之美誉。

赤饭豆

彝药名 · 诺斋。

来源 · 为豆科植物赤小豆 *Vigna umbellata* (Thunb.) Ohwi et Ohashi 和赤豆 *Vigna angularis* (Willd.) Ohwi et Ohashi 的种子。

植物形态 ·

赤小豆，一年生半攀援草本。茎长可达 1.8 m，密被倒毛。三出复叶；叶柄长 8 ～16 cm；托叶披针形或卵状披针形；小叶 3 枚，披针形、长圆状披针形，长 6～10 cm，宽 2～6 cm，先端渐尖，基部阔三角形或近圆形，全缘或具 3 浅裂，两面均无毛，纸质；小叶具柄，脉 3 出。总状花序腋生，小花多枚，花柄极短；小苞 2 枚，披针状线形，长约 5 mm，具毛；萼短钟状，萼齿 5；花冠蝶形，黄色，旗瓣肾形，顶面中央微凹，基部心形，翼瓣斜卵形，基部具渐狭的爪，龙骨瓣狭长，有角状突起；雄蕊 10，二体，花药小；子房上位，密被短硬毛，花柱线形。荚果线状扁圆柱形。种子 6～10 颗，暗紫色，长圆形，两端圆，有直而凹陷的种脐。花期 5～8 月，果期 8～9 月。

赤豆，一年生直立草本，高 30～90 cm。茎上有白色长硬毛。三出复叶；托叶披针形，被白色长柔毛，小托叶线形；叶柄长达 20 cm，被疏长毛；顶生小叶卵形，侧生小叶斜方状卵形，长 5～10 cm，宽 3.5～7 cm，先端短尖或渐尖，基部三角形或近圆形，全缘或微 3 裂，两面被疏长毛；小叶柄很短；基出脉 3 条。花 2～6 朵，着生于腋生的总花梗顶部，黄色；小苞片线形，较萼长；萼钟状，5 齿裂，萼齿三角形；旗瓣扁圆形或近肾形，常稍歪斜，顶端凹，翼瓣宽于龙骨瓣，具短爪及耳，龙骨瓣上端弯曲近半卷，其中一片在中下部有一解状突起，基部有爪；雄蕊 10 枚，分成 9 与 1 二体；子房线形，花柱弯曲，近先端有毛。荚果圆柱形稍扁，成熟时种子间缢缩，含种子 6～10 粒。种子椭圆形，两端截形或圆形，暗红色，种脐白色，不凹。花期 7～8 月，果期 8～9 月。

分布生境 · 赤小豆分布于云南、贵州、广西、浙江、江西、湖南、广东等地。栽培或野生，南方各地普遍栽培。赤豆全国各地均产，主要为栽培。赤小豆适应性强，一般农田都可栽种。以向阳、土壤疏松、中等肥力为好，不宜连作。

采集加工·秋季荚果成熟而未开裂时拔取全株,晒干并打出种子,去杂质,晒干。

性味归路·味酸,性寒。归心、小肠、胰路。

功能·利水消肿,清火解毒,消食散结。

彝医传统应用·

(1)水肿:用红饭豆 6 两(180 g),鲤鱼 1 条,煮烂分两次服食。

(2)疔腮肿痛:用红饭豆 6 钱(18 g),芙蓉花 1 钱 5 分(4.5 g),研细,蜂蜜调敷。[(1)、(2)方为贵州和云南彝医用法]

(3)消化不良:用赤小豆、金竹花、金凤花根适量,煨水服。

(4)大腿生疮化脓:用赤小豆 6 钱(18 g),酸浆草根、水金凤花根适量,煨水服。[(3)、(4)方出自《齐苏书》]

用法用量·内服:煎汤,15~20 g;炖肉服 100~200 g。外用:适量,研粉醋或蜜调敷。

文献选录·

(1)《名医别录》:"甘、酸,平,无毒。主寒热,热中,消渴,止泄,利小便,吐逆,卒澼,下胀满。"

(2)《药性论》:"味甘。能消热毒痈肿,散恶血不尽,烦满。治水肿皮肤胀满。捣薄涂痈肿上。主小儿急黄、烂疮,取汁令洗之,不过三度差。能令人美食。末与鸡子白调涂热毒痈肿。通气,健脾胃。"

(3)《食性本草》:"微寒。坚筋骨,疗水气,解小麦热毒。"

(4)《本草再新》:"入心、肺二经。清热和血,利水通经,宽肠理气。治泻吐,解热毒。"

(5)《医林纂要·药性》:"清热解毒,去小肠火,利小便,行水,消肿,通乳,下胎。"

按·赤小豆为多种民族医共用药,本草多有记述,中医主要用于消水肿,退黄疸,解疮毒。彝医应用大致与中医同,但还用于治疗消化不良、疔腮肿痛,疗效较好。

细木通

彝药名·能牛诗。

来源·为毛茛科植物钝萼铁线莲 *Clematis peterae* Hand.-Mazz. 的藤茎和叶。

植物形态·藤本,长达 5 m。茎有纵条纹。叶对生,一回羽状复叶,小叶 3~7;小叶片卵形或长卵形,长 2~9 cm,宽 1~4.5 cm,先端渐尖或短渐尖,基部圆形或浅心形,边缘疏生一至数个锯齿状牙齿,或全缘,两面均被短柔毛。圆锥状聚伞花序腋生,多花,花梗长 2~8 cm,有短柔毛,花序梗基部有 1 对叶状苞片;花两性,直径 1.5~2 cm;萼片 4,倒卵形或椭圆形,长 0.7~1.1 cm,白色,开展,先端钝,两面有短柔毛,外面边缘密生短茸毛;花瓣无;雄蕊多数,无毛,长约 6 mm;心皮多数,无毛,花柱有长柔毛。瘦果,扁卵形,长约 3~4 mm,无毛或近花柱处稍有柔毛,宿存花柱羽毛状,长达 3 cm。花期 6~8 月,果期 9~12 月。

分布生境·分布于云南、贵州、四川、湖北、湖南、河北等地。生长于海拔 340~3 000 m 的山坡、沟边杂木林中。

采集加工·秋季采收,洗净,鲜用或切段晒干。

性味归路·味甜、辣,性寒。归肝、肾路。

功能·利水消肿,和络止痛,祛风清火。

彝医传统应用·

(1)云南楚雄彝医用细木通配猪鬃草水煎服,治疗尿道感染、水肿。又用本品鲜叶与葱、姜各等量,捣烂炒热,敷太阳穴,治疗头痛。

(2)云南怒江州彝医用细木通 10~15 g 水煎服,治疗跌打伤瘀滞疼痛、风湿疼痛。

(3)贵州彝医用细木通茎叶鲜品适量,煎水泡洗,治疗风热痒疹。又用本品 20 g,水煎服,治疗风湿肿痛。

（4）火眼疼痛：风藤草（细木通）尖不拘多少，用潮纸包定，于子母火内微炮，挤汁点目内，要将灰去净。

（5）尿结：风藤草（细木通）尖，用新鲜者，不拘多少，捣汁去渣，点水酒服之，良效。〔（4）、（5）方出自《滇南本草》〕

（6）头痛：用风藤草（细木通）鲜茎捣烂，加葱、姜适量，炒热包太阳穴。（《云南中草药》）

用法用量 · 内服：煎汤，15～20 g。外用：适量，鲜品捣烂外敷。

文献选录 · 《滇南本草》："气味甘、苦，性平。""主治一切风痒，筋骨疼痛，补血、和血、散血，疏风散热，一切疥疮，煎汤浴之最良。捣汁，散疮毒之肿痛。"

按 · 本品除用治尿道感染、风热痒疹等疾病外，彝医主要用于治疗跌打伤瘀滞疼痛、风湿疼痛，此乃彝医用药之经验。

七星草

彝药名 · 赊因期。

来源 · 为水龙骨科植物三出假瘤蕨 *Phymatopsis trisecta* (Bak.) Ching 的全草。

植物形态 · 植株高 5～10 cm。根茎细弱横生，顶部与叶柄基部被鳞片。叶疏生；叶柄长 2.5～5 cm，禾秆色，基部以关节着生于根状茎，向上光滑；叶片革质，卵状三角形，长 3～10 cm，基部圆楔形或楔形，三深裂；裂片长圆形至长椭圆形，中间一片最长，渐尖头或急尖成尾状；小裂片椭圆形，稍斜上，边缘软骨质，并有疏浅缺刻；侧脉明显。孢子囊群圆形，沿中脉两侧各成 1 行，稍近中脉。

分布生境 · 分布于云南、四川等地。生长于海拔 1 500～2 200 m 阴凉的松林下或草丛中。

采集加工 · 全年均可采收，洗净，鲜用或切段晒干。

性味归路 · 味甜、微苦，性寒。归肾、膀胱路。

功能 · 利尿通淋，祛风除湿，活血止痛，清火解毒。

彝医传统应用 ·

（1）慢性肾炎水肿：七星草炖鸡肉服。（云南楚雄地区彝医用法）

（2）小便短赤、淋浊：用七星草 10 g，猪鬃草 10 g，水煎服。（云南怒江州彝医用法）

（3）风湿肿痛：用七星草 30 g，水煎服。（云南怒江州彝医用法）

（4）跌打损伤：用七星草鲜品，捣烂外敷，或另取 15 g，水煎服。（贵州彝医用法）

（5）四川凉山彝医用本品煎水服治腹泻、水肿；用七星草干品研粉外敷，治刀伤流血。

（6）肾炎：金鸡脚 9 g，泡开水服。

（7）湿热带下：金鸡脚 60 g，炖猪肉服。

（8）咽喉肿痛：鲜金鸡脚 30 g，用冷开水擂汁服。

（9）中暑：鲜金鸡脚 30 g，捣烂取汁开水冲服。〔（6）～（9）方出自《西昌中草药》〕

用法用量 · 内服：煎汤，30～60 g，或绞汁服。外用：鲜品适量，捣敷。

文献选录 ·

（1）《滇南本草》："味甘，性寒，无毒。""治砂淋，血淋，白浊，冷淋。又能包肛脐治阴症，敷（无）名疮大毒如神。"

（2）《植物名实图考》："治五淋白浊，又包敷无名大疮神效。又熨脐，治阴寒。"

按 · 七星草，中医古代本草未见记载，现代地方性本草书偶有收录。《滇南本草》中用其治疗诸淋证、白浊，外敷疮毒。彝医除用七星草治疗泌尿道感染外，还用于治疗风湿病、肾炎水肿，并用其外敷治疗跌打损伤等，此为彝医的独特应用。

薄荷

彝药名·梭帕。

来源·为唇形科植物薄荷 *Mentha haplocalyx* Briq. 或家薄荷 *Mentha haplocalyx* Briq. var. *piperascens*（Malinvaud）C. Y. Wu et H. W. Li 的叶或全草。

植物形态·薄荷，多年生草本，高 50～80 cm，全株有清凉香气。根状茎匍匐，节上生细须根。茎类四方形，绿色，有时老茎带紫色。角上被逆生的长柔毛及腺点。单点对生，叶柄长 2～15 mm。密被白色短柔毛，叶片长卵形至梯圆状被针形、长 3～7 cm，先端锐尖，基部阔楔形，边缘其细尖锯齿，密生缘毛，上面被白色短柔毛，下面被柔毛及腺点。轮伞花序腋生：苞片 1，线状披针形，边缘具细锯齿及柔毛，花萼钟状，5 裂，裂片近三角形，具明显的 5 条纵脉，外面密生白色柔毛及腺点。花冠二唇形，紫色或淡红色，有时为白色，长 3～5 mm，上唇 1 片，长圆形。先端微凹，下唇 3 裂片，较小、全缘，花冠外面光滑或上面裂片被毛。内侧喉部被一圈细柔毛；雄蕊 4。花药黄色、花丝丝状，着生于花冠筒中部，伸出花冠筒外；子房 4 深裂，花柱伸出花冠筒外，柱头二歧。小坚果长 1 mm，藏于宿萼内。花是 8～10 月，果期 10～11 月。

家薄荷，家薄荷与上种薄荷相似。叶卵形至长圆形，长 2～5 cm，两面均有腺点。萼裂窄三角形，有缘毛。花冠淡紫色或白色。小坚果长 0.7 mm。

分布生境·各地均有分布，生长适应性较强，我国西南彝族地区除高寒山区外，海拔 2 000 m 以下地区的小溪沟边、路旁湿地均可见到。薄荷多为野生，亦有栽培，家薄荷多为栽培。

采集加工·每年可以在夏秋植株生长茂盛期先后收割 2 次，收割后除去基部枯叶，拣净杂质，晒至半干。扎把再挂于通风处阴干。鲜品随时可采。

性味归路·味麻，微甜、性寒，无毒。归肺、肝、胃路。

功能·发表除风，清火解毒，止咳喘。

彝族传统应用·

（1）透疹解毒：薄荷常与葛根、芫荽、香椿嫩芽配伍。或单独应用，水煎服。（使用于云南彝族民间）

（2）小儿四六风：薄荷常与防风、天麻、制南星等配伍，水煎服。又方：薄荷、蝉蜕、姜虫、川连、橘红、朱砂、天麻、制南星、防风适量，水煎服。《启谷署》

（3）蜂叮伤：用薄荷捣烂外敷。《洼垤彝医书》

（4）哮喘、咳嗽：用薄荷、柴胡花、红糖、黑竹叶、糯米各适量，煨水服。《医病书》

（5）麻疹：薄荷、葛根、半夏、杏仁、蝉蜕、钩藤、桑叶、连翘、前胡、桔梗、生甘草、赤芍，水煎服。《启谷署》

（6）风热：薄荷末，炼蜜丸如芡子大，每噙 1 丸，白砂糖和之亦可。《简便单方》

（7）男女伤风咳嗽，鼻塞声重：野薄荷 6 g，陈皮 6 g，杏仁 6 g（去皮尖），引用竹叶 15 片，水煎服。《滇南本草》

用法用量·内服：水煎服，10～30 g，也可制成散剂服，每次 2～5 g；或用鲜品洗净，取 10～20 g 置容器中，冲入沸水，加盖焖片刻饮用。

文献选录·

（1）《唐本草》："主贼风，发汗。治恶气腹胀满。霍乱，宿食不消，不气。"

（2）《本草衍义》："小儿惊风，壮热，须此引药；治骨蒸劳热，用其汁与众药为膏。"

（3）《滇南本草》："治一切伤寒头痛，霍乱吐泻，痈、疽、疥、癞诸疮。"又："野薄荷上清头目诸风,止头痛,眩晕,发热。祛风痰,治伤风咳嗽,脑漏鼻流臭涕。退虚劳发热。"

(4)《本草纲目》:"利咽喉,啮诸病。治瘰病,疮疥,风瘙瘾疹。"

(5)李杲:"主清利头日。"

按·薄荷为多种民族共用药,古今本草多有记载,彝医、中医应用大致相同。云、贵、川彝族常采薄荷作菜食用,生食、熟食均可,有清火解毒作用。云南楚雄盛产薄荷,因色绿味香浓,质量较好,故素有"楚薄荷"之称。

樱桃树

彝药名·撒苏锡。

来源·为蔷薇科植物樱桃 *Cerasus pseudocerasus* Lindl. 的树皮和果核。

植物形态·乔木,高 5~8 m。树皮褐色,具明显的皮孔。幼枝无毛或稍有白色短毛。单叶互生,叶柄长 5~8 mm,有短柔毛,近顶端有 2 腺体;托叶 2 枚,常 3~4 裂,裂片针状,边缘具腺状齿,早落;叶片阔卵形或椭圆状卵形,长 6~10 cm,宽 3~7 cm,先端渐尖,基部圆形,边缘有大小不等的重锯齿,齿尖有腺点,上面无毛或具微毛,下面有稀疏柔毛。春季先叶开花,2~6 朵簇生或为有梗的总状花序;花梗被短柔毛,具部有小的具腺齿苞片;花白色,直径 1.5~2.5 cm;萼筒绿色,阔倒圆锥状,顶端 5 裂,裂片反曲,外侧有短柔毛;花瓣 5,倒卵形或近圆形,先端微凹陷;雄蕊多数,花丝丝状,长约 6 mm,花药黄色;雌蕊 1 枚,子房上位,花柱单一,于含苞欲放时则伸出花苞之外,光滑,柱头头状。核果近球形,鲜红色,有光泽,直径约 1 cm,有长柄,内含种子 1 枚。

分布生境·四川、云南、贵州、广西等全国大部分地区均产。生长于海拔 400~2 000 m 的向阳山坡,多栽培于庭院和果园。

采集加工·树皮于夏秋采剥,去外粗皮,切段晒干,鲜皮随采随用。果核于初夏果实成熟时采摘,去肉皮取核晒干。

性味归路·味甜、微酸,性热,无毒。归肺、胰、肾路。

功能·发表透疹,凉血止血,补胰和胃。

彝医传统应用·

(1)风疹:用樱桃树皮、大白花、麦穗等,水煎服。《齐苏书》)

(2)麻疹:用樱桃核或树皮,水煎服。

(3)流鼻血:用樱桃树皮、攀枝花树皮、桃树皮,水煎服。[(2)、(3)方出自《洼垤彝医书》]

(4)月经不调、崩漏:用樱桃树根、山茶花,水煎服。

(5)胰胃虚,饮食失调,泄泻,乏力:樱桃树皮、黄龙尾,水煎服。[(4)、(5)方使用于云南哀牢山彝族地区]

(6)风疹:樱桃树皮 3 钱,大白花 3 钱,石榴树皮 3 钱,麦穗 5 钱,水煎服。

用法用量·内服:水煎服,10~20 g。外用:树皮或叶适量,煎水洗。

文献选录·

(1)《滇南本草》:"味甘、酸,性微寒,治一切虚症,能大补元气,滋润皮肤。久服延年益寿。浸酒服之,治左瘫右痪,四肢不仁,风湿腰疼痛。采叶煎服,治吐血。梗,烧灰为末,治寒痛。胃气痛,九种气痛,用烧酒下。"

(2)《重庆草药》:"味甘,性平,无毒。调气活血。治妇女气血不和,肝经火旺,手心潮烧,闭经。"

(3)《青岛中草药手册》:"性温,味甘、酸、辛。止痛。主治疝气疼痛。"

(4)南药《中草药学》:"辛、热,入肺经。发表透疹。"

(5)《本草纲目》:"治雀卵斑𪒟。樱桃枝同紫萍、牙皂、白梅肉研和,日用洗面。"

按·樱桃,中医用其果、核、枝、叶、根入药,多用于治疗麻疹不透、皮肤斑黯、腹泻、蛲虫等病症。而彝医则多用其树皮和核入药,除治疗麻疹、风疹外,还用于鼻衄、崩漏等病症。又《滇南本草》所称的"九种气痛"又称"九种胃气疼痛"或"九种心痛",是泛指上腹部和前胸部气滞疼痛。

山杨柳

彝药名·告儒。

来源·为杨柳科植物细序柳 *Salix tetradenia* Hand.-Mazz. 的树皮。

植物形态·直立灌木。枝绿褐色至黑紫色。叶片椭圆形至披针形,长 5～7 cm,宽达 2.5 cm,先端钝或短尖,基部圆形或圆楔形,全缘或有不明显腺齿,上年落叶发红色。花先叶开放或同时开放;花序直立,长达 6 cm,有花序梗,梗上生 2～5 小叶;轴上有毛;苞片黄褐色;腺体 2,雄花的腹腺有时 3～4 裂;子房卵形,无柄,无毛,花柱短,柱头 2 浅裂,只有 1 腹腺。花期 4 月下旬至 5 月上旬。

分布生境·分布于云南、四川等地。生长于海拔 2 800～3 300 m 的山坡及沟谷中。

采集加工·全年均可采剥,切片,晒干。

性味归路·味苦、涩,性寒。归肺、胰、肾路。

功能·发表,清火解毒,祛风利湿。

彝医传统应用·

(1) 风寒感冒,身痛无力:用柳树叶 10 钱(30 g),柱攀木尖 10 钱(30 g),煎水服。(《老五斗彝医书》)

(2) 水肿:杨柳叶、草薢、桃叶、血满草各 1 两(30 g),捣烂加热擦洗全身。(《洼垤彝医书》)

(3) 水火烫伤:用山杨柳根烧成炭,研粉,

香油调敷。

(4) 脚气,皮肤瘙痒:用树皮、叶熬水泡洗。
[(3)、(4)方使用于贵州彝族地区]

用法用量·内服:水煎服,10～20 g。外用:适量,水煎洗。

文献选录·《全国中草药汇编》:"苦、涩,凉。""清热解毒。主治痈疮肿毒。"

按·山杨柳,古今本草极少记载,《洼垤彝医书》等彝医古籍用其治疗感冒身痛、水肿、烫伤、皮肤痒疹等,此为彝医的独特应用。

苍耳子草

彝药名·怒醒。

来源·为菊科植物苍耳 *Xanthium sibiricum* Patrin ex Widder 的全草。

植物形态·一年生草本,高 20～90 cm。根纺锤形,分枝或不分枝。茎直立不分枝或少有分枝,下部圆柱形,上部有纵沟,被灰白色糙伏毛。叶互生;有长柄,长 3～11 cm;叶片三角状卵形或心形,长 4～9 cm,宽 5～10 cm,近全缘,或有 3～5 不明显浅裂,先端尖或钝,基出 3 脉,上面绿色,下面苍白色,被粗糙或短白伏毛。头状花序近于无柄,聚生,单性同株;雄花序球形,总苞片小,1 列,密生柔毛,花托柱状,托片倒披针形,小花管状,先端 5 齿裂,雄蕊 5,花药长圆状线形;雌花序卵形,总苞片 2～3 列,外列苞片小,内列苞片大,结成囊状卵形,2 室的硬体,外面有倒刺毛,顶有 2 圆锥状的尖端,小花 2 朵,无花冠,子房在总苞内,每室有 1 花,花柱线形,突出在总苞外。成熟的具瘦果的总苞变坚硬,卵形或椭圆形,连同喙部长 12～15 mm,宽 4～7 mm,绿色、淡黄色或红褐色,外面疏生具钩的总苞刺,总苞刺细,长 1～1.5 mm,基部不增粗,喙长 1.5～2.5 mm;瘦果 2,倒卵形,瘦果内含 1 颗种子。花期 7～8 月,

果期 9～10 月。

分布生境·全国各地均产,生长于平原、丘陵、低山、荒野、路边、沟旁、田边、草地、村旁等处。

采集加工·夏季割取全草,洗去泥,切段晒干或鲜用。

性味归路·味苦、辣,性寒,小毒。归肺、胰、肝路。

功能·发表,祛风,除湿,解毒,杀虫。

彝医传统应用·

(1)偏头痛:用苍耳草 20 g,岩川芎 20 g,水煎服。(云南楚雄彝医用法)

(2)鼻痛:苍耳草果实为末,敷撒鼻内。

(3)风丹发痒:苍耳草果实或根,熬水洗。

(4)风湿:苍耳草果实熬水服,亦可外洗患处。[(2)～(4)方为四川凉山彝医用法]

(5)生疮:苍耳草根同土连翘、黑刺果根、黄刺果根共煨服。(《齐苏书》)

(6)麻风:苍耳草果实加蛤蟆,炖吃。或单用果熬水吃,兼洗浴痒处。不能舂粉服用。(四川凉山彝医用法)

用法用量·内服:煎汤,20～30 g。外用:适量,煎水外洗。

文献选录·

(1)《名医别录》:"味苦、辛,微寒,有小毒。治膝痛,溪毒。"

(2)《药性论》:"味甘,无毒。主肝经热,明目。"

(3)《草木便方》:"凉,苦、辛。发散风湿,清头目。治牙疼、鼻渊、肢痹痛、痈疽、疔疡。"

(4)《云南抗癌中草药》:"(全草和果实)治脑肿瘤,鼻咽癌,甲状腺癌,骨肉瘤,淋巴肉瘤。"

按·苍耳子草,中医多有记述,为苦辛、寒、有毒之品,可发表,祛风除湿,解毒,杀虫,治头风头晕、疔肿疮毒、皮肤瘙痒等症。彝医应用与中医同,唯治麻风中医未载,是彝医独特的用药经验。此药彝医载于《齐苏书》,使用历史亦久。

神仙对座草

彝药名·赊基诗。

来源·为报春花科植物过路黄 *Lysimachia christinae* Hance 的全草。

植物形态·多年生蔓生草本。茎柔弱,平卧延伸,长 20～60 cm,表面灰绿色或带红紫色,全株无毛或被疏毛,幼嫩部分密被褐色无柄腺体,下部节间较短,常发出不定根,中部节间长 1.5～5(～10)cm。叶对生;叶柄长 1～3 cm,无毛;叶片卵圆形、近圆形以至肾圆形,长(1.5～)2～6(～8)cm,宽 1～4(～6)cm,先端锐尖或圆钝以至圆形,基部截形至浅心形,稍肉质,透光可见密布的透明腺条,干时腺条变黑色,两面无毛,有腺毛。花单生于叶腋;花梗长 1～5 cm,通常不超过叶长,花梗幼嫩时稍有毛,多少具褐色无柄腺体;花萼长(4～)5～7(～10)mm,5 深裂,分裂近达基部,裂片披针形,椭圆状披针形以至线形或上部稍扩大而近匙形,先端锐尖或稍钝,无毛,被柔毛或仅边缘具缘毛。花冠黄色,辐状钟形,长 7～15 mm,5 深裂,基部合生部分长 2～4 mm,裂片狭卵形以至近披针形,先端锐尖或钝,具黑色长腺条;雄蕊 5,花丝长 6～8 mm,下半部合生成筒,花药卵圆形,长 1～1.5 mm;子房卵球形,花柱长 6～8 mm。蒴果球形,直径 3～5 mm,无毛,有稀疏黑色腺条,瓣裂。花期 5～7 月,果期 7～10 月。

分布生境·主产于云南、四川及长江流域各省区。垂直分布可达海拔 2 300 m 处,多生于山坡、路边、沟边及林缘较阴湿处。

采集加工·夏、秋季采收全草,拣去杂质,洗净,切段晒干。

性味归路 · 味苦,性寒。归肝、胆、肾、膀胱路。

功能 · 泻利通淋,清火解毒,活血消肿。

彝医传统应用 ·

(1) 肝炎:神仙对座草(鲜品)60 g,蜜桶花根 15 g,茵陈 10 g,车前子 6 g,水煎服。(使用于云南楚雄彝族地区)

(2) 泌尿道结石及感染、胆囊结石:神仙对座草(鲜品)60 g,龙胆草 10 g,滑石 12 g,栀子10 g,车前子 6 g,柴胡 6 g,甘草 6 g,水煎服。(使用于云南红河彝族地区)

(3) 痢疾:鲜过路黄 60 g,马齿苋 15 g,水煎服。(使用于四川凉山地区)

(4) 腮腺炎、乳腺炎、痔疮:神仙对座草15 g,九股牛 10 g,三叶五加 15 g,水煎服。(使用于云南玉溪彝族地区)

(5) 恶疮肿毒:神仙对座草鲜品 1 把,捣烂外敷患处。(使用于四川凉山地区)

(6) 跌打劳伤、坐骨神经痛、风湿关节疼痛:鲜过路黄 60 g,威灵仙 15 g,透骨草 15 g,水煎服。(使用于云南昆明彝族地区)

(7) 肺气肿、吐血:神仙对座草鲜品或干品配方用。

(8) 毒蛇咬伤:神仙对座草鲜品适量捣烂包于患处。[(7)、(8)方出自《红河中草药》]

(9) 肺脓疡:神仙对座草干品 1 两,杠板归1 剂,水钱草 3 钱,三叶五加 5 钱,水煎服。(《玉溪中草药》)

(10) 筋骨疼痛:神仙对座草 6 钱,伸筋草3 钱,独活 3 钱,鸡血藤 1 两,水煎服。(《昆明民间常用草药》)

(11) 皮肤瘙痒:用神仙对座草叶,水煎洗。(《云南思茅中草药选》)

用法用量 · 内服:水煎服,干品 10～30 g,鲜品30～200 g。外用:捣烂外敷,或干粉撒于患处。

文献选录 ·

(1) 王安卿《采药志》:"治反胃噎膈,水肿膨胀,黄白火疸,疝气,阴症伤寒。"

(2)《草木便方》:"淡。除风毒。癫狗咬伤,捣酒服;疬风、丹毒,生服、涂。"

(3)《重庆草药》:"味苦,性平,无毒。治痨伤咳嗽带血。"

(4)《湖南药物志》:"解百药毒,利尿,消炎。主治腹泻,虫牙痛,跌打损伤,小儿高热昏迷,腮腺炎,丹毒,黄泡疮。"

(5)《四川中药志》1982 年版:"微苦、咸,凉。清热利尿,清肺止咳,消水肿。治肾结石,胆结石,膀胱结石,跌打损伤及疟疾。"

按 · 神仙对座草现代本草多有记载,彝医之用途与中医大致相同,多用其治疗黄疸、肝炎、尿路感染、胃肠湿热、风湿、咳嗽、疮疡、跌打损伤、口腔炎、中耳炎等疾病。唯彝医喜用鲜品,且剂量可达 200 g。

羊耳菊

彝药名 · 尼图基。

来源 · 为菊科植物羊耳菊 *Inula cappa* (Buch. -Ham.) DC. 的全草或根。

植物形态 · 亚灌木,高 70～200 cm。根茎粗壮,多分枝。茎直立,粗壮,全株被污白色或浅褐色绢状或棉状密茸毛,上部或从中部起有分枝。下部叶在花期脱落后留有被白色或污白色绵毛的腋芽。叶互生;中部叶有长约 0.5 cm的柄,上部叶无柄;叶片长圆形或长圆状披针形,中部叶长 10～16 cm,先端钝或急尖,基部圆形或近楔形,边缘有小尖头细齿或浅齿,上面被基部疣状的密糙毛,中脉毛较密,下面被白色或污白色绢状厚茸毛。头状花序倒卵形,直径 5～8 mm,多数密集于茎和枝端成聚伞圆锥状;总苞片 5 层,外层较内层短 3～4 倍,被白色带褐色茸毛;小花黄色,长 4～5.5 mm,外围花舌片短小或无舌片;中央筒状花狭漏斗状。瘦果长圆柱形,被白色长绢毛,冠毛褐黄色,约与筒状花等长,有50余条糙毛。花期6～10月,果期8～12月。

分布生境 · 分布于广西、四川、云南、贵州、浙江、江西、福建、湖南、广东等地。生长于海拔500～2500 m的亚热带、热带低山或亚高山的丘陵地、荒地、灌丛或草地。在酸性土上常见。

采集加工 · 夏、秋季采收全草,洗净,除去杂质,切段,鲜用或晒干。初春挖取根,洗净泥土,切片,鲜用或晒干。

性味归路 · 味甜,性热。归肝、胆、胃、大肠路。

功能 · 顺气止痛,消食,止咳。

彝医传统应用 ·

(1) 胆囊炎、胃痛:用羊耳菊100 g,水煎服。(使用于云南楚雄彝族地区)

(2) 食积:羊耳菊炖肉服。(《彝医植物药》)

(3) 赤痢:用羊耳菊6钱(18 g),马缨花瓣6钱(18 g),麻栗树疙瘩8钱(24 g),水煎服。(《洼垤彝医书》)

(4) 肺痈:羊耳菊新鲜舂烂,取汁兑甜酒吃;或晒干,煎汁,煮鸡蛋或炖肉服。

(5) 咳、喘:羊耳菊熬水,兑甜酒服。

(6) 小儿热病惊风:羊耳菊熬水服。[(4)～(6)方出自《彝医植物药》]

(7) 脓疱疮:羊耳菊、加瓦马那内(何首乌)、瓦斯呷(余甘树皮),舂细,外敷疮口上。(《齐苏书》)

用法用量 · 内服:煎汤,15～30 g。外用:适量,鲜品捣敷,或煎水洗。

文献选录 ·

(1)《湖南药物志》:"辛,温,无毒。疏风祛湿,行气,泻肝明目。治伤风头痛,风湿骨痛,腹泻,目痛,疟疾,痔疮,疥癣。"

(2)《浙江民间常用草药》:"性温,味酸、甘。祛风止痛,消肿解毒。治感冒头痛,乳腺炎,肺结核。"

(3)《广西本草选编》:"味微苦辛甘,气香,性温。行气止痛,祛风消肿。治跌打损伤,感冒风寒,慢性气管炎,慢性肝炎,慢性胃炎,月经不调,痛经,下肢溃疡,毒蛇咬伤溃烂。"

(4)《全国中草药汇编》:"治神经性头痛,白带,血吸虫病。"

(5)《中国民族药志》:"治乳水不通(傣族)";"治扁桃体炎,牙龈炎(苗族)"。

按 · 彝医以全草入药,主胆囊炎、胃痛、食积、咳喘、陷边疮、小儿高热惊风诸症,具顺气止痛、消食、散结、止咳之功。中医本草亦有记述,谓其苦、辛,无毒,可行气化滞,治疟疾、痢疾、肝火、痔疮、疥癣等症。但治胆囊炎、胃痛、食积、咳喘、陷边疮、小儿热病惊风皆为中医未载,是彝医特有之用药经验。

车前草

彝药名 · 自勒熬。

来源 · 为车前科植物车前 *Plantago asiatica* L. 大车前 *Plantago major* L. 及平车前 *Plantago depressa* Willd. 的全草。

植物形态 · 车前,多年生草本,连花茎可高达50 cm。具须根。基生叶;具长柄,几与叶片等长或长于叶片,基部扩大;叶片卵形或椭圆形,长4～12 cm,宽2～7 cm,先端尖或钝,基部狭窄成长柄,全缘或呈不规则的波状浅齿,通常有5～7条弧形脉。花茎数个,高12～50 cm,具棱角,有疏毛,穗状花序为花茎的2/5～1/2;花淡绿色,每花有宿存苞片1枚,三角形;花萼4,基部稍合生,椭圆形或卵圆形,宿存;花冠小,膜质,花冠管卵形,先端4裂,裂片三角形,向外反卷;雄蕊4,着生于花冠管近基部,与花冠裂片互生,花药长圆形,先端有三角形突出物,花丝线形;雌蕊1;子房上位,卵圆形,2室

(假 4 室),花柱 1,线形有毛。蒴果卵状圆锥形,成熟后约在下方 2/5 外周裂,下方 2/5 宿存。种子 4～8 颗或 9 颗,近椭圆形,黑褐色。花期 6～9 月,果期 10 月。

大车前,与车前的不同点在于:叶片卵形或宽卵形,长 6～10 cm,宽 3～6 cm,先端圆钝,基部圆或宽楔形;叶柄基部常扩大或鞘状。穗状花序长 3～10 cm,花排列紧密。种子 7～15 颗,黑色。

平车前,与前两种不同点在于:植株具圆柱形直根。叶片椭圆形、椭圆状披针形或卵状披针形,基部狭窄。萼裂片与苞片约等长。蒴果圆锥状。种子长圆形,棕黑色。

分布生境·全国均有分布。生长于海拔 1 800 m 以下的路边、沟旁、田边潮湿处。

采集加工·夏秋季采收,挖起全株,洗净泥沙,晒干或鲜用。

性味归路·味甜,性寒。归肝、肾、膀胱路。

功能·利尿,凉血,清火,透疹,解毒,止痛。

彝医传统应用·

(1) 小便不通:用车前草 30 g,马缨花 20 g,水煎服。《医病好药书》

(2) 膀胱结石:车前草 30 g,铁疙瘩 20 g,黄药草 20 g,海金沙草 20 g,红草薢 20 g,过路黄草 20 g,水煎服。《聂苏诺期》

(3) 麻疹出不透:用车前草 30 g,黄果皮 20 g,冻猪肝适量,水煎服。《医病好药书》

(4) 无名烧:黄连、马尾黄连、九里光、鼻管草、天花粉、伸筋草、车前草、攀枝花树寄生等各适量水煎服,或做丸药分次服。

(5) 发烧:九股牛、马尾黄连、生姜、草血竭、马蹄金、车前草、香石藤、卷柏、大血藤寄生等各适量,水煎服。

(6) 浑身酸痛:野棉花根、透骨草、车前草、小荨麻根、白花响铃根、兰花狗响铃根、杜仲、灯笼草根、百合根各适量,水煎服。[(4)～(6)

方出自《洼垤彝医书》]

(7) 患疮疖病:用竹根 30 g,车前草 30 g,煎服,或春细外包。《医病书》

(8) 受寒腹痛:车前草 20 g,无花果 30 g,苦蒿菜 20 g,泡开水服。

(9) 小孩被冷水激着生病:用松橄榄 10 g,秧草 15 g,车前草 15 g,芦苇 15 g,木贼草 15 g,杨柳根 15 g,煎服。[(8)、(9)方出自《医病好药书》]

用法用量·内服:煎汤,鲜品 30～60 g,或捣汁服;干品 15～30 g。外用:适量,煎水洗,或捣烂敷或绞汁涂。

文献选录·

(1)《别录》:"味甘,寒。主金疮,止血,衄鼻,瘀血,血瘕,下血,小便赤。止烦,下气,除小虫。"

(2)《滇南本草》:"味苦、咸,性寒。清胃热,明目利小便,分利五淋,赤白便浊,止水泻,消水肿,退眼赤。"

(3)《药性论》:"治血尿。能补五脏,明目,利小便,通五淋。"

(4)《本草汇言》:"主热痢脓血,乳蛾喉闭。能散,能利,能清。"

(5)《医林纂要·药性》:"补心,宁血热。泻肾,清肝火。解酒毒。"

按·车前草为彝医与中医共用之品,主治范围亦大致相同,但彝医还用其治疗麻疹不透、疮疖、发热、一身尽痛等病症。在用法上,彝医在可采到鲜品时均用鲜品,在治疗泌尿系炎症或结石时单独大剂量(可用至 100 g)使用,此亦为彝医应用车前草之特点。若为虚滑精气不固者则禁用。

万丈深

彝药名·阿巴色。

来源·为菊科植物竹叶万丈深 *Crepis phoenix* Dunn 和滇川还阳参 *Crepis rigescens* Diels 的根。

植物形态·竹叶万丈深,多年生草本,高 30～50 cm。全株有白色乳汁。根条状,长可达 60 cm。茎丛生,直立,有棱线,被棕色长粗毛。单叶互生;叶片倒披针形以至条状披针形,长 3.5～6.5 cm,宽约 7 mm,先端渐尖至长渐尖,基部狭楔形,下延成短柄,边缘疏生刺齿并有刺毛,上面有粗毛,下面疏生刺毛,尤以中脉上较多。头状花序排列为二歧聚伞状伞房花序;总苞钟状;总苞片 2 层,条形,外短内长;全部为舌状花,花冠黄色。瘦果细柱形,深棕色,有细棱线,冠毛丰富,白色。花期夏季。

滇川还阳参,多年生草本,高 20～40 cm。根圆柱形。茎直立,木质,不分枝或叉状分枝。叶无柄;茎基部叶小,鳞片状;中部叶条形,长 6～10 cm,宽 3～4 mm,全缘或有细齿,稍反卷,无毛或有短柔毛。头状花序小,均有 12 朵小花,排成疏圆锥花序,梗长 0.5～3.5 mm;总苞圆柱形至钟状,长 8～9 mm,宽 2～2.5 mm;外层总苞片 6,条形或披针形,长为内层的 1/2,内层总苞片 8～12,披针形,近先端有密纤毛;舌状花橘黄色,长约 12 mm。瘦果纺锤形,近扁平,褐色,长 3.5～4 mm,有 10～16 条纵肋;冠毛淡黄白色,长约 5 mm。

分布生境·竹叶万丈深主要分布于云南,生长于海拔 1 000～3 000 m 的山坡草丛中或松林下;滇川还阳参分布于四川及云南,生长于高山坡开旷的石隙中。

采集加工·秋、冬季采挖,洗净,切段,晒干。

性味归路·味苦、微甜,性热。归肝、肾、胰路。

功能·补养肝肾,健胰利湿,活血解毒。

彝医传统应用·

(1) 眼目昏花、小儿疳积:用万丈深 10～20 g,水煎服。(云南西部地区彝医用法)

(2) 小儿肝火夜啼:用万丈深研粉,每次服 1 g。

(3) 水肿:用万丈深 10 g,山萝卜 10 g,水煎服。[(2)、(3)方使用于云南哀牢山彝族地区]

(4) 月经不调、不孕症:用万丈深 50 g,泡酒服。(云南西部地区彝医用法)

(5) 带状疱疹:万丈深根 8 钱(24 g),白头翁 8 钱(24 g),天南星根 2 钱(6 g),狗屎兰花根 8 钱(24 g),配清酒适量内服。(《洼垤彝医书》)

(6) 诸虚劳百损,五种劳症,虚劳蓐劳,白带漏下,头晕耳鸣,心慌怔忡,妇人内伤任督,下元虚寒,不能受胎:还阳参(万丈深)4 两,乌骨鸡 1 只(去肠,将参入鸡腹内),煮烂,去皮油。将肉晒干,骨用新瓦焙黄色,肉、骨共为细末,或用蜜为丸,如桐子大,或为末。每早服 2 钱,滚水下。若忌用煨鸡肉,猪肉、牛肉俱可,每次用还阳参 3 钱。(《滇南本草》)

(7) 肠风下血:用万丈深 12 g,煮糯米 30 g 服。

(8) 跌打损伤:万丈深根 30 g,泡酒服。[(7)、(8)方出自《云南中草药》]

(9) 咳嗽、百日咳、哮喘:万丈深 30 g,水煎服。

(10) 小儿疳积、病后体虚:万丈深鲜根 60 g,炖鸡服或煎服。[(9)、(10)方出自《红河中草药》]

用法用量·内服:煎汤,15～30 g。

文献选录·

(1)《滇南本草》:"味甘、平,性大温。治诸虚百损,五劳七伤,气血衰败,头晕耳鸣,心慌怔忡,妇人白带漏下,肝肾虚弱,任督二脉损伤。"

(2)《云南中草药》:"甘、苦,温。补肝肾,益脾增乳。主治小儿疳积,贫血,白带,水肿,肝炎,缺乳。"

按· 万丈深,本草很少记载,为云南彝医常用的补养之品,有补养肝肾、健胰利湿、活血解毒之功,常用于头晕眼花、贫血、疳积、小儿夜啼、水肿、月经不调、不孕症、带状疱疹等的治疗,有时也作为食品煮肉食用,具补养气血的作用。

双肾参

彝药名· 则色。

来源· 为川续断科植物大花双参 *Triplostegia grandi-flora* Gagnep. 的根。

植物形态· 多年生草本,高达 40 cm。主根红棕色,常二歧,稍肥厚,略呈纺锤形,外皮淡褐色,内面白色,干时变蓝色。基生叶无柄:叶倒披针形或窄倒卵形,长 3～8 m,先端圆,基部渐狭,2～3 对羽状深裂或浅裂,中裂片最大,宽椭圆形,两侧裂片依次渐小,或呈齿状,上面浓绿色,下面苍白色,糙而厚,两面被长柔毛;茎生叶与基生叶同形,向上渐小成苞片状。花成疏大顶生聚伞圆锥花序,第一、二回分枝细长,密被白色平展毛和腺毛,分枝处各有 1 对苞片,苞片条形,有齿或全缘;花具短梗;花萼细小,具 8 条肋,檐部具 5 齿;花冠白色带粉红,细筒状漏斗形,长 1～1.2 cm,外面被长毛,裂片 5,长为花冠的 1/3;雄蕊 4,稍伸出:子房下位,包围于狭长圆形囊状小总苞内。果时囊苞 4 裂,裂片先端直尖,无钩曲。花、果期 7～10 月。

分布生境· 分布于四川、云南、贵州、广西等地。生长于海拔 2 000～3 000 m 的山谷林下、林缘、草坡等处。

采集加工· 秋季采挖,洗净,鲜用或晒干。

性味归路· 味甜、微苦,性热。归胰、肝、肾路。

功能· 补肾健胰,活血调经,滋养肝气,解毒利湿。

彝医传统应用·

(1) 治妇女干血痨、男子肾虚腰痛:用双参 20 g,水煎服,每天 1 剂,服半月。(云南西部地区彝医、中医用法)

(2) 身体虚弱:双肾参适量洗净,炖肉或炖鸡服。

(3) 劳伤:双肾参适量晒干,为末,兑酒服。

(4) 妇女不生育:双肾参适量,炖鸡服。

(5) 月经不调:双肾参适量熬水,兑甜酒服。

(6) 咳:双肾参鲜根,炖肉服或水煎服。

(7) 酒醉:双肾参适量,熬水内服。

(8) 乌头中毒:双肾参适量为末,兑水服;或鲜嚼,或煎服。

(9) 风湿:双肾参鲜品适量,炖肉服或水煎服。

(10) 头晕头痛:双肾参适量煎服或炖肉服。[(2)～(10)方出自《彝医植物药》]

(11) 肝炎:双肾参 30 g,与猪肝蒸服。《云南中草药》

用法用量· 内服:煎汤,干品 15～30 g,鲜品 30～50 g。

文献选录· 《云南中草药》:"苦、微甘,平。调经活血,益肾。主治闭经,月经不调,肾虚腰痛,遗精,阳痿,不孕症。"

按· 双肾参,中医古本草未收载,是一味彝医的特色用药,具有补肾健胰、调经养肝等功效,彝医用其治疗身体虚弱、妇人干血痨、不孕症、月经不调、肾虚腰痛、风湿、劳伤、头晕、虚咳等疾病,还可用于解酒毒和乌头中毒。彝医一般喜用鲜品,与猪脚拐一同煮服。

刺参

彝药名· 帕雌争色。

来源· 为川续断科植物大花刺参 *Morina nepalensis* D. Don var. *delavayi* (Franch.)

C. H. Hsing 的根。

植物形态 · 多年生草本,高达 60 cm。基生叶披针形或宽条形,长 5～15 cm,宽达 2.5 cm,边缘具疏刺毛,叶茎下延贴茎,平行脉 3～5 条。花枝自叶从旁抽出,叶 2～3 对,卵状披针形至窄椭圆形,基部边缘有密刺,无柄。聚伞花序顶生,头状或下有一轮伞花序;苞片菱状卵形,边缘有硬刺,常带紫色,每苞腋有花 3 朵;无小苞片;花萼筒状,长 7～9 mm,上口斜裂,边缘具长柔毛及齿刺,排列不整齐;花大,径 1.2～1.5 cm;花冠紫红色,漏斗状筒形,长达 4 cm,裂片 5,长椭圆形,长 5～6 mm,先端微凹,花冠管宽 4～5 mm;雄蕊 4,二强,花丝均短,着生于花冠喉部一侧;花柱高出雄蕊,柱头头状,子房包于杯状小总苞内。瘦果长倒卵形,黄白色,一面有纵沟,宿萼长大,带紫色。花期 6～8月,果期 7～9 月。

分布生境 · 主要分布于云南、四川、贵州等地。生长于海拔 2 500～3 600 m 的山坡、草甸。

采集加工 · 秋季采挖,洗净,鲜用或切片,晒干。

性味归路 · 味甜、微苦,性热。归肺、胰、肾、胃路。

功能 · 补养肺肾,活血通脉,舒筋止痛。

彝医传统应用 ·

(1)肺虚咳嗽、头晕:用刺参 30～50 g,水煎服或炖肉吃。(使用于云南西部彝族地区)

(2)阳痿、小儿白尿:用刺参配小红参,水煎服或炖肉服。(使用于云南楚雄彝族地区)

(3)月经不调、白带过多:用刺参 20 g,和尚头 30 g,水煎服。(使用于云南西部彝族地区)

(4)跌打损伤:用鲜刺参适量,捣敷。(使用于云南楚雄彝族地区)

(5)中气不足、贫血、肺虚咳嗽:取大花刺参根 60 g,炖鸡服。(《全国中草药汇编》)

(6)消化不良:取大花刺参根、糯米团根各 30 g,苦荞头 9 g,水煎服。(《全国中草药汇编》)

(7)跌打损伤、刀枪伤:取大花刺参鲜品适量,捣烂外敷或煎服;亦可研末,每次 9 g,酒冲服。(《全国中草药汇编》)

用法用量 · 内服:水煎服,20～30 g;或加量炖肉服。外用:鲜品适量,捣烂外敷。

文献选录 ·

(1)《全国中草药汇编》:"治消化不良,白带过多,子宫脱垂。"

(2)《云南中草药》:"甘、微苦,温。""补气血,接筋骨。主治神经官能症,贫血,肺虚咳嗽,跌打损伤,骨折。"

按 · 刺参分布于云南高海拔地区的山间,彝医采挖其根作补养药,常用鲜品与猪肉炖服。本品古代中医本草未收载,是一种彝医习用的草药。

大黑药

彝药名 · 纳莫齐。

来源 · 为菊科植物翼茎旋覆花 *Inula pterocaula* Franch. 的根。

植物形态 · 多年生草本或亚灌木,高 60～100 cm。根木质,粗壮。茎下部木质,被红褐色密柔毛和腺点,中部以上有分枝。叶互生;下部叶大,披针形至椭圆状披针形,长 18～20 cm,宽 4～5 cm;上部叶渐小,长圆状披针形至线状披针形,长 1～4 cm,先端尖或渐尖,基部渐狭,沿茎下延成宽 1～10 mm 的翅,边缘有细而具小尖头的重锯齿,上面被细密的粗伏毛,下面被红褐色柔毛,两面有腺点,叶脉在下面凸起明显。头状花序小,径 5～6 mm,在枝端密集成聚伞圆锥状或复伞房花序,花序梗极短或长达 10 mm,纤细,有细线形的苞叶;总苞钟状,长约 7 mm,径 5~6 mm,总苞片约 5 层,线状披针形,极尖,外层渐短小,与花梗被同样的密毛,内层除中脉被毛外,边缘宽干膜质,并有缘毛;花全部管状,长 4.5 mm,外面有黄色腺点;冠毛 1 层,浅红褐色,约与花冠等长。瘦果近圆柱形,被密短毛。花期 7~9 月,果期 9~10 月。

分布生境· 分布于云南及四川等地。生长于亚高山灌丛和草地。

采集加工· 秋季采挖,洗净,鲜用或晒干。

性味归路· 味苦,性寒。归肺、大肠、肾路。

功能· 补虚止咳,顺气止痛,清火。

彝医传统应用·

(1)虚弱头晕、失眠、耳鸣:用大黑药 100 g,炖猪肉服。(使用于云南哀牢山彝医中)

(2)咳嗽:用大黑药 20 g,捣碎炖鸡蛋服。(《聂苏诺期》)

(3)痞块、胃痛:用大黑药 100 g,加酒 500 g,泡半月后每次服 20 mL。(使用于云南哀牢山彝医中)

(4)痢疾:用大黑药 15 g,赤地榆 15 g,水煎服。(云南楚雄彝医用法)

(5)头晕、心慌、耳鸣、出虚汗:大黑药根 15 g,千针万线草 15 g,水煎服,红糖为引,也可煮肉服,或研末蒸肉、鸡蛋服。(《昆明民间常用草药》)

(6)肺虚久咳:大黑药根、千针万线草、沙参等量,研细粉,蜂蜜调服,每晚 1 次,每次用药粉 9 g。(《曲靖专区中草药手册》)

(7)痈疽肿毒、骨结核:大黑药,水煎服。(《昆明民间常用草药》)

用法用量· 内服:水煎服,10~20 g;炖肉或泡酒,100~200 g。

按· 大黑药,古代中医本草未见收载,彝医古籍《聂苏诺期》已收录。彝医常用其治疗肺虚咳嗽、失眠头晕、耳鸣、胃痛、痢疾等,疗效较好,实为一种独特的彝药。

木姜子

彝药名· 锡草。

来源· 为樟科植物清香木姜子 *Litsea euosma* W. W. Smith、红叶木姜子 *Litsea rubescens* Lec. 和钝叶木姜子 *Litsea veitchiana* Gamble 的果实或全株。

植物形态· 清香木姜子,落叶小乔木,高 10 m。幼枝有短柔毛;顶芽圆锥形,外被黄褐色柔毛。叶互生;叶柄长 1.5 cm;叶片卵状椭圆形或长圆形,长 7~14 cm,宽 2.5~5 cm,先端渐尖,基部楔形略圆,上面深绿色,无毛,下面粉绿色,被疏柔毛,中脉稍密。雌雄异株;伞形花序腋生,常 4 个簇生于短枝上,每一花序有花 4~6 朵,先叶开放或与叶同时开放;花被裂片 6,黄绿色或黄白色,椭圆形,长约 2 mm;能育雄蕊 9,花丝有灰黄色柔毛,花药 4 室,皆内向瓣裂。果球形,直径 5~7 mm,先端具小尖头,成熟时黑色;果柄长 4 mm,果托不增大,有稀疏短柔毛。花期 2~3 月,果期 9 月。

红叶木姜子,落叶灌木或小乔木,高 4~10 m。小枝无毛,顶芽圆锥形,鳞片无毛或仅上部有稀疏短柔毛。叶互生;叶柄长 8~18 mm,无毛;叶片椭圆形或披针状椭圆形,长 3.5~7 cm,宽 1.5~3.5 cm,两端渐狭或先端圆钝,膜质,下面淡绿色,两面均无毛;嫩枝、叶脉、叶柄常为红色。伞形花序腋生;花单性,雌雄异株;每一花序有雄花 10~12 朵,先叶开放或与叶同时开放,花梗密被灰黄色柔毛;花被裂片 6,黄色,宽椭圆形,长约 2 mm,先端钝圆,外面中肋有微毛或近无毛,内面无毛,能育雄蕊 9;花丝短,无毛,黄色,退化雌蕊细小,无毛,柱头 2 裂;雌花较小,花被裂片长 2 mm,雌蕊无毛,长 2 mm,子房卵形。果圆球状,黑色,直径约 5 mm,梗长 0.8～1 cm,先端稍增粗,有疏柔毛。花期 3～4 月,果期 9～10 月。

　　钝叶木姜子,落叶小乔木或灌木,高达 4 m。小枝粗壮,幼嫩时疏生黄色丝状毛,以后脱落无毛;顶芽圆锥形,鳞片无毛或上部被微短柔毛。叶互生;叶柄长 0.5～1.2 cm,幼时密被黄白色或锈黄色长绢毛,后变无毛;叶片倒卵形或狭倒卵形,极少为椭圆形,长 4～12 cm,宽 2.5～5 cm,先端急尖或钝,基部楔形或宽楔形,纸质,幼时两面密被黄白色或锈色绢毛,老时渐脱落,仅上面中脉有毛,下面有稀疏长绢毛。伞形花序单生于去年枝顶,先叶开放或与叶同时开放;花单性,雌雄异株;每一花序有花 10～13 朵,淡黄色,花梗密被柔毛,花被裂片 6,椭圆形或近圆形,有脉 3 条;雄花中能育雄蕊 9,花丝基部有柔毛,退化子房卵形;雌花中退化雄蕊基部具柔毛,子房卵圆形,花柱短,柱头头状。果球形,直径约 5 mm,成熟时黑色;果梗长 1.5～2.5 cm,有稀疏长毛。花期 4～5 月,果期 8～9 月。

分布生境 · 清香木姜子分布于四川、贵州、云南、江西、湖南、广东、广西、西藏等地,生长于山地阔叶林中湿润处;红叶木姜子分布于四川、贵州、云南、陕西、湖北、湖南、西藏等地,生长于山谷常绿阔叶林中空隙处或林缘;钝叶木姜子分布于四川、贵州、云南、湖北等地,生长于山坡路旁或灌木丛中。

采集加工 · 9～10 月果实成熟时采摘,晒干。

性味归路 · 味辣、性热。归胰、胃路。

功能 · 健胰消食,燥湿止痒,顺气止痛,活血通络。

彝医传统应用 ·

　　(1) 食欲减退、消化不良:木姜子 15～50 g,水煎服。(《彝药志》)

　　(2) 胃痛、胃胀:木姜子为末,兑水服。(复方)本品与蜘蛛香,小曲草,牛耳大黄,鸡内金各适量,共为末,兑水吃。大人小孩均可。

　　(3) 腹胀痛:木姜子煎水,加糊饭服。

　　(4) 吐泻、中暑:木姜子水煎服。

　　(5) 跌打伤:木姜子根晒干,泡酒服。

　　(6) 瘫痪:木姜子加花椒、大蒜、鸡蛋,共舂烂,服下。

　　(7) 风丹(荨麻疹):木姜子加花椒,煎水洗。[(2)～(7)方出自《彝医植物药》]

　　(8) 发痧气痛:木姜子、青藤香、蜘蛛香各 3 g,研末,酒吞服。

　　(9) 消化不良、胸腹胀:木姜子焙干,研末,每次吞服 1～1.5 g。[(8)、(9)方出自《贵州民间药物》]

　　(10) 疔疮:木姜子适量,捣茸敷患处。(《贵州民间药物》)

用法用量 · 内服:煎汤,5～10 g;研粉每次 1～1.5 g。外用:适量,捣敷或研粉调敷。

文献选录 ·

　　(1)《贵州民间药物》:"性温,味辛。健脾燥湿,助消化,外治疮毒。"

　　(2)《全国中草药汇编》:"辛、苦,温。祛风行气,健脾利湿。主治中暑吐泻。"

　　(3)《重庆草药》:"逐寒,镇痛,健胃,消饱胀。治心胃冷气痛,冷骨风,寒食摆子,痛经。"

　　(4)《甘肃中草药手册》:"主治胸腹胀满,消化不良,水泻腹痛。"

　　(5)《西藏常用中草药》:"消食化滞。治风湿骨痛,跌打损伤。"

按 · 木姜子是彝医常用药,果实还是凉山彝族著名食品"陀陀肉"必不可少的佐料。彝医以果实或根入药,云南地区的彝医还用茎、皮、花入药。主胃部疾病、风丹、瘫痪、跌打伤、腹胀痛、吐泻、中暑等症,具消食化积、祛风顺气、止痛消胀、止吐泻、解暑的功效。本品中医很少应用,是彝医特有的草药之一。

野山楂

彝药名 · 萨伍。

来源 · 为蔷薇科植物野山楂 *Crataegus cuneata* Sieb. et Zucc.、云南山楂 *Crataegus scabrifolia* (Franch.) Rehd 等的果实、根。

植物形态 · 野山楂,落叶灌木,高达 10 m。分枝密,通常具 5～8 mm 长的细刺;小枝有棱,幼时被柔毛,一年生枝紫褐色,无毛,老枝散生长圆形皮孔。叶互生;叶柄长 4～15 mm,两侧有叶翼;托叶大型,镰刀状,边缘有齿;叶片宽倒卵形至倒卵状长圆形,长 2～6 cm,宽 1～4.5 cm,先端急尖,基部楔形,下延连于叶柄,边缘有不规则重锯齿,顶端常有 3 或稀 5～7 个浅裂,上面光泽,下面具稀疏柔毛,沿叶脉较密,以后脱落;叶脉显著。花两性:伞房花序,具花 5～7 朵,总花梗和花梗均被柔毛;苞片披针形,条裂或有锯齿,长 8～12 mm,脱落很迟;萼筒钟状,外被长柔毛,萼片 5,三角卵形,先端尾状渐尖,内外两面均具柔毛;花瓣 5,近圆形或倒卵形,白色,基部有短爪;雄蕊 20,花药红色;花柱 4～5。果实近球形或扁球形,直径 1～1.2 cm,红色或黄色,常具有宿存反折萼片或一苞片;小核 4～5。花期 5～6 月,果期 9～11 月。云南山楂,区别点为:叶片卵状披针形或卵状椭圆形,常不裂,边缘具锯齿;果实近球形,暗红色或黄色带红褐色晕斑。

分布生境 · 野山楂分布于云南、贵州、四川、江苏、浙江、湖北、湖南等地,生长于海拔 250～2 000 m 的山谷、多石湿地或山地灌木丛中;云南山楂分布于云南、贵州、四川、广西等地,生长于海拔 1 500～3 000 m 的林边灌木丛中或溪岸杂木林中。

采集加工 · 秋后果实变成红色,果点明显时采收。用剪刀剪断果柄,或摘下,横切成两半,或切片后晒干。树根于秋后采挖直径小于 5 cm 的细根,切片晒干;或采鲜根入药。

性味归路 · 味酸、甜,性热。归胰、肝、胃路。

功能 · 健胰消食,除湿止痒,活血化瘀。

彝医传统应用 ·

(1) 肉食不消化:用山楂 4 钱(12 g),配杨梅、干杏适量,泡水服。《医病好药书》

(2) 小儿腹积痞块:用炒山楂,配三棱、莪术、胡黄连、醋青皮、茯苓等,研末服。《启谷署》

(3) 痢疾:用山楂 3 钱(9 g),配马缨花适量,水煎服。《聂苏诺期》

(4) 风湿疼痛,水肿:用野山楂根 20 g,水煎兑酒服。

(5) 湿疹,黄水疮:用山楂籽舂碎,煎水外洗或湿敷。[(4)、(5)方使用于云南楚雄彝医地区]

用法用量 · 内服:水煎服,果 10～30 g,根 20～30 g;或研末吞服。外用:煎汤外洗。

文献选录 ·

(1)《新修本草》:"味酸、冷,无毒。""汁服主水痢,沐头及洗身上疮痒。"

(2)《日用本草》:"味甘、酸。""化食积,行结气,健胃宽膈,消血痞气块。"

(3)《纲目》:"酸、甘,微温。""化饮食,消肉积,癥瘕,痰饮痞满吞酸,滞血痛胀。"

(4)《滇南本草》:"消肉积滞,下气。治吞酸,积块。"

按 · 山楂,分山楂和野山楂两种。中医多用山楂入药,有消食化积、活血行瘀、驱虫作用;而野山楂为彝医的习惯用药,除用于治疗膈食、痢疾、痞积和妇科疾病外,用野山楂根煎水服治疗风湿疼痛、水肿,以及用野山楂籽外用治疗湿疹疮痒,是彝医的独特用法。

理肺散

彝药名 · 洪来赊。

来源 · 为茄科植物旋花茄 *Solanum spirale* Roxb. 的果或全株。

植物形态 · 直立灌木,高 0.5～3 m。全株光滑无毛。茎绿色,圆形,嫩枝略有棱。单叶互生,有时两叶对生于枝的同侧;叶柄长 2～3 cm;叶片椭圆状披针形,长 9～20 cm,宽 4～8 cm,先端短尖,基部渐狭下延成叶柄,全缘。聚伞花序螺旋状生于枝杆上,有时和叶对生;总花梗长 3～12 cm;花柄细长,达 2 cm;萼杯状,长约 2 mm,5 浅裂,萼齿圆,钝或不明显;花冠白色,裂片 5,长卵状披针形;雄蕊 5;子房卵形,2 室,柱头截形。浆果球形,橘黄色,直径 7～8 mm;种子多数,压扁。花期夏秋,果期冬春。

分布生境 · 分布于云南、贵州、广西、湖南等地。生长于溪边灌木中或栽培。

采集加工 · 夏、秋季采集全草,切段鲜用或晒干。果实于红熟时采摘,晒干。

性味归路 · 味苦,性寒。归肺、大肠路。

功能 · 清肺止咳,收涩止血。

彝医传统应用 ·

(1)老年慢性支气管炎:用理肺散果实 20 g,猪肺 1 具,文火炖 6 小时,服汤和肺。

(2)肺结核咳血:用理肺散叶、果 500 g,白及 500 g,红芽大戟 300 g,沙参 500 g,晒干研末,炼蜜为膏剂。每次服 1 汤匙,每天 3 次。

〔(1)、(2)方出自《彝药志》〕

用法用量 · 内服:水煎服,10～20 g;入散剂或丸剂 3～5 g。

文献选录 · 《全国中草药汇编》:"清热解毒,利湿。主治感冒发热,咳嗽,咽喉肿痛,疟疾,腹痛,腹泻,菌痢,小便短赤,膀胱炎,风湿跌打,疮疡肿毒。"

按 · 理肺散为彝医常用药,《彝药志》已将其收载。彝医以其单用或配伍,治疗老年咳喘、肺痨,用法独特,与中医应用有不同之处。

攀枝花树皮

彝药名 · 兰锡起。

来源 · 为木棉科植物木棉 *Bombax malabaricum* DC. 的树皮和花。

植物形态 · 大乔木,高可达 25 m。干和枝有短而大的圆锥形刺;枝平伸,掌状复叶,叶柄长 8～12 cm;小叶 5～7 枚,具柄。薄革质,矩圆形至椭圆状矩圆形,长 10～20 cm,宽 5～7 cm,先端渐尖,基部阔或渐狭,全缘,两面均秃净。花大,红色,直径约 12 cm,叶前开放,聚生于枝的近顶端,萼厚革质,长 3.5～4.5 cm,外面秃净,内被丝毛,分裂为阔而钝的裂片;花瓣 5,肉质,矩圆形,长 8～10 cm。两面多少被星状柔毛,但内面稍稀疏;雄蕊管短,多列,最内 5 枚于顶端分叉,每一分叉有花药 1 枚,中间 10 枚较短,最外的多数,合生为 5 束;子房 5 室,胚珠多数,柱头 5 裂。蒴果大,矩圆形,木质,长 10～15 cm,宽 4.5～5 cm,果瓣内有绵毛;种子多数,倒卵形。花期 3 月,果期 5 月。

分布生境 · 分布于广东、广西、福建、云南、贵州、四川等地。生长于低热河谷地带的山边、河旁及村落中。

采集加工 · 树皮全年可采,鲜用或切碎晒干。花于盛花期采摘晒干。

性味归路 · 味涩、甜,性寒。无毒。归肺、肠、胃路。

功能 · 清肺止咳,活血凉血,收涩止痛。

彝医传统应用 ·

(1)老年喘咳,慢性支气管炎:用攀枝花,配小白及研粉,每次服 5 g,每天服 2 次。(使用于云南楚雄彝族地区)

（2）鼻流血：用攀枝花树皮，配樱桃树皮，水煎服。（《洼垤彝医书》）

（3）胃痛、腹泻、痢疾：用攀枝花树皮 20 g，水煎服或泡酒服。（使用于云南元谋彝医中）

（4）鼻衄方：攀枝花树皮 10 钱，樱桃树皮 6 钱，桃树皮 6 钱，柳树皮 6 钱，水煎服。（《洼垤彝医书》）

（5）跌打扭伤方：木棉鲜树皮浸酒外搽，或捣烂外敷。（《常用中草药彩色图谱》）

用法用量 · 内服：水煎服，花 10～20 g，皮 15～30 g。外用：鲜品适量捣烂，或研细末外敷。

文献选录 ·

（1）《生草药性备要》："性平。消疮肿，止痛，敷跌打，消红肿。""花，治痢症，白者更妙。"

（2）《本草求原》："涩，辛，平。治跌打，火疮，活血。""花，红者去赤痢，白者去白痢，同武彝茶煎常饮。"

（3）《岭南采药录》："治腰脚不遂，血脉顽痹，腿膝疼痛，赤白泻痢。花消暑，根皮煎服治痰火，瘰疬。"

（4）《中国瑶药学》："味甘，性凉。清热利湿，收敛止血，活血祛瘀，消肿止痛。"

按 · 木棉生长于低热河谷地区。本品无毒，民间常将其花经漂洗加工后作菜食用。彝医用其花及树皮入药。治疗鼻衄和慢性支气管炎、老年人咳喘是彝医的独特应用。

清鸟牛

彝药名 · 糯米藤。

来源 · 为荨麻科植物糯米团 *Gonostegia hirta* (Bl.) Miq. 的根。

植物形态 · 多年生草本。茎基部伏卧，长可达 1 m 左右，通常分枝，有短柔毛。叶对生；有短柄或无柄；叶片狭卵形、披针形或卵形，长 3～11 cm，宽 1.2～2.5 cm，先端渐尖或长渐尖，基部浅心形，全缘，无毛或疏生短毛，上面稍粗糙；基生脉 3 条，花小，单性雌雄同株，簇生于叶腋，淡绿色；雄花有细柄，花蕾近陀螺形，上面截形，花被片 5，长约 2 mm，雄蕊 5，对生；雌花近无梗，花被结合成筒形，上缘被白色短毛，内有雄蕊 1，柱头丝状，脱落性。瘦果卵形，长约 1 mm，先端尖锐，暗绿或黑色。有光泽，约有 10 条细纵肋。花期 8～9 月，果期 9～11 月。

分布生境 · 分布于云南、四川、贵州、西藏、广西、陕西等地。生长于海拔 800～2 500 m 的阴湿山坡草地、林缘和溪谷沟边。

采集加工 · 全年均可采挖，鲜用或洗净切片晒干。

性味归路 · 味甜、微苦，性寒。无毒。归肝、胰、胃路。

功能 · 清火解毒，健胃消食，活血止痛。

彝医传统应用 ·

（1）毒疮、乳痈、赤热肿痛：用鲜糯米草根、拔毒散嫩叶，共捣烂外敷。（使用于云南楚雄彝族地区）

（2）小儿疳积：用糯米藤鲜根与猪肝炖服。（使用于贵州彝医、中医中）

（3）跌打损伤、骨折：用糯米草根、接骨丹、小五爪金龙、续断、骨碎补各适量（均用鲜品），捣烂加酒调敷，骨折者应先复位并加夹板固定。（使用于云南大理、丽江彝族、白族中）

（4）痢疾、痛经：糯米藤根 2～3 钱，水煎服。《云南中草药》）

（5）脾胃虚弱、形体羸瘦、食欲不振：糯米藤根，研细末，每用 15～30 g，蒸瘦猪肉适量炖服。《四川中药志》）

用法用量 · 内服：水煎服，鲜品 50～100 g；干品 20～30 g。外用：鲜品适量捣敷；或干品研末调敷。

文献选录 ·

（1）《四川中药志》1982 年版："甘、涩、平。

补益脾气。用于脾虚腹泻、食欲不振、脾虚带下。"

(2)《云南中草药》:"苦、涩、凉。接骨生肌,消炎止泻。治痢疾,痛经,骨折。"

(3)《福建药物志》:"甘、微苦、凉。清热凉血,消肿解毒。主治咯血,吐血,肾炎,白带,结膜炎,乳腺炎,对口疮,蜂窝组织炎。"

(4)《贵州草药》:"清热解毒,健脾消积,止血。治疗疮,九子疡,小儿食积胀满,外伤出血。"

(5)《中国瑶医学》:"味淡、微苦、性寒。治肠炎、疾、白带、痛经、小儿疳疾、食滞腹胀、风湿关节痛、跌打损伤、无名肿毒、下肢溃疡、血管神经性水肿。"

按 · 糯米藤是民间常用草药,云南彝医多用其鲜根捣烂外敷毒疮、乳痈,因其治疮物的疗效好,故称糯米藤为"小拔毒散""小铁箍"。此外,还常用作跌打损伤、骨折的外敷药。

摸达景

彝药名 · 黄射干。

来源 · 为鸢尾科植物射干 *Belamcanda chinensis* (L.) DC. 的根茎。

植物形态 · 多年生草本。根茎粗壮,横生,鲜黄色,呈不规则的结节状,着生多数细长的须根。茎直立,高 50～150 cm,实心,下部生叶。叶互生,扁平,宽剑形,对折,互相嵌叠,排成2裂,长 20～60 cm,宽 2～4 cm,先端渐尖,基部抱茎,全缘,绿色带白粉;叶脉数条,平行。聚伞花序伞房状顶生,2叉状分枝,枝端着生数花,花梗及分枝基部均有膜质苞片;苞片披针形至狭卵形;花被片6,2轮,外轮花被裂片倒卵形或长椭圆形,长约 2.5 cm,宽 1 cm,橘黄色,有暗红色斑点;雄蕊3,贴生于外花被片基部,花药外向;雌蕊1,子房下位,3室,中轴胎

座,柱头3浅裂。蒴果倒卵形或长椭圆形,长 2～4 cm,具3纵棱,成熟时室背开裂,果瓣向外弯曲。种子多数,近圆形,黑紫色,有光泽,直径约 5 mm。花期 6～8月,果期 7～9月。

分布生境 · 分布于全国各地。生长于山坡、草原、田野旷地、杂木林缘,多为栽培。

采集加工 · 栽后 2～3 年收获,春、秋季挖掘根茎,洗净泥土,晒至半干,搓去须根,再晒至全干。

性味归路 · 味苦、辣,性寒,有小毒。归肺、胃、肝路。

功能 · 清火解毒,顺气化滞,祛痰利咽。

彝医传统应用 ·

(1)彝医用射干根茎治疗胃痛、肺热咳嗽,有行气化滞、止痛、清肺热、止咳化痰作用。(《彝医植物药》)

(2)咽喉痛、痄腮:射干 15 g,硼砂 15 g,山豆根 10 g,枯白矾 6 g,冰片 1 g,雄黄 3 g,共研末,吹喉。(使用于云南中部彝族、汉族地区)

用法用量 · 内服:水煎服,10～20 g。外用:适量,研粉吹喉或调敷。

文献选录 ·

(1)《本经》:"味苦,平。""主咳逆上气,喉痹咽痛,不得消息。散结气,复中邪逆,食邪大热。"

(2)《别录》:"微温,有毒。""疗老血在心脾间,咳唾,言语气臭;散胸中热气。"

(3)《药性论》:"有小毒。""治喉痹水浆不入,能通女人月闭,治疰气,消瘀血。"

(4)《珍珠囊》:"苦、甘,阳中之阴。""去胃中痈疮。"

(5)《滇南本草》:"性微寒,味苦辛。""治咽喉肿痛,咽闭喉风,乳蛾,痄腮红肿,牙根肿烂。疗咽喉热毒,攻散疮痈一切热毒等症。"

按 · 射干,中医多用于治疗咽喉肿痛、痰阻咳嗽、痈疮肿毒。彝医应用除上述外,还用于治

疗胃痛,有行气化滞、止痛功效,此为彝医的独特用法。经现代药理研究,其抗菌、抗病毒、消炎作用在临床上对治咽喉炎有很大意义。

老鸦蒜

彝药名·阿精栽。

来源·为石蒜科植物石蒜 *Lycoris radiata* (L'Herit.) Herb. 的鳞茎。

植物形态·多年生草本。鳞茎宽椭圆形或近球形,直径 2~4 cm。外皮紫褐色。秋季出叶,叶基生;叶片狭带状,长 15~40 cm,宽 0.4~1 cm,先端钝,全缘;中脉明显,深绿色,被粉。花葶在叶前抽出,实心,高 25~60 cm;总苞片 2,披针形,长约 3.5 cm,宽约 4 mm,干膜质;伞形花序,有花 4~7 朵;花被裂片 6,红色,狭倒披针形,长 2~4.5 cm,宽 3~7 mm,广展而强度反卷,边缘皱波状;花被管绿色,长 3~7 mm;雌雄蕊显著伸出于花被外,长约为花柱的 2 倍;雄蕊 6,着生于花被管近喉部,子房下位,3 室,花柱纤弱,柱头极小。花期 8~10 月。

分布生境·分布于云南、四川、贵州、广西、华东、陕西等地。生长于海拔 1 200~2 000 m 的山地阴湿处或林缘、溪边、路旁,庭园亦有栽培。

采集加工·秋季将鳞茎挖出,选大者洗净,切片,晒干入药,小者作种。野生者四季均可采挖鲜用或洗净晒干。

性味归路·味辣、微甜,性热,有小毒。归肺、胃、肝路。

功能·解毒散结,祛痰催吐,治瘰止嗽,利尿消肿。

彝医传统应用·

(1) 食物、农药中毒:用老鸦蒜 3~10 g,捣碎服下,再用羽毛探喉引吐。(贵州彝医用法)

(2) 被人下毒而得的病:用石蒜(老鸦蒜)配小棕包、小绵羊耳朵,水煎服。

(3) 阴盛阳虚,夜间病情加剧:用石蒜(老鸦蒜)配川芎、草乌,煮水洗身。

(4) 肺痨、消瘦、咳嗽:用石蒜(老鸦蒜)配川芎各 1 两(30 g),水煎服。[(2)~(4)方出自《医病书》]

(5) 疮疖、烫伤:用老鸦蒜鲜品捣烂外敷。(云南楚雄彝医用法)

用法用量·内服:煎汤,1.5~3 g;或捣汁。外用:鲜品适量,捣敷;或绞汁涂敷;或煎水熏洗。

文献选录·

(1)《纲目》:"治疗疮恶核,河水煎服,取汗,及捣敷之;又中溪毒,酒煮半升服,取吐。"

(2)《草本便方》:"治汤火热毒。"

(3)《民间常用草药汇编》:"治瘰病。"

(4)《中国药用植物图鉴》:"催吐驱痰。治肋膜炎、腹膜炎蓄水症。"

(5)《上海常用中草药》:"消肿,解毒。治疗疔疮肿毒,食物中毒,痰涎壅塞。"

按·老鸦蒜为彝医、中医共用药,其应用有相同之处。治疗肺痨咳嗽、水火烫伤为彝医的独特用法。但本品有毒,内服不超过 5 g,须久煎。《医病书》用量 1 两,剂量偏大,仅供参考。

铁脚威灵仙

彝药名·哼期诗。

来源·为菊科植物显脉旋覆花 *Inula nervosa* Wall. 的根。

植物形态·多年生草本,高 20~70 cm。根茎粗短,密生多数根;根肉质,暗褐色,粗 1.5~3 mm。茎直立,单生或少数簇生;全部被开展的、上部被极密的具疣状基部的黄褐色长硬毛;上部或从中部起有细长分枝。叶互生;叶片椭圆形、披针形或倒披针形,基部叶较小;下部和中部叶长 5~10 cm,宽 2~3.5 cm,下部渐狭成长柄,边缘从中部以上有浅或明显的锯齿,上部急狭,先端稍尖,两面有基部疣状的糙毛,但叶脉在下面具开展的长密毛,侧脉4对,几与下部叶缘平行;上部叶小,无柄。头状花序在枝端单生或少数排列成伞房状,径1.5～2.5 cm,花序梗细长;总苞半球形,长6～8 mm;总苞片4～5层,外层稍短,椭圆状披针形,被长糙毛,内层线状披针形,先端紫红色,具柔毛和缘毛;舌状花较总苞长2倍,舌片白色,长8～9 mm,线状椭圆形;管状花花冠毛5～6.5 mm,黄色,有尖卵圆三角形裂片;冠毛白色,后稍带黄色,均与管状花花冠等长。瘦果圆柱形,有细沟,长2～2.5 mm,被绢毛。花期7～10月,果期9～12月。

分布生境 · 分布于云南、广西、四川、贵州等地。生长于低山地区杂木林下、草坡和湿润草地。

采集加工 · 秋季采挖,洗净切段,晒干。

性味归路 · 味苦,性热。归胃、肝、肾路。

功能 · 解毒清火,通络散结,消食顺气。

彝医传统应用 ·

(1)腋下淋巴结炎、颈淋巴结肿大、乳腺炎:用铁脚威灵仙全草50 g,水煎服。

(2)慢性胃炎:用铁脚威灵仙50 g,配虎杖、透骨草、小红参、乌梅、酸榅依,泡酒服。

(3)不明原因水肿:用铁脚威灵仙50 g,叶下花50 g,水煎服。[(1)～(3)方出自《彝药志》]

(4)绣球风(睾丸炎):用铁脚威灵仙,配蛇床子、当归尾、苦参水,煎洗。(《启谷署》)

(5)背寒痛不可忍:威灵仙3钱(9 g),夏枯草5分(1.5 g),煎汤冲烧酒服。(《滇南本草》)

(6)冷寒攻心,面寒背寒,肚腹冷痛,痞块坚硬,满腹膨胀:威灵仙3钱(9 g),香白芷3钱(9 g),赤地榆4钱(12 g),杏叶防风5钱(15 g),吴茱萸2钱(6 g),茶匙草5钱(15 g),过山龙(酒炒)1钱(3 g),用好酒2斤煎,热服2杯,止痛。(《滇南本草》)

(7)伤食,结滞胃中不消,日久面黄肌瘦,胸膈膨胀,肚大青筋,或时作泄,乍寒乍热,肢体酸困:威灵仙3钱(9 g),砂糖3钱(9 g),点水酒服之。(《滇南本草》)

(8)脚湿气,脚边肿痛,经络痛,步履难行:威灵仙3钱(9 g),点水酒服。(《滇南本草》)

用法用量 · 内服:水煎服,20～50 g;或泡酒服。外用:全草适量,水煎洗或研粉调敷。

文献选录 ·

(1)《滇南本草》:"味辛,苦,性温。治胸断中冷寒气痛,开胃气,能治噎膈,寒湿伤筋骨,止湿脚气,祛脾风。"

(2)《云南中草药》:"祛风除湿,活络止痛,健脾消食。主治风湿疼痛,腰膝酸软,食滞胃痛。"

按 · 铁脚威灵仙最早见于《滇南本草》中,中医多用其治疗胃肠疾病、脚气、风湿麻木等疾病,而用其治疗睾丸肿痛、淋巴结炎和乳腺炎为彝医的独特用法。

仙人掌

彝药名 · 鹅尼农帕。

来源 · 为仙人掌科植物仙人掌 *Opuntia dillenii* (Ker-Gaw.) Haw. 及绿仙人掌 *Opuntia vulgaris* Mill. 的根及茎。

植物形态 · 仙人掌,多年生肉质植物,常丛生,灌木状,高0.5～3 m。茎下部稍木质,近圆柱形,上部有分枝,具节;茎节扁平,倒卵形至长圆形,长7～40 cm,幼时鲜绿色,老时变蓝绿色,有时被白粉,其上散生小窠,每一窠上簇生数条针刺和多数倒生短刺毛;针刺黄色,杂以黄褐色斑纹。叶退化成钻状,早落。花单生或数朵聚生于茎节顶部边缘,鲜黄色,直径2～9 cm;花被片多数,外部的带绿色,向内渐变为花瓣状,广倒卵形;雄蕊多数,排成数轮,花丛浅黄色,花药 2 室;子房下位,1 室,花柱粗壮,柱头 6~8 裂,白色。浆果多汁,倒卵形或梨形,紫红色,长 5~7 cm。种子多数。花期 5~6 月。

绿仙人掌,乔木或灌木状,高 1.5~4 m。老株有明显的圆柱形主干,自近基部分枝,分枝多而茂密。茎节倒卵形或长圆形,基部渐狭,长 10~30 cm,较厚,嫩茎节薄,常波皱状,鲜绿色,散生小窠;小窠具均匀短茸毛、黄褐色刺毛和 1~2 枝针刺;刺长 1~4 cm,幼时黄色,先端红褐色,老刺变灰色,先端暗褐色;老茎干上的小窠内针刺多达 10 根。叶钻状,长 2~3 mm,早落。花 1~5 朵,着生于嫩茎节的顶部或边缘,鲜黄色,直径达 7.5 cm,外方花被片背面具紫红晕,内方花被片呈花瓣状展开,倒卵状长圆形;雄蕊多数,花丝浅绿色;花柱白色,柱头裂片 6,白色。果肉质,倒卵球形,长 5~7.5 cm,熟时紫红色,无刺,具多数种子。

分布生境 · 仙人掌分布于云南、四川、贵州及浙江、江西、福建等地,生长于沿海沙滩的空旷处,向阳干燥的山坡、石上、路旁或村庄;绿仙人掌分布于广西、四川、贵州、云南等地,生长于河谷地区,常栽培于村庄、园边。

采集加工 · 多用鲜品,随用随采,采割后去除毛刺,切碎入药。

性味归路 · 味苦,性寒。归胃、肺、大肠路。

功能 · 解毒消肿,补气活血,祛风清火,凉血止血。

彝医传统应用 ·

(1) 头尾分不清的大疮:仙人掌与清酒同服。

(2) 食老母猪肉中毒:仙人掌、乳香、李子根与清酒同服。

(3) 脱肛:仙人掌用清酒浸服。[(1)~(3)方出自《洼垤彝医书》]

(4) 鬼剃头:用仙人掌刀切三五寸,以切面敷患处。(《启谷署》)

(5) 鹅掌风:仙人掌绞汁涂擦手掌,擦至发烫为度,每天 3~5 次。

(6) 腮腺炎:仙人掌茎绞汁涂患处,每天 2~3 次,或捣烂敷患处。[(5)、(6)方使用于云南彝族地区]

用法用量 · 内服:煎汤,10~30 g;或焙干研末,3~6 g。外用:适量,鲜品捣敷。

文献选录 ·

(1)《药性考》:"苦,性涩。痔血宜服。焙末油调,能瘥白秃。"

(2)《广西本草选编》:"味苦,性凉。消肿解毒,清热利湿。主治腮腺炎,乳腺炎,结膜炎,用鲜茎去刺,捣烂或切片外敷;痢疾。肠炎腹泻,胃痛,水煎服。孕妇慎服。"

(3)《民间常用草药汇编》:"为解热镇静剂。治喉痛,疗疔毒及烫伤,又治精神失常,外用治小儿急惊风。"

(4)《全国中草药汇编》:"清热解毒,散瘀消肿,健胃止痛,镇咳,主治胃、十二指肠溃疡,急性痢疾,咳嗽,蛇咬伤。"

(5)《福建药物志》:"清热凉血,散瘀消肿。治头痛,胃痛。吐血,颈淋巴结核,鹅掌风。脚底深部脓肿。"

按 · 仙人掌为彝医、中医共用药,现代本草书中多有记述,应用范围较广。治疗斑秃、脱肛和食物中毒为彝医的独特应用。

石韦

彝药名 · 罗清。

来源 · 为水龙骨科植物西南石韦 *Pyrrosia gralla* (Gies.) Ching、庐山石韦 *Pyrrosia sheareri* (Bak.) Ching、石韦 *Pyrrosia lingua* (Thunb.) Farw. 或有柄石韦 *Pyrrosia petiolosa* (Christ) Ching. 等的全草。

植物形态 · 西南石韦,植株高达 25 cm。根状茎长而横生,密被褐色鳞片,披针形,长渐尖头,全缘。叶近生;叶柄长 2～5 cm,以关节着生于根状茎上;叶片软革质,长 3～10 cm。中部宽 6～15 cm,狭披针形,向两端渐变狭,下面的星状毛较长,有时叶片较大,侧脉不明显。孢子囊群在侧脉间紧密而整齐地排列;无囊群盖。

庐山石韦,多年生草本,植株高（20～）30～60 cm。根状茎粗短,横走,密被鳞片,鳞片披针形,边缘有锯齿。叶一型,簇生,坚革质,上面无毛,有细密而不整齐的凹点,下面有分枝短阔的黄色紧密星状毛;叶柄粗壮,长 10～30 cm,以关节和根状茎相连;叶片阔披针形,向顶部渐狭,锐尖头,向茎部稍变宽,为不等的圆耳形或心形,侧脉两面略下凹。孢子囊群小,在侧脉间排成多行,无盖。

石韦,植株高 10～30 cm。根状茎如粗铁丝,长而横走,密生鳞片,鳞片披针形,有睫毛。叶近二型,远生,革质,上面绿色,偶有一、二星状毛,并有小凹点,下面密覆灰棕色星状毛,不育叶和能育叶同形或略较短而阔,叶柄基部均有关节;能育叶柄长 5～10 cm;叶片披针形至矩圆披针形,下面侧脉多少凸起可见。孢子囊群在侧脉间紧密而整齐地排列,初为星状毛包被,成熟时露出,无盖。

有柄石韦,鳞片卵状披针形。叶二型,厚革质,有排列整齐的小凹点,干后通常向上内卷儿成筒状,不育叶长为能育叶的 2/3～1/2,同形,具短柄（和叶片等长）;能育叶柄远于叶片,叶片矩圆形或卵状矩圆形。叶脉不明显。孢子囊群成熟时满布叶片下面。

分布生境 · 西南石韦分布于云南、四川、湖北等地,生长于林中岩石上;庐山石韦分布于云南、四川、贵州、安徽、浙江等地,生长于石上、树干上;石韦分布于云南、四川、贵州、江西、福建、台湾、广西等地,生长于海拔 100～1 800 m

的常绿阔叶林树上、岩石上;有柄石书分布于云南、四川、贵州、吉林、河北、陕西等地,生长于海拔 200～2 200 m 的岩缝中,或附生于树上。

采集加工 · 全年均可采收,除去根茎及须根,晒干。

性味归经 · 味苦、微甜,性寒。入肺、膀胱路。

功效 · 解毒排脓,清火化痰,凉血止血,利水通淋。

彝医传统应用 ·

（1）毒蛇咬伤:用石韦 1 两（30 g）,水煎服;并用石韦适量水煎洗患处;亦可用蕨菜 7 钱（21 g）,石韦 1 两（30 g）,煨服。（《医病书》）

（2）乳痈:石韦鲜品,捣烂外敷。（使用于哀牢山彝医中）

（3）劳伤咳嗽:用石韦、山姜、淫羊藿、岩豇豆、岩白菜、刺梨树各 9 g,水煎服。（使用于贵州彝医、苗医中）

（4）胃痛、尿道炎:石韦,煎水内服。（使用于哀牢山彝医中）

（5）刀伤出血:用石韦孢子粉撒敷伤口。（使用于贵州彝医、苗医中）

用法用量 · 内服:煎汤,10～30 g;或研末入散剂。外用:适量研末涂敷。

文献选录 ·

（1）《本经》:"味苦、平。主劳热邪气,五癃闭不通,利水便水道。"

（2）《别录》:"甘,无毒。止烦下气,通膀胱满,补五劳,安五脏,去恶风,益精气。"

（3）《滇南本草》:"入小肠经。止玉茎痛。"

（4）《本草纲目》:"主崩漏,金疮,清肺气。"

按 · 本品在《神农本草经》中已有记载,《滇南本草》中以"石苇"之名收载,为多民族共用之品,故其用途亦大致相同,但用于治疗乳痈、蛇咬伤、劳伤咳嗽和胃痛是彝医的用药特点。此外,彝医用本品的剂量较中医大,可用 30～50 g。

山半夏

彝药名 • 告毕。

来源 • 为天南星科植物土半夏 *Arisaema intermedium* Bl. 的块茎。

植物形态 • 土半夏，多年生草本，高 30～70 cm。块茎圆球形，外皮紫褐色，上部有多条细长的土黄色须根。茎肉质，圆筒形，绿色带紫红色，上具 2 枚苞片，带紫色。叶 1 枚，3 全裂呈 3 小叶，中间小叶阔椭圆形，先端短渐尖，基部楔形，两侧小叶长圆状卵形，基部两侧大小不等；叶脉紫色；叶柄细长，具紫斑。肉穗花序的苞片紫绿色，具深紫色条纹，先端渐尖呈尾状，肉穗花序的附属物丝状，细而长，比花序长 2.5 倍以上。

分布生境 • 分布于云南、贵州等地。生长于海拔 1 000～2 500 m 的山坡、路旁或疏林下。

采集加工 • 8～9 月挖取，洗净晒干。

性味归路 • 味麻，性热，有毒。归肺、胃路。

功能 • 攻毒散结，祛风活血，消肿生肌。

彝医传统应用 •

（1）阴疽乳癌：半夏、白及、生南星、生白附、藤黄，共为末，花椒调敷。

（2）顽癣：半夏、斑蝥研末拌香油搽治。
[（1）、（2）方出自《启谷署》]

（3）痈疽化脓不出头：半夏、生姜、甲珠、牛把草、陈酱、岩羊角，水煎服。（《医病好药书》）

（4）风疹：半夏、小绵麻根、紫花地丁、药红母，加白酒，水煎服。（《齐苏书》）

（5）癫证：半夏，生、熟铁，小麦，水煎服。（《启谷署》）

（6）耳鸣：半夏 5 钱（15 g），狸嘴皮 1 钱 5 分（4.5 g），寡鹅蛋 1 枚，水煎服。（《老五斗彝医书》）

（7）云南楚雄彝医用治刀枪伤和骨折：本品 0.5～1 g 研末撒于伤口或用鲜品捣烂敷；骨折复位后，用本品研末酒调外敷患处。（《中国彝医》）

（8）枪伤：半夏、狼毒、白及、洗碗草、野丝瓜、鱼腥草、南瓜瓢，捣碎敷治。（《聂苏诺期》）

用法用量 • 内服：煎汤，5～10 g。外用：鲜品适量，捣敷；干品研粉，香油或蛋清调敷。（内服用子母火炮熟）

按 • 山半夏，《齐苏书》等彝医古籍中均有记载，彝医多用于治疗肿瘤、痈疽、顽癣、风疹疮疡、刀伤骨折、癫痫等疾病，而且以外用为多，很少炮制。如作内服，则于子母火中煨熟，并煎 1 小时以上，方可服用。

马齿苋

彝药名 • 姆省傲。

来源 • 为马齿科植物马齿苋 *Portulaca oleracea* L. 的全草。

植物形态 • 一年生草本，肥厚多汁，无毛，高 10～30 cm。茎圆柱形，下部平卧，上部斜生或直立，多分枝，向阳面常带淡褐红色。叶互生或近对生；倒卵形、长圆形或匙形，长 1～3 cm，宽 5～15 mm，先端圆钝，有时微缺，基部狭窄成短柄，上面绿色，下面暗红色。花常 3～5 朵簇生于枝端；总苞片 4～5 枚，三角状卵形；萼片 2，对生，卵形，长宽约 4 cm；花瓣 5，淡黄色，倒卵形，基部与片同生于子房上；雄蕊 8～12，花药黄色；雌蕊 1，子房半下位，花柱 4～5 裂，线形，伸出雄蕊外。蒴果短圆锥形，长约 5 mm，棕色，盖裂。种子黑色，直径约 1 mm，表面具细点。花期 5～8 月，果期 7～10 月。

分布生境 • 分布于全国各地。生长于田野路边及庭园废墟等向阳处。

采集加工 • 8～9 月割取全草，洗净泥土，拣去杂质，再用开水稍烫（煮）或蒸，上气后，取出晒或炕干;亦可鲜用。

性味归路·味酸,性寒。归大肠、肝路。

功能·解毒清火,止咳止痢,除湿通淋。

彝医传统应用·

(1) 无名肿毒、湿疹:用鲜马齿苋适量,捣敷。(贵州彝医用法)

(2) 脚手骨折出现肉臭:马齿苋 3 两(90 g),绵羊皮革 1 两(30 g),血满草叶 3 两(90 g),舂烂涂擦。《老五斗彝医书》

(3) 痢疾、肠炎腹泻:用马齿苋鲜草100 g,捣取汁服。

(4) 百日咳:用鲜马齿苋 30 g,小百部 15 g,水煎服。[(3)、(4)方为云南西部彝医、纳西医用法]

用法用量·内服:煎汤,10～15 g,鲜品 30～60 g;或绞汁。外用:鲜品适量,捣敷;烧灰研末,调敷;或煎水洗。

文献选求·

(1)《新修本草》:"味辛,寒,无毒。主诸肿瘘疣目,捣揩之;饮汁主反胃,诸淋,金疮血流,破血癥瘕,小儿尤良;用汁洗紧唇、面疱,马汁射工毒,涂之瘥。"

(2)《滇南本草》:"味酸、咸,性微温。入胃。益气,清暑热,宽中下气,润肠,消积滞,杀虫。疗(痔)疮红肿疼痛。"

(3)《食疗本草》:"湿癣白秃,以马齿苋膏和灰涂效。治疳痢及一切风,敷杖疮。延年益寿,明目。"

(4)《开宝本草》:"主目盲白翳,利大小便,去寒热,杀诸虫,止渴,破癥痈疮,服之长年不白。和梳垢封丁肿;又烧为灰,和多年醋滓,先灸丁肿,以封之,即根出;生捣绞汁服,当利下恶物,去白虫;煎为膏涂白秃。又主三十六种风结疮。"

(5)《纲目》:"散血消肿,利肠滑胎,解毒通淋。治产后虚汗。"

按·本品为彝医与中医共用之品,中医始载于《本草经集注》。彝医的应用、功能主治和中医大致相同,但彝医多喜用鲜品,还用其治疗百日咳,外敷无名肿毒,此为彝医的用药特色。

墨旱莲

彝药名·纳扣诗。

来源·为菊科植物鳢肠 *Eclipta prostrata* (L.) L. 的全草。

植物形态·一年生直立或匍匐状草本,高 10～40 cm,全株有白色糙伏毛。主根短圆锥形,其上着生多数细长白色须根。茎圆柱形,绿色或红紫色,直径 3～7 mm,单一或基部分枝,具细纵纹。单叶对生。叶柄极短或近于无柄;叶片线状披针形或椭圆状披针形,长 2～7 cm,宽 0.5～2 cm,先端短或钝,基部渐狭,全缘或稍具浅齿,中脉上面平,近基部较宽,白绿带红,在下面凸生,侧脉羽状。夏秋开花,头状花序 1～3 个顶生或腋生;花序柄长 0.7～3.2 cm;总苞线钟状,绿色,包片 2 列,每列 4～5 枚,外面苞片长卵形,先端尖,内列苞片较小;花托扁平或稍凸,淡绿色,有线状分歧的裂片;缘花雌性,舌状,白色,2 列,舌片阔线形,长约 4 mm,顶端全缘或 2 浅裂,基部联合成管状;子房椭圆形而扁,白色,顶端绿色。花柱伸出管部,柱头 2 裂;中部小花管状,两性,白色,长约 2 mm;顶端 4 裂,裂片卵形,沿内面边缘密被乳头状细突起;雄蕊 4 枚,花药线形,合生,花丝分离;雌蕊 1 枚,花柱柱状,与雄蕊等长,柱头 2 裂,密被乳头状细突起。瘦果椭圆形而扁,长约 2.5 mm,宽约 1 mm。种子 1 枚,狭长倒卵形,黑色,密具细小突起。

分布生境·分布于云南、贵州、四川等全国大部分地区。生长于海拔 500～2 000 m 的溪边、田边、路旁等较阴湿之处。

采集加工·夏秋季植株茂盛时采收,洗净泥土,除去杂质,阴干或晒干。鲜草随用随采。

性味归路·味甜、微酸,性寒。无毒。归肝、肾、肺、胃、大小肠路。

功能·清火解毒,凉血止血,补养肝肾。

彝医传统应用·

（1）痔疮:用本品熬水外洗。（使用于云南中部地区彝医、中医中）

（2）鼻出血、牙龈出血、虚火牙痛:用墨菜水煎服。

（3）肺热咳血、胃肠出血、痔疮出血:用墨菜配地板藤,水煎服。［（2）、（3）方使用于云南楚雄彝族地区］

（4）外伤出血:用墨旱莲洗净,焙干研粉,外敷。（使用于凉山彝族地区）

（5）肾虚牙痛:用墨旱莲焙干研末,搽牙龈上。（使用于云南中部地区彝医、中医中）

用法用量·内服:水煎服,20~50g,或入散剂。外用:焙干研粉外敷;鲜草捣烂外敷。

文献选录·

（1）《新修本草》:"味甘酸,平,无毒。主血痢。针灸疮发,洪血不可止者,傅之立已。""汁涂发眉,生速而繁。"

（2）《滇南本草》:"味咸,性寒。固齿,乌须。洗九种痔。"

（3）《医林纂要·药性》:"苦、咸、温。补心血,泻心火,济水火,交心肾。"

（4）《分类草药性》:"止血,补肾,退火,消肿。治淋、崩。"

（5）《云南中草药》:"治胃肠炎、痢疾、肝炎。"

头发灰

彝药名·窝彩库。

来源·为人科健康人的头发制成的碳化物。

分布生境·产于各地。

采集加工·将收集到的人头发,除去杂质,用碱水洗净污垢后,再用清水洗净,捞出晒干,点火烧炭存性即得。

性味归路·味苦、涩,性温。归肝、肾、胰路。

功能·止血,利尿,生肌。

彝医传统应用·

（1）鼻衄:用麦秆将适量头发灰吹敷患处。

（2）小便不利、石淋、血淋:头发灰10g,小蓟10g,蒲黄15g,生地黄15g,淡竹叶10g,煎汤内服。

（3）疮疡:头发灰与蜂房、蛇蜕各等分为末,泡酒内服。［（1）~（3）方使用于云南彝族地区］

用法用量·内服:研末,冲服,1~5g。外用:每次1~3g,止血用麦秆吹至患处,其他用油调或熬膏涂敷。

文献选录·

（1）《本经》:"味苦、温。主五癃,关格不通,利小便水道,疗小儿痫,大人痉。仍自还人化。"

（2）《别录》:"乱发:微温。主咳嗽,五淋,大小便不通,小儿惊痫,止血,鼻衄烧之吹内立已。"

（3）《纲目》:"煅治服饵,令发不白。能治血病,补阴,疗惊痫,去心窍之血。"

（4）《长沙药解》:"入足太阳膀胱经,足厥阴肝经。治梦遗。"

按·头发灰,中医多称为血余或血余炭,使用历史悠久,在《神农本草经》中已有记载。彝医用头发灰治疗血证与中医同样久远,用法大致与中医相同。

山枣子

彝药名·矣阿冲。

来源 · 为蔷薇科植物地榆 *Sanguisorba officinalis* L. 的根。

植物形态 · 多年生草本,高 30～120 cm。根粗壮,多呈纺锤形,稀圆柱形,表面棕褐色或紫褐色,有纵皱及横裂纹,横切面黄白或紫红色,较平正。茎直立,有棱,无毛或基部有稀疏腺毛。基生叶为羽状复叶,有小叶 4～6 对,叶柄无毛或基部有稀疏腺毛;小叶片有短柄,卵形或长圆状卵形,长 1～7 cm,宽 0.5～3 cm,顶端圆钝稀急尖,基部心形至浅心形,边缘有多数粗大圆钝稀急尖的锯齿,两面绿色,无毛;茎生叶较少,小叶片有短柄至几无柄,长圆形至长圆披针形,狭长,基部微心形至圆形,顶端急尖;基生叶托叶膜质,褐色,外面无,毛或被稀疏腺毛,茎生叶托叶大,草质,半卵形,外侧边缘有尖锐锯齿。穗状花序椭圆形,圆柱形或卵球形,直立,通常长 1～3(4) cm,横径 0.5～1 cm,从花序顶端向下开放,花序梗光滑或偶有稀疏腺毛;苞片膜质,披针形,顶端渐尖至尾尖,比萼片短或近等长,背面及边缘有柔毛;萼片 4 枚,紫红色,椭圆形至宽卵形,背面被疏柔毛,中央微有纵棱脊,顶端常具短尖头;雄蕊 4 枚,花丝丝状,不扩大,与萼片近等长或稍短;子房外面无毛或基部微被毛,柱头顶端扩大,盘形,边缘具流苏状乳头。果实包藏在宿存萼筒内,外面有 4 棱。花果期 7～10 月。

分布生境 · 分布于云南、贵州、四川、河南、湖北等地。生长于海拔 1 200～3 000 m 的草原、草甸、山坡草地、灌丛中或疏林下。

采集加工 · 春、秋均可采收,于春季发芽前,秋季枯萎要前后挖出,除去地上茎叶叶,洗净晒干,成趁鲜切片干燥。

性味归路 · 味苦、涩,性寒。归肝、胃、大肠路。

功能 · 止血止泻、清火解毒,定痛生肌,消肿敛疮。

彝医传统应用 ·

(1) 刀枪伤出血:山枣子适量晒干为末,敷撒伤处。也可本品加白及。一口血各适量,共为末,敷撒伤口处。

(2) 便血:山枣子适量,煎水服。

(3) 腹泻:山枣子鲜根或干品适量,水煎服。

(4) 烧伤、烫伤:山枣子适量炒至焦黄,为末,兑水吃,外敷伤处,或以清油调敷伤处。也可本品和牛耳大黄各适量,共为末,置小火煮沸的清油内煎约半小时,冷后外擦伤处。

(5) 心口痛、胃痛:山枣子适量为末,兑开水服。

(6) 肝痛:山枣子加岩白菜、花斑竹、地蜂子各适量共为末,开水冲服。

(7) 妇女下身烂:山枣子鲜根适量,煨糖水服。[(1)～(7)方出自《彝医植物药》]

(8) 梅毒:用水槟榔 1 两(30 g),水煎服,并取浓汁外擦病变破溃处。(《老五斗彝医书》)

(9) 红白痢、噤口痢:白地榆 2 线,乌梅(炒)5 枚,山楂 1 钱,水煎服。红痢红糖为引,白痢白糖为引。(《滇南本草》)

(10) 原发性血小板减少性紫癜:生地榆(山枣子)、太子参各 30 g,或加怀牛膝 30 g,水煎服,连服 2 月。(《全国中草药新医疗法资料展览会选编》)

用法用量 · 内服:煎汤,6～15 g;鲜品 30～120 g;或入丸散,亦可绞汁内服。外用:适量,煎水或捣汁外涂;也可研末外掺或捣烂外敷。

文献选录 ·

(1)《本经》:"味苦,微寒。主妇人乳痌,七伤,带下病,止痛,除恶肉,止汗,疗金疮。"

(2)《别录》:"甘、酸,无毒。止脓血,诸瘘,恶疮,热疮,消酒,除消渴,补绝伤,产后内塞,可作金疮膏。主内漏,止血不足。"

(3)《日华子》:"排脓,止吐血、鼻洪、月经不止、血崩、产前后诸血疾,赤白痢并水泻,浓煎止肠风。"

（4）《纲目》："捣汁涂虎、犬、蛇、虫伤，除下焦热，治大小便血症。"

（5）《本草正》："清火明目，治带浊痔漏，产后阴气散失，亦敛盗汗，疗热病。"

按 · 山枣子为多种民族医共用药，古今本草多有记述，常用于止血，止泻，敛疮。除此之外，彝医还用于治疗梅毒、胃肠疾病、烫伤和妇科疾病等，均有很好的疗效。

金鸡㞎豆

彝药名 · 利拉唯。

来源 · 为紫葳科植物毛子草 *Incarvillea arguta*（Royle）Royle［*Amphicome arguta* Royle］的带根茎全草。

植物形态 · 多年生草本，高达 1.5 m。根茎木质，粗壮。茎扁圆柱形，红褐色。单数羽状复叶，长约 15 cm，互生；小叶 5～11 枚，卵状披针形，长 3～5 cm，宽 15～20 mm，先端长渐尖，基部阔楔形，两侧不等大，边缘具锯齿，上面深绿色，疏被微硬毛，下面淡绿色，无毛。顶生总状花序，有花 6～20 朵；苞片钻形，长约 3 mm，花梗长 0.8～2.5 cm；萼钟状，长 5～8 mm，萼齿 5，钻形，长 1～4 mm；花冠淡红色、紫红色或粉红色，钟状长漏斗形，长约 4 cm，直径约 2 cm，花冠筒基部紧缩成细筒，裂片半圆形，长约 1 cm，宽约 1.4 cm；雄蕊 4，二强，不外伸；花柱细长，柱头舌状，极薄，2 片裂，子房细圆柱形。蒴果线状圆柱形，革质，长约 20 cm。种子细小，多数，长椭圆形，两端尖，被丝状种毛。花期 3～7 月，果期 9～12 月。

分布生境 · 分布于云南、贵州、四川、甘肃、西藏。生长于 600～1800 m 的干热河谷、山坡灌丛中。

采集加工 · 秋季采挖，洗净，鲜用或切段晒干。

性味归路 · 味苦，微麻，性寒。归肾、胰、肝、胃路。

功能 · 止血，止痢，活血散瘀，解毒。

彝医传统应用 ·

（1）肠风下血、泻痢：用金鸡㞎豆鲜根 50 g，隔山消根 10 g，水煎服。（使用于云南楚雄彝族地区）

（2）刀伤出血，跌打损伤：用金鸡㞎豆全草（鲜品）捣敷。（使用于贵州彝族、汉族地区）

（3）烂头疮：用金鸡㞎豆 5 钱（15 g），九里光 1 两（30 g），无娘草 1 两（30 g），水煎服。（《医病好药书》）

（4）梅毒：用炮胀筒（金鸡㞎豆）1 两（30 g），水煎服。（《医病书》）

（5）风湿骨痛、月经不调：金鸡㞎豆全草 9～12 g，水煎服。

（6）疮疖、痈肿、骨折：金鸡㞎豆鲜品适量，捣烂外敷。［（5）、（6）方出自《云南中草药选》］

用法用量 · 内服：水煎服，10～30 g，鲜品加倍。外用：鲜品适量，捣烂敷患处。

文献选录 ·

（1）《云南中草药》："苦，凉。""止泻止痢，消食健胃。治腹泻，痢疾，消化不良。"

（2）《全国中草药汇编》："祛风湿，消炎止痛，活血散瘀。主治风湿骨痛，月经不调。外用治疮疖，痈肿，骨折。"

按 · 本品在中医本草中很少收载。彝医多用鲜品入药，有清火解毒、凉血止血的作用，是彝医独特应用的草药。

小紫珠

彝药名 · 我伏。

来源 · 为马鞭草科植物紫珠 *Callicarpa bodinieriLevl*［*C. graldiana* Hessevar. Subcanescens Rehd.；*C. bodinieri* Levl var.

giraldiiauct. Non （Rehd.） Rehd.］的根、茎叶。

植物形态·灌木,高 1～2 m。小枝、叶柄和花序均被粗糠状星状毛。单叶对生;叶柄长 0.5～1 cm;叶片卵状长圆形至椭圆形,长 7～8 cm,宽 4～10 cm,先端长渐尖至短尖,基部楔形,边缘具细锯齿,表面有短柔毛,背面密被星状毛,两面均密生暗红色或红色细粒状腺点。聚伞花序宽 3～4.5 cm,4～5 次分歧,总花梗长约 1 cm,苞片线形,细小;花萼 4 裂,长约 1 mm,外被星状毛和暗红色腺点,萼齿钝三角形;花冠先端 4 裂,紫红色,长约 3 mm;被星状柔毛和暗红色腺点;雄蕊 4,长约 6 mm,花药椭圆形,药隔有暗红色腺点;子房有毛,果球形,熟时紫红色,径约 2 mm。花期 6～7 月,果期 8～11 月。

分布生境·分布于西南及江苏、安徽、浙江、江西、湖南、广东、广西等地。生长于海拔 200～2 300 m 的林下、灌丛中或林缘。

采集加工·夏、秋季采收,切片晒干或烘干。

性味归路·味苦,微辣,性寒。归肺、胰、肝路。

功能·散瘀止血,祛风除湿,解毒消肿。

彝医传统应用·

（1）外伤出血:用小紫珠叶研粉,敷于伤口上。（云南彝医用法）

（2）尿血:用小紫珠 20 g,水煎服。

（3）风湿疼痛:用小紫珠 20 g,大血藤 20 g,水煎服。［(2)、(3)方为贵州彝医用法］

（4）小儿口疮:用小紫珠 10 g,水煎服。（云南彝医用法）

（5）乳糜尿:紫珠 1～3 钱(3～9 g),配马鞭草适量,泡酒饮服。《聂苏诺期》

（6）月经不调、经来腹痛:珍珠风根 30 g,月季花 9 g,益母草、对叶草各 15 g,泡酒服。《万县中草药》

（7）鼻衄、咯血、咳血:珍珠风 30 g,水煎服。《四川中药志》

（8）疮肿、烧烫伤:珍珠风研粉,调菜油外敷。《四川中药志》

用法用量·内服:水煎服,10～20 g,或泡酒服。外用:适量,鲜品捣敷;干品研末撒或调敷。

文献选录·

（1）《草木便方》:"辛,平。""祛风胜湿,消积毒。治瘀血停滞,产后血气闷痛。"

（2）《湖南药物志》:"微苦、涩,无毒。""舒筋活络,凉血止血,止痛消肿。"

（3）《四川中药志》1982 年版:"苦、涩、凉。""收敛止血,清热解毒,用于吐血,衄血,咳血,尿血,便血,外伤出血,疮痈肿毒,烧烫伤。"

（4）《分类草药性》:"治风湿麻木,筋骨疼痛,妇人红崩,白带,月经不调。"

按·小紫珠为中医、彝医共用草药。中医主要用于治疗诸出血及妇科疾病,有止血活血作用;而彝医除用于止血外,还用其治疗乳糜尿、小儿口疮、风湿疼痛,此为彝医的独特应用。

脆蛇

彝药名·秦赊。

来源·为蛇蜥科动物脆蛇蜥 *Ophisaurus harti* Boulenger 的全体。

植物形态·全长 50 cm 左右,尾长约占 3/5 以上。背面肉色,两侧略偏紫,雄性还有长短不一的翡翠色横斑,腹面黄白色。头被以单枚的前额鳞,额鳞及间顶鳞较大。吻鳞与前额鳞间相隔 2 枚小鳞,眼小,眼径约为吻长的 1/3;耳孔小,几乎与鼻孔等大,躯干两侧有纵沟,纵沟上方的背鳞 14～16 行,中央 8～10 行具棱,纵沟以下的腹鳞 10 行,尾腹面鳞片具鳞。受惊扰时,尾易自截为数段,自断处再生一部分。

分布生境·分布于云南、贵州、四川、广西、福建、浙江、江苏等地。生活于草丛中或大石块下，营穴居生活。

采集加工·春、秋季捕捉，捕后放入瓦缸中，用酒醉死；或放在锅内用微火烘死，以头为中心，盘成圆盘形，用竹签固定，烘干。

性味归路·味甜，性热，有小毒。归肝、胰、肾路。

功能·活血接骨，解毒消肿，祛风止痛，疏肝止泻。

彝医传统应用·

（1）跌打损伤、骨折：用脆蛇，配接骨丹、糯米藤，共捣烂外敷。（使用于云南楚雄彝族地区）

（2）血痢不止：用脆蛇6钱（18g），泡酒服。（《老五斗彝医书》）

（3）妇人产后腰痛：用脆蛇适量，泡酒服。

（4）刀伤：用脆蛇适量，捣烂外敷。［（3）、（4）方出自《医病好药书》］

（5）肝病：用脆蛇1两（30g），泡酒服，或研末内服。（《洼垤彝医书》）

（6）跌伤、骨折：碎蛇15g，乳香9g，没药9g，自然铜12g，水2碗，煎取1碗，分2次服。（《广西药用动物》）

（7）风湿痛：脆蛇5条，用白酒500mL浸泡，10天后饮酒。每次5～10mL，每天2次。（《中国动物药》）

（8）久痢：金星鳝（酥炙）、白矾、铅丹各半两，上三味，捣罗为散。每服3钱匕，米饮调下，食前。（《圣济总录》金星鳝散）

（9）营养不良、头晕目眩：脆蛇去头，瓦上焙干，研细末，白开水冲服。每服10g，每天2次。（《中国动物药》）

用法用量·内服：泡酒服，1～2条；研末服，1g。外用：适量泡酒外搽，或捣烂外敷。

文献选录·

（1）《开宝本草》："解生金毒。人中金药毒者，取金蛇四寸，炙令黄，煮汁饮，频服之，以瘥

为度。银蛇解银药毒。"

（2）《本草图经》："能解众毒，止泻泄及邪热。"

（3）《滇略》："治恶疽，腰以上用首，腰以下用尾；又治大麻风及痢。"

（4）《滇黔记游》："接断骨。"

（5）《纲目拾遗》："肉熬膏，箍痈疽，去风疬。其骨醋磨，围肿毒。"

按·脆蛇，主产云南、贵州，是滇、黔彝区之特产。彝医很早就将其用作治疗骨折、麻风、血痢、外伤、劳损的良药。赵学敏在《本草纲目拾遗》中引《云南志》云：顺宁府生脆蛇。见人则断，人去复续。取而干之，可治肿毒。又引《蛇谱》（陈鼎撰）云：脆蛇产贵州土司中……其功效可接断骨，治大麻风。脆蛇是彝医喜用的动物药，但现已稀少难寻。孕妇禁服，无风湿瘀血凝滞者慎服。

白蔹

彝药名·依么扪。

来源·为葡萄科植物白蔹 *Ampelopsis japonica*（Thunb.）Makino ［*Paullinia japonica* Thunb.］的块根。

植物形态·落叶攀援木质藤本，长约1m。块根粗壮，肉质，卵形、长圆形或长纺锤形，深棕褐色，数个相聚。茎多分枝，幼枝带淡紫色，光滑，有细条纹；卷须与叶对生。掌状复叶互生；叶柄长3～5cm，微淡紫色，光滑或略具细毛；叶片长6～10cm，宽7～12cm；小叶3～5，羽状分裂或羽状缺刻，裂片卵形至椭圆状卵形或卵状披针形，先端渐尖，基部楔形，边缘有深锯齿或缺刻，中间裂片最长，两侧的较小，中轴有阔翅，裂片基部有关节，两面无毛。聚伞花序小，与叶对生，花序梗长3～8cm，细长，常缠绕；花黄绿色；花萼5浅裂；花瓣、雄蕊各5；花盘边缘

稍分裂。浆果球形,径约 6 mm,熟时白色或蓝色,有针孔状凹点。花期 5~6 月,果期 9~10 月。

分布生境 · 分布于四川、陕西、宁夏等地。生长于山地、荒坡及灌木林中,也有栽培。

采集加工 · 春、秋季采挖,除去茎及细须根,洗净,多纵切成两瓣、四瓣或斜片,晒干。

性味归路 · 味苦,性微寒。归心、肝、胰路。

功能 · 消肿止痛,生肌敛疮,清火解毒。

彝医传统应用 ·

(1) 跌打损伤:用鲜白薇 20 g,小五爪金龙 30 g,糯米藤根 20 g,将白薇舂烂,加后两种 20 g 药粉,酒调敷。

(2) 疮疡、九子疡:用鲜白薇、木芙蓉根各等量,舂烂外敷。[(1)、(2)方使用于云南楚雄彝族地区]

用法用量 · 内服:煎汤,3~10 g。外用:适量,研末撒或调涂。

文献选录 ·

(1)《本经》:"味苦,平。主痛肿疽疮,散结气,止痛,除热,目中赤,小儿惊痛,温疟,女子阴中肿痛。"

(2)《品汇精要》:"味苦甘,性寒泄,气薄味厚,阴中之阳。臭朽。"

(3)《萃金裘本草述录》:"入足少阳厥阴肝胆经。清少阳上逆之火,泄厥阴亦郁之热,治虚风劳热,消败浊瘀脓,收敛疮口,解散风毒,消瘰疬,开结滞,平痔漏,清赤目,理痛脓,收带浊,止血痢,除酒齄,灭粉刺。"

(4)《日华子》:"止惊邪、发背、瘰疬、肠风、痔漏、刀箭疮、扑损。温热疟疾,血痢,汤火疮,生肌止痛。"

(5)《本草图经》:"今医治风、金疮及面药方多用之。"

按 · 白薇为多种民族医共用药,本草多有记载。彝医应用与中医不同,彝医只外用于跌打损伤和疮疡瘰疬。彝医用鲜品入药,单用或配方;而中医多用干品。

白花丹

彝药名 · 唯噜浪酿。

来源 · 为白花丹科植物白丹花 *Plumbago zeylanica* L. 的全草或根。

植物形态 · 多年生蔓生亚灌木状草本,高 2~3 m。茎细弱,基部木质,多分枝,有细棱,节上带红色,除具腺外,光滑无毛。单叶互生;叶柄基部扩大而抱茎;叶片纸质,卵圆形至卵状椭圆形,长 4~10 cm,宽 1.5~5 cm,先端尖,基部阔楔形,无毛,全缘。穗状花序顶生或腋生,长 5~25 cm,苞片短于萼,边缘为干膜质;花萼管状,绿色,长约 1 cm,上部 5 裂,具 5 棱,棱间干膜质,外被腺毛,有黏性;花冠白色或白而略带蓝色,高脚碟状,管狭而长,长约 2 cm,先端 5 裂,扩展;雄蕊 5,生于喉处;子房上位,1 室,柱头 5 裂。蒴果膜质。花期 10 月至翌年 3 月,果期 2 月至翌年 4 月。

分布生境 · 分布于四川、贵州、云南、福建、台湾、广东、广西等地。多野生于海拔 100~1600 m 的村寨附近、破烂砖瓦堆积的地方,也见于路旁灌丛和杂林中。有栽培。

采集加工 · 全年均可采,切段晒干或鲜用。

性味归路 · 味辣、苦、涩,性热,有毒。归肝、肾、胃路。

功能 · 活血止痛,顺气消肿,祛风除湿,解毒杀虫。

彝医传统应用 ·

(1) 骨折、软组织损伤、皮下瘀血肿痛:每次用白花丹 5~10 g,炖酒服。外用研末,以酒调敷患处。《彝药志》

(2) 怀孕后又不生育(打胎):用白花丹生服。《造药治病书》

（3）腰肌劳损：用白花丹 100 g，加酒 500 mL，泡 10 天后每次服 20 mL。

（4）肝炎、肝硬化：用白花丹根 500 g，加水煎 8 小时，去渣，浓缩至 1 000 mL，加白糖适量，成年人每次服 50 mL，每天 3 次。［（3）、（4）方为云南哀牢山彝医用法］

（5）风湿关节疼痛、腰腿扭伤：白花丹根 1.5～3 g，水煎服或泡酒，每次 5 mL，每天 2 次。《云南中草药》）

（6）骨折：白花丹全株研末，糯米稀饭调敷，每天换药 1 次。另用白花丹根 15 g，水煎服。（《红河中草药》）

用法用量 · 内服：煎汤，9～15 g。外用：适量，煎水洗，或捣敷，或涂擦。

文献选录 ·

（1）《生草药性备要》："味劫，性苦寒，无毒。散疮消肿，祛风。治蛇咬，煮崇鱼头治病疾痢症，煲肉食去眼膜，迎风下泪之症能止；擦癣疥癞，去毒俱妙。"

（2）《云南中草药》："辛，温，剧毒。行气活血，祛风燥湿。"

（3）《福建药物志》："味微甘。治疟疾，颈淋巴结核，血瘀经闭，小儿胎毒，眼翳。"

（4）广州部队《常用中草药手册》："祛风除湿，散瘀消肿。治风湿骨痛，陈旧性关节扭伤，心胃气痛。孕妇禁服。"

（5）《广西民族药简编》："治慢性肝炎，肝区隐痛。内服时忌吃酸、酱、豆类、芥兰菜、蕹菜等食物。"

按 · 白花丹，古代本草未见收载，现代中草药书已收录，彝医多用于跌打损伤、骨折、疮疡，以及治疗肝炎、肝硬化、腰肌劳损等疾病，与中医应用不尽相同。白花丹有毒，孕妇禁服。云南哀牢山彝医用于治疗肝炎、肝硬化，每次口服极量可达 25 g，此量仅供参考。

血满草

彝药名 · 斯赤列。

来源 · 为忍冬科植物血满草 Sambucus adnata Wall. 的全草、根皮及叶。

植物形态 · 多年生高大草本或半灌木，高 1～2 m。根和根茎红色，折断后有红色浆汁。茎草质，具明显的棱条。奇数羽状复叶对生，具叶片状或条形的托叶；小叶 3～5 对，长椭圆形、长卵形或披针形，长 4～15 cm，宽 1.5～2.5 cm，先端渐尖或长渐尖，基部不对称，平钝或阔楔形，边缘有锯齿，两面均被粗毛，脉上毛较密，顶端一对小叶基部常沿柄相连，有时也与顶生小叶片相连；小叶的托叶退化成瓶状突起的腺体。聚伞花序顶生，伞形式，长约 15 cm；具总花梗，3～5 出的分枝成锐角，初时密被黄色短柔毛，多少杂有腺毛；花小，有恶臭；花萼 5 裂，被短柔毛，裂片三角形，下部愈合成钟状；花冠白色，辐状，5 裂；雄蕊 5，互生，着生于花冠筒口，花丝基部膨大，花药黄色；子房 3 室，花柱极短，柱头 3 裂。浆果红色，球形。花期 5～7 月，果期 9～10 月。

分布生境 · 分布于四川、贵州、云南、广西、陕西、宁夏、青海和西藏等地。生长于海拔 1 600～3 600 m 的林下或沟边灌丛中。

采集加工 · 夏、秋季采收全草，切片或切段，初春挖取根，除去泥土，剥皮，切段，鲜用或晒干，春、夏季采摘叶，鲜用或晒干。

性味归路 · 味辣、甜，性热。归胰、肾路。

功能 · 活血止痛，祛风通络，利水消肿，止咳止痒。

彝医传统应用 ·

（1）骨折：夏秋季采摘血满草新鲜叶子，熬水吃。无叶时，刮取茎皮或挖根，熬汤服。同时以叶、树皮舂茸外敷。复方一：将活小鸡连毛带肉春烂,加血满草的皮、叶,同草乌、七叶一枝花、半夏、秦艽、木香、刺参、牛膝,加小量酒共捣碎,压捏为薄饼状,以干净布包好,敷于骨折处,再用细木棍做成的夹板固定。热天3天一换,冷天6天一换。或将以上药物捣碎混匀,摊在刚烙好的荞粑(用荞面做的饼)上,趁热包裹于骨折处。复方二:血满草同则拉(鱼鳅串)、舍此勒度(堇菜地丁)3种春烂包敷患处。复方三:血满草叶或根皮加活小鸡、爬地草、野核桃根、蜜桶花春茸捣烂,包敷患处。

(2)腰、脚扭伤,跌打损伤:将新鲜血满草树皮春烂如泥,包敷伤处。复方:血满草加燕麦、冬葵,煎水内服。

(3)疮肿:以新鲜血满草叶春烂捣茸,加盐水少量,调匀外敷。

(4)咳嗽:血满草同鹿衔草煎水服。

(5)饭后腹痛:血满草鲜叶加蜂糖、鸡蛋炒吃。[(1)～(5)方出自《中国少数民族传统医药大系》]

(6)皮肤瘙痒:用鲜血满草适量,水煎外洗。(云南楚雄彝医用法)

(7)大肠下血、脱肛:血满草、黑锁梅根、芒种花根各适量,煮猪肉服。(《昆明民间常用草药》)

(8)水肿:(血满草)嫩叶、根皮9～15g,与豆腐同煮内服。

(9)风疹、风湿疼痛:血满草全草适量,水煎洗患处。

(10)小儿麻痹、跌打损伤:先用梅花针刺患处,再用(血满草)鲜茎叶适量春细,酒炒外包。[(8)～(10)方出自《云南中草药》]

(11)骨折:①用血满草鲜根皮及叶共捣烂外敷。(《云南中草药选》)。②用血满草(全草)适量,捣烂加酒或开水调敷。(《云南中草药》)

用法用量·内服:煎汤,9～15g。外用:适量,煎水洗,或鲜品捣烂敷。

文献选录·

(1)《云南中草药》:"辛,温。祛风活络,散瘀止痒。主治风疹,风湿疼痛,小儿麻痹,跌打损伤,骨折,水肿。"

(2)《西藏常用中草药》:"性平,味甘、淡。活血散瘀,强筋骨,祛风湿,利水消肿。主治风湿性关节炎,慢性腰腿痛,扭伤,血肿,水肿,骨折。"

(3)《青藏高原药物图鉴》:"苦、甘、寒,小毒。外用治疮疖,神经性皮炎,小儿湿疹;内服治风湿性关节炎。"

(4)《植物名实图考》:"浸脚气湿肿。"

按·本品彝语名斯赤列,又名赤列,是云、贵、川彝族民间最常用的外伤草药之一。因其叶揉碎后有臭气,又称"臭草"。彝医多用于骨折创伤、跌打伤等外科疾病,内服外敷兼用,以鲜品为佳。其与活小鸡共捣接骨一方,在彝族地区流传甚广。

新香草

彝药名·米杏乃。

来源·为苦苣苔科植物云南长蒴苦苣苔 *Didymocarpus yunnanensis*(Franch.)W. W. Smith 的全草。

植物形态·多年生草本,高15～35cm。茎上升或直立,不分枝,被极短的毛。叶对生,2对,通常聚生于茎顶部;叶柄长3～12cm;叶片稍斜,卵形,长5～16.5cm,宽3～10.5cm,先端钝,基部浅心形,稍偏斜,边缘有浅钝齿,上面绿色,被短毛,下面几无毛,侧脉每边7～9条。聚伞花序伞房状,1～3条生于上部叶腋,长达18cm;花序梗长13cm,苞片对生,圆状卵形,长达1.6cm,边缘具小齿;花萼钟状,长约5mm,疏被短毛,5浅裂,裂片三角形或卵状三角形,长约 1 mm,先端具硬尖头;花冠紫红色,长约 3 cm,外面疏被短柔毛,内面无毛,冠筒细,基部宽约 4 mm,喉部宽达 8 mm,冠檐二唇形,上唇 2 裂,下唇 3 裂,裂片圆状卵形,雄蕊 2,花药连着,着生于冠筒上部,花丝扁平,退化雄蕊 2;花盘杯状,具圆齿;子房线形,长约 2 cm,花柱短,长约 4 mm,柱头头状。蒴果线形,长 3～4.8 cm,宽约 2 mm。花期 8 月,果期 9～11 月。

分布生境 · 分布于云南、四川等地。生长于海拔 1 300～2 600 m 的阴湿箐边岩石上。

采集加工 · 夏、秋季采收全草,洗净切碎,晒干。鲜品随采随用。

性味归路 · 味微辣,性热,有毒。归肝、肾路。

功能 · 活血化瘀,消肿止痛。

彝医传统应用 ·

(1)劳伤腰痛:用新香草炖酒服。(《彝药志》)

(2)跌打损伤、瘀血肿痛:用新香草煎水服,并用鲜品捣敷伤处。(《彝药志》)

(3)刀伤枪伤:用新香草鲜品捣敷。(《彝药志》)

用法用量 · 内服:水煎服,3～6 g;或加酒炖服。外用:适量,研细粉,用水酒各半调敷;或用鲜品捣敷。

按 · 新香草在古今本草书中未见收载,首见于《彝药志》,为云南楚雄彝族地区流传的彝药。彝医用其治疗劳伤腰痛、跌打骨折、瘀血肿痛,又可外用治疗刀枪伤。具有活血化瘀、消肿止痛、止血、促进伤口愈合的功效,是一味彝医独有的草药。本品有毒,不可随意加量内服。服药期间忌吃豆类食物。

滴水珠

彝药名 · 放比告。

来源 · 为天南星科植物滴水珠 *Pinellia cordata* N. E. Br. 的块茎。

植物形态 · 多年生草本。块茎球形、卵球形至长圆形,长 2～4 cm,粗 1～1.8 cm,表面密生多数须根。叶 1;叶柄长 12～25 cm,常为紫色或绿色带紫斑,几无鞘,下部及顶头各有珠芽 1 枚;幼株叶片心状长圆形,长达 4 cm,宽约 2 cm,多年生植株叶片心形、心状长圆形或心状戟形,长 6～25 cm,宽 2.5～7.5 cm,先端长渐尖,基部心形,表面绿色、暗绿色,背面淡绿色或红紫色,后裂片圆形或锐尖,稍外展。花序柄长 3.7～18 cm;佛焰苞绿色,淡黄带紫色或青紫色,长 3～7 cm,管部长 1.2～1.5 cm,粗 4～7 mm,檐部椭圆形,长 1.8～4.5 cm。肉穗花序;雌花序长 1～1.2 cm,雄花序长 5～7 mm;附属器青绿色,长 6.5～20 cm;渐狭成线形,略呈"之"字形长升。浆果长圆状卵形。花期 3～6 月,果期 8～9 月。

分布生境 · 分布于云南、贵州、广西、广东、湖南、湖北、福建、江西、浙江等地。生长于阴湿的水边、箐边的岩隙或草丛中。

采集加工 · 夏、秋季采挖后洗净鲜用,或洗净后切片晒干备用。

性味归路 · 味麻,性热,有小毒。归心、肾、胃路。

功能 · 活血止痛,消肿,解毒。

彝医传统应用 ·

(1)骨折:复位后用滴水芋研粉酒调外敷,并用其粉末 0.5～1 g 包于麦饼团内吞服。(《彝药志》)

(2)跌打损伤、青肿疼痛:用滴水珠鲜品与接骨丹叶捣敷伤处。(使用于云南哀牢山彝族地区)

(3)刀枪伤,疼痛出血:用滴水芋研粉撒于伤口,或用鲜品捣敷。(《彝药志》)

(4)疔疮:用岩芋加生姜煎水服,或煎水外

洗。(《医病好药书》)

用法用量 · 内服:研粉装胶囊服或包于麦饼中吞服,0.5～1 g。外用:适量,鲜品捣敷或干品研粉撒布,酒调敷。

文献选录 ·

(1)《彝药志》:"性温,味辛麻。有小毒,解毒散结,消肿止痛。治刀枪伤,骨折。"

(2)《中国彝医》:"辛麻、温。有小毒,解毒散结,消肿止痛,治毒蛇咬伤,胃痛,腰痛,痈疮肿毒,跌打损伤。"

(3)《江西草药》:"性温,味辛。有小毒。消肿解毒,散瘀止痛。治急性胃痛,毒蛇咬伤,无名肿毒,挫伤。"

(4)《湖南药物志》:"辛、涩、温。有毒。孕妇及阴虚、热证禁服。内服切忌过量,否则可引起喉舌麻痹。"

(5)《浙江民间常用草药》:"消肿,散结,解毒,行瘀,治毒蛇咬伤,痈疖初起,腰痛,跌打损伤,乳痈,肿毒。"

按 · 滴水芋是彝医常用药,早在清乾隆丁巳年的彝医《医病好药书》中就有记载,因其有毒性,故彝医多作外用药,治疗外伤、骨折、疮疡肿毒。若作内服,则要控制剂量,并与生姜同煎服或将药粉包裹于食物中吞服,不能嚼碎。

索　引

药材中文名/彝药名索引

参考文献

［1］土鲁窦吉[M].王子国,整理翻译.贵阳:贵州民族出版社,1998.

［2］明代彝医书[M].方文才等,注释.北京:中国医药科技出版社,1991.

［3］王荣辉,关祥祖.启谷署[M].晏和沙,译.北京:中国医药科技出版社,1991.

［4］新平彝族傣族自治县科委.聂苏诺期[M].聂鲁等,翻译整理.昆明:云南民族出版社,1988.

［5］医病好药书[M].关祥祖等,注释.北京:中国医药科技出版社,1991.

［6］医病书[M].关祥祖等,注释.北京:中国医药科技出版社,1991.

［7］方开荣,聂鲁,赵永康.哀牢山彝族医药[M].昆明:云南民族出版社,1991.

［8］元阳县民族宗教事务局,元阳县彝族研究学会.元阳彝文古籍医药书[M].昆明:云南民族出版社,2016.

［9］郭相颖,主编.童登金,编.彝文《作祭献药牲经》译注[M].重庆:重庆出版社,1999.

［10］果吉·宁哈,岭福祥.彝文《指路经》译集[M].北京:中央民族学院出版社,1993.

［11］勒俄特依[M].冯元蔚,译.成都:四川民族出版社,1985.

［12］王正坤.彝医揽要[M].昆明:云南科技出版社,2004.

［13］阿子阿越.彝族医药[M].北京:中国医药科技出版社,1993.

［14］罗国义,陈英,翻译.宇宙人文论[M].北京:民族出版社,1984.

［15］毕节地区民族事务委员会.西南彝志:第三、四卷(汉彝对照)[M].毕节地区彝文翻译组,译.贵阳:贵州民族出版社,1991.

［16］云南省彝医院,云南中医学院.云南彝医药·云南彝医:上[M].昆明:云南科技出版社,2007.

［17］李林森.彝医治疗学[M].北京:中央民族大学出版社,2011.

［18］李耕冬,贺延超.彝族医药史[M].成都:四川民族出版社,1990.

［19］云南省民族事务委员会.彝族文化大观[M].昆明:云南民族出版社,2013.

［20］《彝族简史》修订本编写组.彝族简史[M].北京:民族出版社,2009.

［21］范晔.后汉书[M].北京:团结出版社,1996.

［22］黄建明.走进彝区[M].北京:中国旅游出版社,2006.

［23］崔箭,唐丽.中国少数民族传统医学概论[M].北京:中央民族大学出版社,2007.

［24］李绍明,冯敏.彝族[M].北京:民族出版社,1993.

［25］《中国少数民族》修订编辑委员会.中国少数民族[M].北京:民族出版社,2009.

［26］杨正权.彝族文化史纲[M].昆明:云南人民出版社,2016.

［27］贾银忠.中国彝族非物质文化遗产概论[M].北京:民族出版社,2014.

［28］朱国权.彝族传统体育文化[M].昆明:云南大学出版社,2013.

［29］ 罗艳秋，徐士奎. 彝医外疗法论治体系的分类整理研究［J］. 中华中医药杂志社，2020，35（09）：4702－4705.

［30］ 杨本雷，主编. 云南省彝族医药研究所，编. 中国彝族药学［M］. 昆明：云南民族出版社，2004.

［31］ 云南省彝医院，云南中医学院. 云南彝医药·云南彝医：下［M］. 昆明：云南科技出版社，2007.

［32］ 陈久金. 彝族天文学史［M］. 昆明：云南人民出版社，1984.

［33］ 罗艳秋. 基于彝文典籍的彝族传统医药理论形成基础及学术内涵研究［D］. 北京：北京中医药大学，2015.

［34］ 张之道. 彝族医药理论探源［J］. 云南中医学院学报，2006（S1）：3.

［35］ 王正坤. 彝族验方［M］. 昆明：云南科技出版社，2007.

［36］ 沙学忠. 彝医处方集［M］. 昆明：云南民族出版社，2016.

［37］ 李耕科，贺延超. 彝医植物药［M］. 成都：四川民族出版社，1990.

［38］ 贺廷超，李耕冬. 彝医动物药［M］. 成都：四川民族出版社，1986.

［39］ 王敏，杨甫旺，张丽清. 中国彝族民间医药验方研究汉彝对照［M］. 昆明：云南民族出版社，2007.

［40］ 尹睿. 齐苏书［M］. 昆明：云南民族出版社，2010.

［41］ 王正坤，周明康. 哀牢本草［M］. 太原：山西科学技术出版社，1991.

［42］ 云南省楚雄彝族自治州卫生中药检所. 彝药志［M］. 成都：四川民族出版社，1983.

［43］ 方文才，龚继民. 民族民间方剂选［M］. 昆明：云南民族出版社，1990.

［44］ 许嘉鹏，展平. 彝医治疗技术［M］. 昆明：云南民族出版社，2017.

［45］ 师有福，主编. 红河彝族辞典编纂委员会，编. 红河彝族辞典［M］. 昆明：云南民族出版社，2002.

［46］ 西安市卫生局. 中医验方秘方汇集［M］. 西安：陕西人民出版社，1957.

［47］ 陆善旦. 药用昆虫养殖与利用［M］. 南宁：广西科学技术出版社，2006.

［48］ 云南省药材公司. 云南民族民间单验方集［M］. 昆明：云南民族出版社，1993.

［49］ 王国强. 全国中草药汇编［M］. 3 版. 北京：人民卫生出版社，2014.

［50］ 云南省卫生局革命委员会. 云南中草药［M］. 昆明：云南人民出版社，1971.

［51］ 兰茂. 滇南本草［M］. 于乃义，于兰馥，整理. 昆明：云南科技出版社，2004.

［52］ 广东省中医药研究所，华南植物研究所. 岭南草药志［M］. 上海：上海科学技术出版社，1961.

［53］ 方鼎，沙文兰，陈秀香，等. 广西药用植物名录［M］. 南宁：广西人民出版社，1986.

［54］ 邓明鲁，高士贤. 中国动物药［M］. 长春：吉林人民出版社，1981.

［55］ 蔡光先. 湖南药物志：第 7 卷［M］. 长沙：湖南科学技术出版社，2004.

［56］ 第二军医大学药学系生药学教研室. 中国药用植物图鉴［M］. 上海：上海教育出版社，1960.

［57］ 贵州省中医研究所. 贵州民间药物：第 1 辑［M］. 贵阳：贵州人民出版社，1965.

［58］ 浙江省革命委员会生产指挥组卫生办公室. 浙江民间常用草药：第 1 集［M］. 杭州：浙江人民出版社，1969.

［59］ 江西省卫生局革命委员会. 江西草药［M］. 江西省新华书店，1970.

［60］ 黄燮才等，主编. 广西民族药简编［M］. 广西壮族自治区卫生局药品检验所，1980.

［61］ 贵州省中医研究所. 贵州草药：第 2 集［M］. 贵阳：贵州人民出版社，1970.

［62］ 楚雄彝族自治州水利局. 云南中药志［M］. 楚雄日报社印刷厂，2008.

［63］ 广西壮族自治区革命委员会卫生局. 广西本草选编：上［M］. 南宁：广西人民出版社，1974.

［64］ 广西壮族自治区革命委员会卫生管理服务站. 广西中草药：第 2 册［M］. 南宁：广西人民出版社，1970.

［65］ 重庆市卫生局. 重庆草药：第 2 集［M］. 重庆：重庆人民出版社，1962.

［66］ 李新. 草木便方［M］. 重庆：重庆出版社，2003.

［67］ 胡月英，宣明盛. 云南抗癌中草药［M］. 昆明：云南人民出版社，1982.

［68］ 红河州卫生局. 红河中草药：第 2 册［M］. 红河州卫生局，1973.

［69］卫生部药品生物制品检定所,云南省药品检验所.中国民族药志［M］.北京:人民卫生出版社,1984.

［70］云南省曲靖专区革命委员会生产指挥组卫生组.曲靖专区中草药手册［M］.1970.

［71］甘肃省卫生局.甘肃中草药手册:第3册［M］.兰州:甘肃人民出版社,1973.

［72］西藏自治区革命委员会卫生局,西藏军区后勤部卫生处.西藏常用中草药［M］.拉萨:西藏人民出版社,1973.

［73］柳红芳,汪霞.常用中草药彩色图谱［M］.沈阳:辽宁科学技术出版社,2017.

［74］萧步丹.岭南采药录［M］.广州:广东科技出版社,2009.

［75］覃迅云,罗金裕,高志刚.中国瑶药学［M］.北京:民族出版社,2002.

［76］福建省中医药研究院.福建药物志:第2卷［M］.福州:福建科学技术出版社,1994.

［77］贵州省中医研究所.贵州草药:第2集［M］.贵阳:贵州人民出版社,1970.

［78］成都市卫生局.民间常用草药汇编［M］.成都:四川人民出版社,1965.

［79］刘宪英,祁涛.中国彝医［M］.北京:科学出版社,1994.

［80］万象文画编写组.食疗本草［M］.呼和浩特:内蒙古人民出版社,2011.

［81］林吕何.广西药用动物［M］.南宁:广西科学技术出版社,1991.

［82］奇玲,罗达尚.中国少数民族传统医药大系(修订版)［M］.赤峰:内蒙古科学技术出版社,2013.

［83］昆明军区后勤部卫生部.云南中草药选［M］.昆明军区后勤部卫生部,1970.

［84］青海省生物研究所,同仁县隆务卫生所.青藏高原药物图鉴:第3册［M］.西宁:青海人民出版社,1975.

［85］王锦绣,汤彦承,吴征镒.《植物名实图考》新释:下［M］.上海:上海科学技术出版社,2021.